EMERGENCY FIRST-AID

EMERGENCY AND FIRST-AID CARE TECHNIQUE

急诊急救

护理技术

全彩图文版

主　审　聂国辉

主　编　谢小华

副主编　杨　梅　谭　薇

编　者　陈　晖　熊小云　彭刚刚　荣慧萍　李丹卉　王春霞　赵俊文　宋志红
　　　　何　琼　潘　璐　侍苏州　宋　意　张小明　邓丽萍　肖静怡　马家惠
　　　　汪云云　唐红梅　林博晓　杨　洁　张　荣

秘　书　荣慧萍　邓丽萍　汪云云

CTS K 湖南科学技术出版社

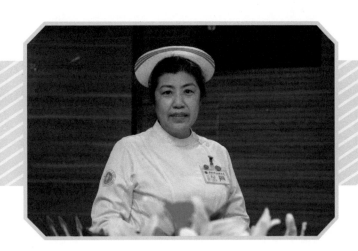

主编简介

谢小华　主任护师、硕士生导师、兼职教授、深圳市临床护理重点学科带头人、深圳市"医疗卫生三名工程"依托单位学科带头人、深圳市护理学会副理事长、深圳市急诊与急救护理专业委员会主任委员、深圳市健康管理协会护理分会会长、中国医学救援协会重症医学分会理事、中华护理学会社区护理委员会委员、广东省护理学会护理教育专业委员会副主任委员、广东省健康学会护理与健康促进委员会副主任委员、广东省护士协会副会长、广东省护士协会急诊护理分会副会长。

历任护士、病区护士长、科护士长、护理部主任助理和主任。2019年英国伦敦国王学院护理管理培训，2015年哈佛医学院医院管理培训1年，2014年新加坡管理进修学院医院管理培训，2012年澳大利亚Monash College专科护理培训，2010年英国Bournville College培训。在各级学术期刊共发表学术论文40余篇、SCI 4篇，主编专著4部、副主编2部、参编专著4部，获实用新型专利12项、深圳市科技进步三等奖1项，主持承担广东省科研课题5项、深圳市科研课题14项。担任广东省护理质量控制中心专家、广东省等级医院评审专家以及中国护理管理杂志、中华现代护理杂志、中国实用护理杂志编委。

2003 年获深圳市卫生局授予"三八"红旗手荣誉称号，2017 年获授予广东省"三八"红旗手荣誉称号，2017 年获清华大学医院管理研究所、中国医院品质管理联盟授予"2013—2017 年全国医院品管圈积极推动先进个人"荣誉称号，2019 年获全国"护理管理创新"卓越奖、广东省"护理管理创新"特等奖、广东省护理学会第六届科学技术奖二等奖，2018 年获全国第四届中国护理质量大会"护理质量提灯奖"推荐奖、广东省"优秀护理质量改善项目"一等奖、广东省"护理管理创新"二等奖，2014 年获深圳市质量协会、市总工会、团市委、市妇联、市科协授予"2014 年深圳市质量管理小组活动卓越领导者"荣誉称号，2008 年、2012—2016 年获深圳市卫生和计划生育委员会授予"深圳市优秀护理部主任"荣誉称号，2011 年、2018 年获深圳市卫生和计划生育委员会"护理管理先进工作者"称号，2016 年获深圳市卫生和计划生育委员会授予"深圳市护理管理先进工作者"荣誉称号，2017 年获深圳大学医学部授予"课堂最受欢迎教学奖"，2017 年获安徽医科大学授予"优秀教师"荣誉称号，2015 年获海南医学院授予"优秀教师"荣誉称号。

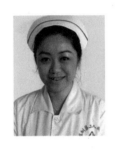

杨梅 副主任护师，深圳市第二人民医院重症医学科护士长，广东省护理学会危重症专业委员会委员，深圳市护理学会ICU护理专业委员会委员，深圳市重症医学专业委员会委员，深圳市中西医结合学会危重症医学专业委员会委员，南方医科大学兼职副教授。

从事危重症专科护理专业20余年，主要研究方向为ICU管理、危重患者的人工气道管理、呼吸治疗及肠内营养护理，主持开展临床研究"高流量湿化氧疗密闭吸引系统在人工气道氧疗患者的应用研究"，开展危重症患者"三导丝鼻胃肠管盲视法技术"的临床应用研究，在深圳市ICU推广运用。

先后在 *Biomedical Reports*、《中华护理杂志》、《现代临床护理》、《中华现代护理杂志》等专业杂志上发表论文9篇；获实用新型专利7项。主要参研者获深圳市科技计划项目立项《早期系统肠道刺激对预防机械通气患者胃肠功能障碍的临床研究》。

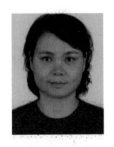

谭薇 副主任护师，南方医科大学兼职副教授；广东医科大学兼职教授；国家三级健康管理师；深圳市第二人民医院院前急救科护士长、急危重症专科护理三名工程核心成员；广东省护理学会急诊护理专业委员会副主任委员；广东省护士协会急诊专业委员会常委；广东省家庭医生协会护理分会委员；深圳市护理学会社区护理专业委员会副主任委员；深圳大学兼职教师；广州医科大学护理学院2013级、2012级护理硕士研究生导师组成员。

从事急诊护理 27 年，主要研究方向为急诊专科护理、护理管理、护理教学。2009 年赴香港医管局进行急诊专科护士培训 10 个月，2015 年到北京进修中华护理学会急诊专科护士 3 个月。

荣获 2018 年深圳市第二人民医院优秀护士长，主持《智能化分诊信息系统在急诊科的研发应用》，荣获广东省护理学会 2018 年"护理管理创新奖"二等奖；第二负责人参研《新型急诊分级分诊智能化系统的研发及临床推广应用》，荣获 2018 年度广东省护理学会第二届"优秀护理质量改善项目"一等奖；第三负责人参研《急性缺血性卒中急诊静脉溶栓护理新模式及临床推广应用》，荣获 2019 年广东省"护理管理创新奖"特等奖。

主持 2017 年广东省医学科研基金立项课题《新型高仿真急救护理技能培训模式的临床研究》，主持 2018 年深圳市卫生和计划生育委员会立项课题《社康－医院－志愿者联动培训社区居民急救能力的应用研究》，主要参研课题 5 项。

第一作者发表论文 6 篇，主编专著《实用急危重症综合治疗学》，副主编专著《临床外科疾病诊断与治疗》，主持继续教育 10 项，获实用新型专利 3 项，外观发明专利 1 项。

序言

急诊护理是一门综合性很强的护理学科，具有独特的专业性，而急诊急救护理技术更是该学科的核心与灵魂。急诊急救护理技术操作和急危重症病情评价对急危重症患者的抢救治疗是非常关键，也是临床护理的重要组成部分，熟练掌握急救护理技术，需要有系统、规范及全面的培训，因此，编写一本全面介绍急诊急救护理技术的书籍是非常必要的。

《急诊急救护理技术（全彩图文版）》是以现代急救护理理论及最新的护理进展为基础，根据急诊医学、急危重症护理学及急诊专科护理等教材内容编写的一本全面涵盖急诊急救护理工作中的各项急救操作技术及急危重症病情评价的书籍。本书提供了最新的急诊急救护理理念及急救技术操作规程，对急救技术操作具有指导与规范作用。本书介绍了各系统急救护理技术，每章节内容均以目的、评估、操作规程、患者指导、注意事项的形式进行介绍，并附操作流程，使读者更加一目了然。希望通过对本书的学习，能普及广大护士的急救技术操作及急危重症病情评价能力，更好地配合医疗进行抢救，从而提高抢救患者成功率，为培养护士专业水平发挥积极作用。

本书是一本指导急危重症专科护士进行临床实践的工具书，也是一本引导年轻护士如何进行急诊急救技术操作的导航书，相信广大护士阅读后定会受益良多，必将提高大家的急救技术操作水平及对急危重症病情的评价能力。

广东省护理学会理事长

成守珍

于广州

前言

随着医学的进步，急诊医学的迅速发展，急救护理技术也得到了快速发展，越来越多的复杂急救技术前移到急诊，使急救护理技术涉足范围也越来越广泛，这对急诊护士提出了新的要求。为了更好地服务临床开展新技术，提高急诊医疗质量水平和抢救患者的成功率，加强急诊护士的急救操作水平是非常必要的，而熟练掌握急救护理技术操作也是培训急诊护士的重点内容。由于急诊护士工作繁重，流动性大，导致全面、系统及规范的新技术培训难度增加，并且相应的参考教材也较缺乏，因此，我院护理部组织临床经验丰富的急危重症护理骨干，参考国内外急危重症护理最新理论和技术进展编写了这本《急诊急救护理技术（全彩图文版）》，力求突出实用性与前沿性，达到科学性、启发性、先进性。

本书共分7章，涵盖了各系统急救护理技术，包括急诊急救概论、呼吸系统相关急救技术、循环系统相关急救技术、创伤急救技术、其他急危重症护理技术、儿科新生儿科急诊急救护理技术和急危重症病情评估技术等。本书既是一本临床护理操作工具书，又是一本急危重症病情评价指导用书，因此具有较好的应用价值。本书作者均来自急危重症临床科室，具备深厚的急诊急救护理理论基础和实践经验，书内所配图片均为本次编写过程中拍摄或参考相关书籍文献（已标注出处）的高清照片。本书内容全面，专业性、权威性强，可读性高，适合高等护理院校的师生、各大医院护理人员等阅读和使用。

在此对全体参编人员的辛勤劳动表示衷心感谢！鉴于学科的飞速发展和编者们知识面和护理实践的局限性，书中难免存在不足之处，恳请广大读者批评指正，以便修订时不断完善。

谢小华
于深圳市第二人民医院

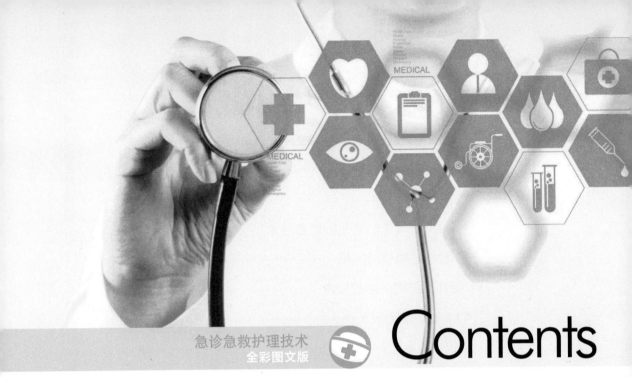

急诊急救护理技术
全彩图文版

Contents

目　录

急诊急救护理技术
全彩图文版

急诊急救概论

§1.1 急诊急救概述

"急救"一词在我国使用已有 1600 多年的历史，从远古至现代，急救活动伴随着人类文明的进步不断的发展，特别是在第二次世界大战后，随着工农业和科学技术的蓬勃发展，人口老龄化、交通意外、自然和人为灾害事故频发，全社会对急诊急救技术也不断地提出新的要求。急救医学是医学科学的一门重要的学科，在抢救生命、维护健康中起到重要作用。急救医学是研究快速抢救患者和伤员规律的一门学科。急救医学分院前急救、院内急诊科急救、各科室急救和监护室急救。

"急诊"是对于短时间内尚无生命或功能丧失的危险伤病员急症的及时对症处理。其目的是防止患者症状的发展，使其在短时间内恢复正常人的生活。一般急诊患者不属于急救或抢救范围。急诊的范围包括患者社会性突发性疾病或原有疾病的加重、外伤以及自我感觉需医务人员及时处理的症状。急诊医学属于临床医学的范畴，早期的急诊医学仅限于简单的急救处理，现代急诊医学已经发展为一门新兴的独立学科，包括了院前、院内急救的广泛内容，涵盖了从院前急救到院内急救和重症监护治疗直至病情稳定的全过程。任何对患者生命构成直接或者潜在威胁的医学问题都属于急诊医学的范畴。

▶▶ 急救的特点 ◀◀

急救是指对因疾病突然发作、创伤和异物进入体内造成痛苦，甚至生命处于危险状态的患者进行的紧急处理。它包括现场急救和救护车上的院前急救，也包括医院急诊科及 ICU 的院内急救。

急救具有以下特点：

1. 时效性：急救医学有"时间就是心肌""时间就是大脑""创伤急救白金十分钟，黄金一小时"的说法，据研究报道，在心脏停搏心肺复苏急救中，4 分钟内复苏者可能有一半人救活，4～6 分钟开始进行复苏者，仅 10％可以救活，超过 6 分钟者存活率仅 4％，10 分钟以上开始复苏者，几无存活可能，因此，急救最大的特点就是急救具有时效性。急救时效性是指发病后开始施救的时间与救治效果之间的关系，即在救治时间窗内通过相应措施，达到单位时间内的最佳救治效果，不同的时间段内采用相关的急救措施得到不同的救治效果。急、危、重症患者为急救重点服务对象，尤其是心、脑、肺及血管性疾病及各种创伤性疾病的治疗具有明确的时间依赖性，必须建立一套快速、高效的医疗服务系统，即：急救绿色生命通道，以确保急、危、重症疾病患者的抢救时效性，提高急危重症患者的抢救成功率。

2. 系统性：院前急救和院内急救灾共同构成了急救医疗服务体系（emergency medical service system，EMSS）。近 30 年来，急救医疗服务体系建设在各级卫生机构及广大患者的关注下得到了迅速的发展。急救人员携带救护设备在事故现场或发病之初即对伤病员进行初步急救，然后用配备急救器械的运输工具把患者安全快速护送到医院的急诊中心，接受进一步的抢救和诊断，待其主要生命体重稳定后再转送到重症或专科病房。急救贯穿于整个急救医疗服务体系，需要急救人员严密组织、行动迅速、无缝衔接，及时、合理、安全的抢救患者生命。

3. 合作性：合作贯穿急救医疗服务体系全过程。在院前急救过程中，特别是在突发公共卫生事件或是灾害性事故发生的急救中，需要急救人员与警察、消防、卫生防疫机构等多部门合作；在院内急诊急救时，医护人员争分夺秒，密切配合、团体协作；对于特殊病例，如急性脑卒中、急性心肌梗死、急性创伤更需要联合院前、医院相关临床科室、医技科室与急诊科一起实施多学科合作一体化救治。急救，"从来都不是一个人在战斗"。

4. 连续性：随着现代科技和通信技术的发展，急救医疗服务越来越多的显示了它连续性的特点。例如，在急性心肌梗死（AMI）的早期救治中，院前急救人员可以通过 12 导联心电图早期识别和处理 AMI，除了能为患者缓解疼痛，提供电除颤、胸外心及其脏按压等处理严重并发症急救技术和生命支持措施外，还可以通过计算机系统查询，迅速将患者转运至具有心肌再灌注条件的医院，并通过先进信息传输系统将心电图资料先行传送至接诊医院急诊科值班医生。通过与接收医院间进行密切配合，形成院前和院内紧密衔接的绿色通道，在给患者最大可能性的急救救护后，根据具体病情转送到合适的专科。

5. 公益性：生命是神圣和无价的，急救人员对处于危及生命状态的患者无论其是何种社会地位、所患何种疾病都要及时实施迅速、准确地急救，合理配备和有效使用急救资源，以最大程度的挽救患者生命和行为能力，获得最佳的社会、经济效益，这本身也是社会保障系统的重要组成部分。

▶▶ 急救处理原则 ◀◀

1. 现场救护原则：

（1）迅速到达现场，快速评价患者病情，先排险后抢救，使患者尽快脱离危险区，同时也要保证施救者的安全。

（2）找出威胁生命的危急情况并紧急处理，给予必要的生命支持，采取行之有效的现场急救措施，早呼救、早心肺复苏、早实施急救技术，再处理较轻的问题（即"先救命，再救伤"），如呼吸心搏骤停患者先进行基础生命支持，昏迷伤病员应注意维持呼吸道通畅，创伤患者伤口处理一般应先止血，后包扎，再固定等。

（3）先救治后运送，对伤情稳定，估计转运途中不会加重伤情的伤病员，迅速组织人力，利用各种交通工具分别转运到附近合适的医疗单位，急救途中严密监护并记录。

（4）早期处理休克与缺氧等情况。

（5）急救与呼救同样重要。

（6）现场抢救一切行动必须服从有关领导的统一指挥，大批伤病员，在多人抢救时，应听从最高职称医生指挥。

（7）遇到严重事故、灾害或中毒时，除急救呼叫外，还应立即向有关政府、卫生、防疫、公安、新闻媒介等部门报告。

2. 院内急救处理原则：

（1）实行急诊危重症患者分级分区就诊，一级濒危患者在入院后应立即组织抢救，二级危重患者应在入院 10 分钟内组织抢救，急诊会诊医生应在 10 分钟内到位。在医生未到达之前，护士应在自己力所能力的范围内对患者展开救治，如院前已确认呼吸心搏骤停的患者，护士可先行胸外心脏按压、畅通呼吸道、清理呼吸道分泌物等急救措施。

（2）应由经过专业培训、熟练掌握各项急救技术的医护急救团队共同分工协作，快速对急危重患者实施合理的抢救，对病情复杂的抢救应迅速报告科室主任、护士长亲自到场指挥抢救。如遇指批量伤员来院急救，还应迅速启动相关应急预案并报告医院相关领导到场统一指挥、统筹安排，确保急救工作有序进行。

（3）医务人员应确保急救仪器、急救物品100％完好并熟练使用。

（4）建立和落实急诊急救"绿色通道"制度，科间紧密协作，建立与医院功能任务相适应的重点病种如创伤、急性心肌梗死、脑卒中、中毒等急诊服务流程与规范，保障患者获得连续性医疗服务。

（5）保障患者转动安全，患者经急救处理病情缓解后，需转入相关科室继续治疗或完善相关检查，护士应准备好相应急救物品，并电话通知接收科室做好接收患者的准备，转送途中密切监测病情变化。

（6）规范、及时、完整书写抢救记录，因抢救危重患者未能及时记录的，应于抢救结束后6小时内补记完毕。

〔谢小华　彭刚刚　邓丽萍〕

§1.2　创伤救护概述

▶▶ 概述 ◀◀

创伤是当今人类一大公害，约占全球病死率的7％。据统计，创伤是美国45周岁以下人群死亡的首要原因，是65岁以下人群死亡的第4位病因。中国在过去的30年里随着经济的巨大进步，工业化水平的逐年提升导致了意外伤害事故也随之增加，目前，我国每年死于各类创伤的总人数已达70多万，在人口死因构成中占第4位，已经被纳入国家疾病控制计划。是继恶性肿瘤和心、脑、呼吸道疾病后的第五大死亡原因，是青壮年死亡的首要原因，同时创伤已成为和平时期一项严重的社会问题。

创伤（trauma）又称机械性损伤，是常见的对人体的伤害。创伤是指机体受到各种原因的打击和刺激后产生的组织破坏和功能障碍，其概念有广义和狭义之分，广义的是指机械、物理、化学或生物等因素造成的集体损伤；狭义的是指机械致伤因素作用于集体所造成的组织结构完整性破坏或功能障碍。创伤引起人体组织或器官的破坏。

严重创伤还可能有致命的大出血、休克、窒息及意识障碍直至死亡。严重创伤的救护需要快速、正确、有效，以挽救伤员的生命，防止损伤加重和减轻伤员的痛苦。严重创伤是指广泛或数处软组织创伤并发重要脏器器官损伤或休克的创伤类型，对伤者生命安全构成严重威胁。严重创伤为急诊科中一类常见病症。目前，我国交通事故、意外伤发生率相对较高，这也造成严重创伤急诊患者数目明显增加。严重创伤具有病情危重、致残率与致死率"双高"、对患者生命健康水平构成极大威胁等特征，因此，其受到外科医生与相应医护工作者的高度重视。

1. 创伤常见原因及特点：创伤主要指机械性致伤因素（或外力）造成的机体损伤。广义的造成创伤的原因还包括物理、化学、生物等因素。创伤常见原因有：交通事故中发生的撞击、碾压、减速等；日常生产、生活中意外发生的切割、烧烫、电击、坠落、跌倒等；以及自然灾害和武装冲突中发生的砸埋、挤压、枪击、爆炸等。这些都会造成各种损伤，导致人体组织结构的损害和功能障碍。

创伤的特点是发生率高，危害性大，对严重的创伤如救治不及时，将导致残疾和威胁生命。了解创伤的特点，有助于在早期救治中及时采取有效的措施，以达到挽救生命和减轻伤残的目的。

2. 创伤主要类型：由于有损伤形态、受伤部位等不同，对创伤可以用不同的方法分类，在应急救护伤员时，应根据伤员的创伤类型采取相应的救护方法。

（1）按有无伤口分类：可分为开放性损伤和闭合性损伤。其中，开放性损伤包括擦伤、割伤、撕脱伤及穿刺伤等；闭合性损伤包括挫伤、扭伤、拉伤、挤压伤、爆震伤、关节脱位、闭合性骨折和内脏损伤等。

（2）按受伤部位分类：可分为颅脑伤、颌面伤、颈部伤、胸部伤、腹部伤、脊柱伤、骨盆会阴部损伤、四肢伤等。

（3）按受伤部位的多少及损伤的复杂性分类：可分为单发伤、多发伤、多处伤、复合伤等。

3. 创伤救护原则：

（1）现场急救护理原则：①按救护车物品规范化管理的要求做好院前急救物品质量管理，确保急救车上所有仪器和设备能正常运作，药物及无菌物品在有效期内。②所有参加现场急救的医护人员必须热练掌握各项急救技能及危重患者的处理流程，熟悉急救车上的物品摆放，抢救过程能够保持有效沟通，职责分明，配合默契。③建立院前急救与院内急诊有效衔接的工作流程。医护人员到达现场前，可通过通信工具，指挥或指导家属或相关人员对患者进行初步处理。④急救人员到达后做好现场评估，先排险后施救，及时将患者转移到安全地点。⑤在有大批伤员等待救援的现场，应突出"先救命，后治伤"的原则，要尽量救护所有可能救活的伤员，不能只注意抢救最重的但几乎没有救活希望的伤员，而使更多的本可以救活的伤员失去及时救护的时机。⑥遇成批患者救护时，按照国际检伤分类标准，分别用绿、黄、红、黑4种颜色的检伤分类卡标识，将相应的标识卡挂在伤病员的左手或左脚或其他明显部位，以便后续救治辨认并采取相应的措施。注意关注沉默的伤员。⑦监测患者意识状态及生命体征，保持呼吸道通畅，有舌根后坠者予口咽通气管或鼻咽通气管畅通呼吸道，必要时行气管内插管术。实施Heimlich操作（海氏手法）解除患者呼吸道异物。对怀疑脊髓损伤者应充分做好脊髓损伤的固定和搬运，严格按脊柱骨折要求进行急救处理，防止二次受伤。⑧正确保存创伤患者的离断肢体和器官。将其用无菌敷料或清洁软物包裹，外加塑料袋密封好，周围置冰块，低温保存，切忌将离断肢体浸泡在任何液体中。标明患者姓名、年龄、性别、离断肢体和器官的名称及数量、离断时间，随患者同时转运。⑨危重患者经初步处理后应及时转运，做好院前院内急救紧密衔接。转运前，向接收医院告知患者的病情和现场处理情况。转运途中，持续对患者实施有效的急救措施。加强监护并做好转接记录。⑩现场救治过程中，严格执行查对制度，至少同时使用姓名、年龄两项核对患者身份，确保对正确的患者实施正确的操作。在实施紧急抢救的情况下，医生必要时可口头下达临时医嘱，护理人员执行口头医嘱时须向医生复述一遍，复述药物名称、剂量、使用方法、途径，双方确认无误后方可执行，事后及时补记。保留抢救中使用过的空安瓿、输液瓶等物品，以便校对统计。各种急救药品须经两人采用两种核对方式核对后方可使用。⑪现场救治过程中，做好患者及家属的有效沟通。安慰患者及家属，消除恐惧及焦虑心理，以取得其对救治。⑫清点患者的随身财物，有家属陪伴者由其自行保管，无家属者需3人同时清点并做好登记，专人保管。⑬做好抢救记录，准确记录患者姓名、年龄、性别、疾病种类，以及病因、病情、急救措施、治疗效果及患者去向。注意医生与护士的记录必须保持一致。

（2）院内急救护理原则：①各种急救仪器设备及药品必须专人管理，班班清点检查，定期进行维护保养，保证各种急救仪器随时处于备用状态，并建立设备检修档案，有应急调配机制。有适量的应急物资储备，能承担突发公共事件的紧急医疗救援任务。②参加急救人员必须分工明确，紧密配合，听从指挥，严格执行危重患者抢救制度、医嘱查对及执行制度、交接班制度、危重患者转运制度、医疗安全管理制度等各项制度。医护人员必须正确使用抢救设备，掌握各项抢救技能，确保急危重症患者得到及时、优先救治。③确保急危重症患者和群体性（3人以上）伤病员及时进入绿色通道，一律遵循先抢救治疗后补办手续、先检查用药后补缴费用的原则。④可疑急性传染疾病者应及时隔离，医护人员根据标准预防的原则，采取防护措施。⑤如发现患者病情危急，应当立即通知医生，在紧急情况下为抢救危重患者生命应当先实施必要的紧急救护。⑥危重患者接心电监护仪，分析患者心率及心律，必要时尽早进行心脏电复律或除颤。⑦根据患者的病情，选择合适的体位将抢救车推至患者床旁。⑧确保患者呼吸道通畅，必要时头偏向一侧或侧卧位，预防呕吐引起窒息。必要时行负压吸引，及时清除口咽、鼻腔部分泌物或呕吐物。⑨评估患者的呼吸功能，选择鼻导管或面罩吸氧，必要时用复苏球囊辅助呼吸或建立人工气道行机械通气。⑩迅速建立静脉通道，遵医嘱用药。⑪患者躁动或抽搐时注意保护患者安全。做好保暖。⑫落实首诊负责制及急会诊制度，及时请相应专科会诊，查明致病原因，尽早进行确定性治疗措施。患者转科前做好病情评估，选择转运时机，做好转运前的物品准备，并通知相关科室，交接清楚患者的病情及处理经过，保障诊疗的连续性。⑬需手术患者及时做好术前准备，通知相应专科并尽快送达手术室。

4. 现场伤员的初步检查：在应急救护中要注意对伤员重要部位的检查，因为救护针对的是伤员整体，而不仅仅是损伤局部。初次参加应急救护时，教护员常因为紧张而把注意力只集中到伤口上，而忽视了检查伤员的重要部位和注意伤员整体情况的变化。

对伤员初步的检查和评估顺序：对于较重的伤员，一般在情况较平稳（如止住了活动性出血或解除了呼吸道梗阻）后，应立即检查其头、胸、腹是否有致命伤。在确认没有致命伤之后，再进一步包扎没有活动性出血的伤口，固定骨折等，以避免耽误了致命损伤的早期抢救。

对伤员头、胸、腹的检查应在2~3分钟内完成，并根据检查结果，迅速采取相应的救护措施。检查顺序如下：①观察伤员呼吸是否平稳，头部是否有出血。②双手贴头皮触摸检查是否有肿胀、凹陷或出血。③用手指从颅底沿着脊柱向下轻轻、快速地触摸，检查是否有肿胀或变形。检查时不可移动伤员。如果可疑有颈椎损伤，应固定颈部。④双手轻按双侧胸部，检查双侧呼吸活动是否对称、胸廓是否有变形或异常活动。⑤双手上下左右轻按腹部4个象限，检查腹部软硬，是否有明显包块、压痛。

此外，还应注意伤员是否有骨盆、下肢以及脊柱的损伤。

检查伤员要认真仔细和迅速，发现异常须立即急救处理。初步检查后，救护员应对伤员的整体情况作出判断，这有利于在后续的救治和转运中采取相应措施，防止发生"二次损伤"和伤病加重。初检结果还应与以后的复检结果作对比，以判断伤病情况的变化。

现场检查的方法以简便易行为宜，主要需依靠教护员的感官体察。以检查伤员血液循环状况为例：如果现场照明尚可，能够用肉眼观察，则可以压迫指甲，观察复充盈时间（是否在 2 秒以内）来估计血液循环状况。

在没有光亮，肉眼看不见的情况下，可以用摸脉搏的方法判断循环状况：一般情况下，如果桡动脉搏动可触及，收缩压为 90 mmHg 以上；如果桡动脉搏动不可触及，而股动脉搏动可触及，收缩压为 70～80 mmHg；如果仅颈动脉搏动可触及，则收缩压应已降至 60 mmHg 左右；一旦颈动脉搏动不能触及，说明伤员血压已经不能维持大脑的血液供应，需要立即开始心肺复苏抢救。

5. 现场分诊及救护程序：现场检伤分类的目的是合理利用抢救现场有限的医疗救助资源，对成批伤员进行及时、有效的检查处置，争取挽救尽可能多的伤员生命，最大限度地减轻伤残程度，以及安全、迅速地将全部伤员转运到有条件的医院接受进一步的治疗。检伤分类应由医务人员或经过有关培训的救护员施行（详见简明检伤分类法）。

在现场的检伤分类中应注意以下问题：①检查方法须简单易行，既要认真又要迅速。②重点检查伤员有无危及生命的创伤和致命性合并症（如呼吸道梗阻、活动性大出血等）。③对于危重伤员需要在不同时段由初检人员反复检查和记录，并比较前后检查结果的动态变化，即对伤情进行"再评估"。已经接受了初期危救处置的伤员，仍应进行复检。复检对于昏迷、聋哑或小儿伤员更为重要。实际上很多"重伤员"是在复检中从轻伤员中发现的。④复检后还应根据最新获得的伤情资料对伤员重新分类，并采取相应的更为恰当的处理方法。⑤检伤中应选择适宜的检查方式，尽量少翻动伤员，避免造成"二次损伤"。

〔附〕简明检伤分类法

简明检伤分类法已在许多国家和地区采用，适用于初步检伤，可将伤员快速分类。此法分为 A、B、C、D 四步完成（附图 1-1～附图 1-4）。

▶▶ **A 步骤** ◀◀

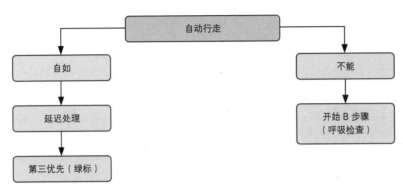

附图 1-1　行动能力检查（ambulation）

　　首先引导行动自如的伤员到轻伤接收站，暂不进行处理或仅提供敷料、绷带等，嘱其自行包扎皮肤挫裂伤，通常不需要救护人员立即处理。但其中仍然有个别伤员可能存在潜在的重伤或可能发展为重伤，故需要复检判定。

▶▶ **B 步骤** ◀◀

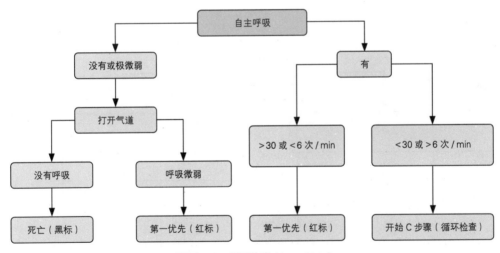

附图 1-2　呼吸检查（breathing）

　　对不能行走的伤员，在检查呼吸之前须打开气道，同时注意保护颈椎。可采用托颌法，尽量不使伤员头后仰（详见第二章第二节）。快速检查呼吸的方法如下：观察患者胸腹部有无起伏 6 秒，如无起伏，考虑患者无呼吸。

　　检查判定：①没有呼吸者标黑标，暂不处理。②自主呼吸存在，但呼吸次数每分钟超过 30

次或少于 6 次者均标红标，属于危重伤员，常需优先处理。③每分钟呼吸次数在 6～30 次者，开始第三步骤—循环检查。

► C 步骤 ◄

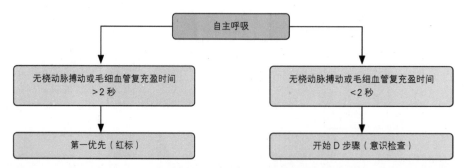

附图 1-3　循环检查（circulation）

伤员循环状况的迅速、简单检查，可以通过触及桡动脉搏动和观察指端毛细血管复充盈时间来完成。搏动存在和复充盈时间 <2 秒者为循环良好，可以进行下一步检查；搏动不存在且复充盈时间 >2 秒者为循环衰竭的危重伤员，应标红标并优先救治。后者多合并活动性大出血，需立即给予有效的止血措施及补液处理。

► D 步骤 ◄

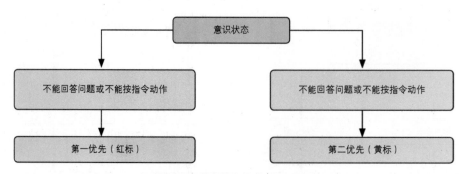

附图 1-4　意识状态检查（disability）

在判断意识状态前，首先应检查伤员是否有头部外伤，然后简单询问并指令其做张口、睁眼、抬手等动作。不能正确回答问题和按照指令动作者，多为危重伤员，标红标并给予优先处理；能够准确回答问题并按照指令做动作者，可按轻伤员处理，标黄标，暂不给予处置。但需要警惕：初检定为轻伤的伤员可能隐藏有内脏严重损伤，如肝、脾被膜下破裂，或可能逐渐发展为重伤。

▶▶ 技术流程图 ◀◀

简明检伤分类法流程图如图 1-1 所示。

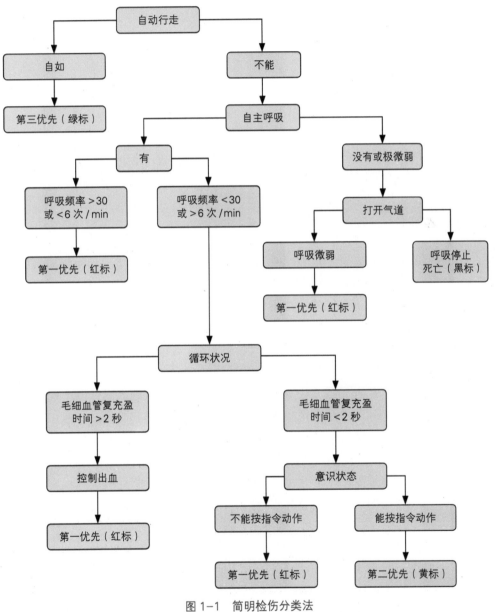

图 1-1 简明检伤分类法

〔谢小华　彭刚刚　邓丽萍〕

§2

呼吸系统相关急救技术

§2.1　气道异物清除术——海姆立克手法

▶▶ **概述** ◀◀

当呼吸道机械阻塞时，很快出现组织缺氧及一氧化碳潴留。脑组织缺氧可引起抽搐，心肌细胞缺氧可以引起心脏停搏。由于异物刺激局部分泌物增加可引起膨胀，从而加重呼吸道的阻塞。当异物进入呼吸道后，患者临床常表现为突然呛咳，反射性呕吐，不能发音，呼吸急促，严重者喘鸣，手不由自主地以 V 字状紧贴颈部。口唇、黏膜及皮肤发绀，严重者可以出现意识丧失、抽搐，甚至呼吸心搏骤停；病因有①饮食不慎或吞咽失误多见于儿童或老年人，由于吞咽过快、急促或吞咽功能差引起食物或义齿等异物阻塞呼吸道。②饮酒大量饮酒引起意识障碍，咽喉部肌肉松弛而吞咽失灵，食物团块滑入呼吸道引起阻塞。③意识障碍因舌根后坠，或胃内容物等反流入咽部，也可阻塞呼吸道。④自杀或精神不健全者故意将异物吞入口腔，或插入呼吸道。

气道异物梗阻是生活中的常见意外事件。进餐时过于急促或大声说笑，有咳嗽、吞咽功能障碍的老人，口含异物嬉戏打闹的儿童，都可能出现异物进入呼吸道，阻塞呼吸，快速进展为窒息、昏迷、心搏骤停。

呼吸道异物梗阻是院前常见且最为严重的急症，好发于老人以及 1～5 岁的婴幼儿，而掌握及时有效的现场快速急救方法便可在危机时刻起到关键作用，拯救生命。美国一位多年从事外科救治的医生海姆立克经过反复研究和多次动物实验，发明了利用肺部残留气体、形成气流冲出异物的急救方法并进行推广普及，挽救大量生命。海姆立克急救法是一种用于呼吸道异物窒息的现场快速急救方法，在

1974 年首次提出。虽然该法简单快速、方便易行。

1. 定义：海姆立克（Heimlich）手法是一种进食不慎或口含异物吞咽失误而卡在咽喉部，引起呼吸道机械阻塞时，立即采用的一种抢救方法。

2. 原理：通过给膈肌下以突然向上的压力，驱使肺内残留的空气气流快速进入气管，达到驱出堵在口的食物或异物的目的。

3. 适应证：①意识清醒者，进食时，突然强力咳嗽，呼吸困难，或无法说话和咳嗽，出现痛苦表情用手掐住自己的颈部，以示痛苦和求救者；②亲眼目睹异物被吸入者；③昏迷患者在开放气道后，仍无法进行有效通气者。

以上情况中，如患者出现 Heimlich 征象，即特有的"窒息痛苦样表情"（手掐咽喉部"V"形手势），应立即询问，"你卡着了吗？"如患者表示肯定，即可确定发生了呼吸道异物阻塞。如无以上表情，但观察到患者具有不能说话或呼吸、面色、口唇青紫，失去知觉等征象，亦可判断为呼吸道异物阻塞，应立即施行 Heimlich 法抢救。

4. 禁忌证：一般无禁忌证。

▶▶ 技术流程 ◀◀

1. 物品准备：呼吸道异物阻塞发病突然，病情危重，现场条件往往缺乏必要的抢救器械，徒手抢救法是现场抢救的主要措施。

2. 方法：

（1）自救法：主要用于有神志清楚的成人。

1）咳嗽法：自主咳嗽所产生的气流压力比人工咳嗽高 4～8 倍，可用于排出呼吸道异物。适用于异物仅造成不完全性呼吸道阻塞，患者尚能发声、说话、有呼吸和咳嗽时，可鼓励患者自行咳嗽和尽力呼吸，做促进异物的任何动作。

2）腹部手拳冲击法：让患者一手握拳（拇指在外）置于上腹部，相当于脐上远离处，另一手紧握该拳，用力向内、向上作 4～6 次快

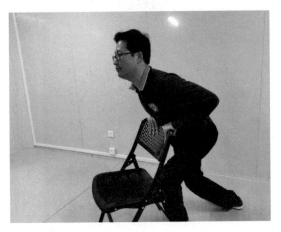

图 2-1 上腹部倾压椅背法

患者将上腹部迅速倾压于椅背、桌角、扶手、铁杆或其他硬物上，然后做迅猛向前倾压的动作，以造成人工咳嗽，重复动作，直至异物排出

速连续冲击（图2-1）。

（2）他救法：

1）神志清楚的成人：采取以下步骤可安全而迅速地解除异物卡喉引起的呼吸道阻塞。患者取立位或坐位，施救者站于患者身后，用双臂环抱其腰部，手握拳以拇指侧对腹部，放于剑突下和脐上的腹部。另一手紧握该拳，快速向内、向上冲压腹部6～8次，以此造成人工咳嗽，注意施力方向，不要压胸廓，冲击

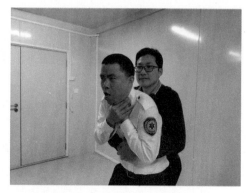

图2-2　站立位腹部冲击法

力限于手上，防止胸部和腹内脏器损伤。重复之，直至异物排出。（图2-2）

2）神志昏迷者：将患者放置于仰卧位，使头后仰，开放气道。施救者双膝骑跨在其髋部，用一只手的掌根于剑突下与脐上的腹部，另一只手交叉重叠之上，借助身体的重量，向上快速冲击腹部6～8次，重复冲击，直到异物排出。切勿偏差斜或移动，以免损伤肝、脾等脏器。（图2-3）

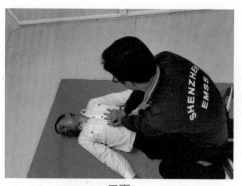
正面

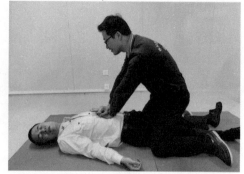
侧面

图2-3　平卧位腹部冲击法

3）婴幼儿倒提拍背法：将患儿骑跨并俯卧于施救者的上臂且不低于躯干，手握住其下颌固定头部，并将上肢放在施救者的大腿上，然后用另一手的掌根用力拍击患儿两肩胛之间的背部4～6次，呼吸道内压力骤然升高，促进异物松动和排出体外。

4）婴幼儿胸部手指冲击法：患儿平卧，面向上，躺在硬板床或地面上，施救者立于足侧，用中指和示指，放在患儿的剑突下和脐上的腹部，快速向上冲击压

迫，重复冲压，直至异物排出。

5）意识失去的患儿：可以按照心搏骤停 BLS 施救，但每次给予人工呼吸前，需要检查口腔，看有无可见异物，直至异物出。

〔谢小华　荣慧萍　邓丽萍〕

§2.2　气道开放手法

▶▶ **概述** ◀◀

呼吸道是气体进出肺的必经之路，保持呼吸道通畅是进行有效通气的前提。上呼吸道包括鼻腔、咽部、扁桃体、喉部，是最容易发生梗阻部位，且发生梗阻后会带来严重的后果。口腔顶部及鼻腔周围因有骨结构硬支撑，故梗阻极少发生。咽部的气道梗阻是最常见的并发症。呼吸道的管理非常重要，尤其在心脏停搏发生时，呼吸支持是保证脑组织充分血氧供给的基础。而脑组织缺氧超过 5～6 分钟即可发生不可逆性的损伤，因此气道管理是心肺脑复苏成功的关键，通畅的气道是心肺复苏的重要环节。而气道管理不当是重危患者死亡的主要原因之一。任何原因引起的急性呼吸道梗阻的抢救中，开放气道是首要的措施，人工紧急开放气道保证患者通气与氧合良好是急诊医务人员需掌握的基本技能，对急诊危重症患者的抢救有相当重要的价值。气道管理的基本目的是：气道开放，通气与氧合的保证以及气道的保护。

1. 定义：患者意识丧失时，因肌张力下降，舌和会厌可能把咽喉部阻塞（舌后坠是造成呼吸道阻塞最常见的原因）；有自主呼吸时，吸气过程气道内呈负压，也可将舌或会厌（或两者同时）吸附到咽后壁，造成气道阻塞。此时，采用手法开放患者的气道，解除舌根后坠和（或）会厌阻塞的方法称为气道开放手法。充分的开放气道，解除舌根后坠和（或）会厌阻塞，使患者在数秒内获得有效通气，保证患者呼吸道通畅和有效的氧气供应，从而争取抢救的最佳时机。

2. 适应证：各种原因引起的患者上呼吸道阻塞，包括呼吸心搏骤停、昏迷、咽喉部水肿、吸入性损伤或呼吸暂停暂停综合征等所致的呼吸道阻塞疾病。

3. 禁忌证：怀疑有颈椎损伤者，绝对禁忌头部前屈或旋转，过度后仰也会加重脊髓损伤，应采取保护颈椎的手法开放气道。

▶▶ **技术流程** ◀◀

1. 物品准备：协助患者取仰卧位；准备吸痰、吸氧、口咽通气管，气管内插管等用物；准备急救药品。

2. 方法：开放气道的方法包括仰头举颏法、托颌法、托颈仰头法、肩下垫枕法。常用仰头举颏法、和托颌法。当无头颈部创伤时，可以采用仰头举颏法打开气道；怀疑有头颈部损伤时，应避免头颈部过度后仰，不宜使用仰头举颏法，可采用托颌法。评估呼吸道畅通的指标包括呼吸顺畅、呼吸频率和节律、痰液情况、排痰能力等。

（1）仰头举颏法：完成仰头动作应把一只手放在患者前额，用手掌小鱼际部把额头用力向后推，使头部向后仰，另一只手的手指放在下颌骨处，使下颏向上抬起，勿用力压迫下颌部软组织，避免可能造成的呼吸道梗阻（图2-4）。气道开放后有利于患者呼吸通畅，也便于做辅助人工呼吸。

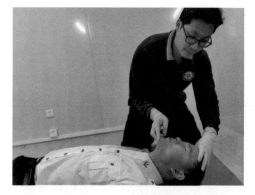

图2-4 仰头举颏法

（2）托颌法：患者去枕仰卧，把手放置于患者头部两侧，肘部支撑在患者躺卧平面上，握紧下颌角，用力向上托下颌，如患者紧闭双唇，可用大拇指把口唇分开（图2-5）。如果需要，可行辅助人工呼吸。对怀疑有头颈部创伤患者，用此法更为安全，不会因颈部活动而加重颈椎和脊髓损伤。

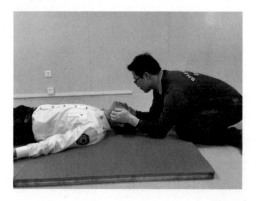
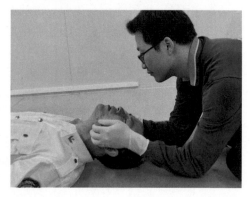

图2-5 托颌法

▶▶ 注意事项 ◀◀

1. 气道开放过程迅速、安全、有效，动作温柔，注意保护患者隐私。

2. 怀疑有头颈部损伤时，应避免头颈部过度后仰，不宜使用仰头举颌法，可采用托颌法。

3. 当患者头后仰，张口并托起下颌还不能解除呼吸道梗阻时，应考虑上呼吸道有异物存在。需及时使患者张口，以手法或吸引器清除异物，然后再施行三步手法，开放气道。

4. 手法开放气道后应保持呼吸道通畅，必要时予以人工呼吸。

5. 如果患者口腔有可视异物应清除，如义齿松动应取下，以防其脱落阻塞呼吸道。

〔谢小华　彭刚刚　邓丽萍〕

§2.3　环甲膜穿刺、切开术及护理

▶▶ 概述 ◀◀

1. 定义：环甲膜穿刺术是在确切的气道建立这前，迅速提供临时路径进行有效气体交换的一项急救技术，是通过施救者用刀、穿刺针或其他任何锐器，从环甲膜处刺入，建立新的呼吸通道，快速解除气道阻塞和（或）窒息的急救方法，当气管内插管不成功或面罩通气不充分时，环甲膜穿刺是急诊非手术方式提供通气支持的恰当治疗措施。目的是紧急缓解患者缺氧、窒息、呼吸窘迫等，从而实施生命的救治。可为气管切开赢得时间，简单、快捷、有效、易掌握。对于病情危急，需紧急抢救者，可先行环甲膜穿刺术，待呼吸困难缓解后，再作常规气管切开术。

2. 环甲膜穿刺部位：环甲膜位于甲状软骨和环状软骨之间，前无坚硬遮挡组织，后通气管，它仅为一层薄膜，为圆锥形有弹性的纤维结缔组织膜，环甲膜形状略呈等腰三角形或等腰梯形，其上宽下窄，环甲膜的深部即为喉的声门下腔部分，其后壁为环状软骨板，环状软骨板较宽且厚，其垂直高度 2～3 cm，板的背面正中有一条嵴突，食管上端的前壁借部分食管纵肌纤维附于此，所以穿刺时一般不会穿透环状软骨板而损伤食管。在实施环甲膜穿刺时，患者应取去枕仰卧位，

肩部垫枕，以使环甲正中韧带拉紧，利于解剖标志的显露。当头尽量后仰时，在颈前正中可看到并触及两个隆起，上为喉结和前角，下为环状软骨弓，二者之间的凹陷处，即环甲正中韧带，为穿刺和手术的正确部位。

3．适应证：①急性上呼吸道完全或不完全阻塞，尤其是声门区阻塞，严重呼吸困难不能及时气管切开建立人工气道者；②牙关紧闭经鼻插管失败，为喉、气管内其他操作准备；③头面部严重外伤；④喉源性呼吸困难（如白喉、喉头水肿等）；⑤气道内给药；⑥气管内插管有禁忌或病情紧急而需快速开放呼吸道时。

4．禁忌证：①有出血倾向者；②环甲膜穿刺点有感染；③明确呼吸道梗阻发生在环甲膜水平以下时，不宜行环甲膜穿刺术。

5．并发症：

（1）出血：环甲膜血液供应主要来源于环甲动脉，环甲动脉自环甲膜上部的外侧穿入喉内，供应喉的上部血运。左、右环甲动脉之间常有小吻合支（环甲动脉弓）自两侧横行。环甲膜处的神经是迷走神经发出的喉上神经的外支，与环甲动脉伴行，穿过咽下缩肌而终于环甲肌。因此，环甲膜处无重要的血管、神经及特殊的组织结构，是穿刺或切开最方便、最安全的部位，所以该手术引起较大出血的可能性较少。

（2）喉狭窄：环甲膜穿刺或切开术如果损伤黏膜较多，或环甲膜套管留置时间过长（超过8小时），易发生继发性喉狭窄。

▶▶ **技术流程** ◀◀

1．物品准备：

（1）用物准备：环甲膜穿刺或16抽血粗针头，T型管、吸氧装置。

（2）患者准备：取平卧或斜坡卧位，头部保持正中，尽可能使颈部后仰，不需局部麻醉。

2．方法：常规消毒环甲膜区的皮肤，确定穿刺位置，用左手示指在环状软骨与甲状软骨之间正中可触及一凹陷，此即环甲膜。左手示指和拇指固定此处皮肤，右手持针在环甲膜上垂直下刺，通过皮肤、筋膜及环甲膜，有落空感时，挤压双侧胸部，自针头处有气体逸出或用空针抽吸易抽出气体，患者出现咳嗽，固定针头于垂直位。以T型管的上臂与针头连接，下臂连接氧气，也可以左手固定穿刺针，以右手示指间隙地堵塞T型管上臂的另一端开口处而行人工呼吸。同时可根据穿刺目的进行其他操作，如注入药物等。（图2-6）

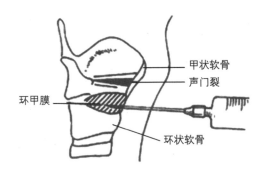
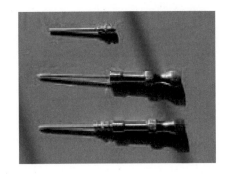

图 2-6 环甲膜穿刺针

▶▶ 注意事项 ◀◀

1. 环甲膜穿刺仅仅是呼吸复苏的一种急救措施，不能作为确定性处理。因此，在初期复苏成功、呼吸困难缓解、危急情况好转后，应改作气管切开或立即做消除病因的处理（如清除异物等）。

2. 进针不宜过深，避免操作气管后壁黏膜。

3. 环甲膜穿刺针头与 T 型管连接时，必须连接紧密不漏气。

4. 穿刺部位若有明显出血应及时止血，以免血液流入气管内。

5. 作为一种应急措施，穿刺针留置时间不宜超过 24 小时。

6. 如遇血凝块或分泌物阻塞穿刺针头，可用注射器注入空气，或用少许生理盐水冲洗，以保证其通畅。

▶▶ 相关链接 ◀◀

环甲膜穿刺最适宜现场急救，其操作简便、易于掌握，另外可在此基础上行环甲膜切开，但在环甲膜穿刺时需注意：使用注射器针头行环甲膜穿刺，因其内径较小不能改善通气且易被气管内分泌物、血液堵塞而丧失其真正价值。采用专用环甲膜穿刺套管针，管径粗，便于通气和吸引，尾部可接简易呼吸器辅助呼吸。因在现场对重度呼吸困难患者及气管内插管失败患者紧急环甲膜穿刺，及时开放气道并保障通气，期救治成功率明显。本操作所产生的创口勿需缝合多能自愈。经环甲膜穿刺通气是一个相对安全和简便的呼吸道急救方法，使用一个套管针或穿刺针经环甲膜穿刺通气操作创伤小，可使患者迅速得到供氧而改善全身缺氧状态。经环甲膜穿刺通气最常见的并发症是穿刺点出血 A 皮下或纵隔积气 A 食管损伤和气胸等。并发症主要是环甲膜穿刺技术应用不当造成的"只要对环甲膜解剖学数据及临床意义有充分的了解"在实践中使用环甲膜穿刺通气是安全有效的呼吸急救措施。

〔谢小华　彭刚刚　邓丽萍〕

§2.4　呼吸球囊使用方法

▶▶ **概述** ◀◀

院前急救中遭遇呼吸心搏骤停患者较多，现场紧急救援时尽快打开气道、实施人工辅助呼吸，尽可能挽救生命。呼吸心搏骤停后，大脑停止供氧超过3分钟，将造成不可逆的损伤。紧急恢复有效呼吸是抢救成功的关键措施之一，研究表明心脏停搏后的紧急救治时间与存活率的关系为：4分钟内开始实施基础生命支持，8分钟内开始延续生命支持，存活率为43%；而8～16分钟内开始延续生命支持者，存活率仅为10%。故建立呼吸是抢救成功的关键。心搏骤停很大一部分都出现在院外，从院外到达医院急诊往往需要一段时间，在这段时间必须尽快为患者建立有效的循环呼吸支持，这是抢救的关键。急救过程中给予胸外心脏按压促进循环功能的恢复，人工呼吸可维持患者的呼吸功能。

1．定义：呼吸球囊又称简易呼吸器，是进行人工通气的简易工具，与口对口呼吸比较供氧浓度高，且操作简便。病情危急，来不及行气管内插管时，可通过呼吸球囊直接给氧，使患者得到充分氧气供应，改善组织缺氧状态。

2．适应证：主要用于途中、现场或临时替代呼吸机的人工通气。

3．禁忌证：①中等以上活动性咯血；②颌面部外伤或严重骨折；③大量胸腔积液。

4．工作原理：

（1）挤压球体时，产生正压，使进气阀关闭。

（2）内部气体推动鸭嘴阀打开，同时鸭嘴阀下移堵住呼气阀，气体由鸭嘴阀输送至患者呼吸道；如呼吸道压力过高（$>60\,\text{cmH}_2\text{O}$）气体会从压力安全阀排出，不会强行进入呼吸道。

（3）松开球体，球体内产生负压，使鸭嘴阀关闭并上移，呼气阀打开，患者呼出气体由呼气阀排出；与此同时，球体尾端的进气阀打开，储气袋内的氧气进入球体，如氧气流量不足，进气阀打开，空气进入球体，直至球体完全复原。

（4）球体复原后，氧气继续进入储氧袋中，如氧流量过高，通气频率相对较低而导致储氧袋内压力过高，多余的氧气从储氧安全阀排出。

▶▶ **技术流程** ◀◀

1. 物品准备：

（1）日常维护功能完好的呼吸球囊。呼吸球囊包括4个部分：面罩、氧管、球体、储氧袋；6个阀门：单向鸭嘴阀、呼气阀、压力安全阀、进气阀、储气阀、储气安全阀（图2-7）。

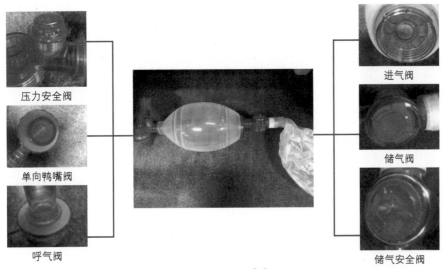

图2-7 呼吸球囊

（2）无人工气道时需选择合适的面罩：

1）面罩类型：面缘为硅胶垫（图2-8）或充气气囊的无孔面罩（图2-9）。如为充气气囊面罩，需使用10 ml以上注射器注入空气至气囊1/3～1/2满。

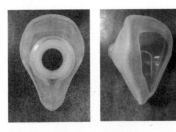
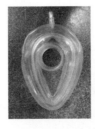
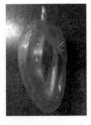

图2-8 硅胶垫面　　　　　图2-9 充气气囊面

2）面罩大小：选择适合患者面部大小的面罩，以能完全盖住口鼻而不压住眼睛和下颌为宜，大多数成人均可使用成人面罩，婴幼儿使用婴幼儿面罩。

（3）氧气设备：应调节氧流量 8～10 L/min，氧管连接后充至氧气储气袋充满氧气。

（4）有条件的可在呼吸球囊患者端接过滤器（图2-10）。

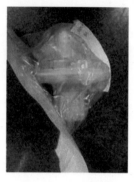

图 2-10　过滤器

2. 患者准备：取仰卧，去枕、头后仰体位。

3. 方法：开放气道，清除口腔中义齿与咽喉部任何可见的异物，松解患者衣领，操作方法分为单人操作法和双人操作法。

（1）单人操作法：操作者位于患者头部的后方，将患者头部向后仰，并托牢下使其朝上，保持呼吸道通畅。将面罩扣在患者口鼻处，用一手拇指和示指呈"C"形按压面罩，中指和环指放在下颌下缘，小指放在下颌角后面，呈"E"形，面罩的适度密封，用另外一只手均匀地挤压球囊，送气时间为 1 秒以上，将气体送入肺中，待球囊重新膨胀后再开始下一次挤压，保持适宜的吸气／呼气时间。若气管内插管或气管切开患者使用呼吸球囊，应先将痰液吸净后再应用。

（2）双人操作法：由一人固定或按压面罩，方法是操用双手的拇指和示指放在面罩的主体，中指和环指放在下颌下缘，小指放在下角后面，将患者下向前拉，伸展头部，畅通气道，保持面罩的适度密封，由另一个人挤压球囊。

4. 清洁与消毒：

（1）将各配件按顺序拆开，注意不要将压力阀弹簧拆开，将痰液等污物清洗干净。

（2）用浓度为 500 mg/L 含氯消毒液浸泡 30 分钟后清水冲洗晾干。

（3）消毒后的部件应完全干燥，并检查是否有损坏，将各部件依顺序组装。

（4）做好性能检测，备用。放置在通风良好处，避免阳光直接照射。

（5）储氧袋只能擦拭消毒，严禁浸泡。

▶▶ **注意事项** ◀◀

1. 选择适宜通气量：挤压球囊时应注意潮气量适中，通气量以见到胸廓起伏即可，为 400～600 ml。成人球囊一般为 1500 ml，因此，只需单手挤压到底，为球体容量的 1/3～2/3 即可。

2. 选择适当呼吸频率：美国心脏协会 2013 年建议，如果存在脉搏，每 5～6 秒给予一次呼吸（10～12 次/min）。如果没有脉搏，使用 30∶2 的比例进行按压 - 通气。如果有高级气道，每分钟给予 8～10 次呼吸。如果患者尚有微弱呼吸，应注意挤压球囊的频次和患者呼吸的协调，尽量在患吸气时挤压气囊，防止在患者呼气时挤压气囊。

3. 监测病情变化：使用简易呼吸器过程中，应密切观察患者通气效果、胸腹起伏、皮肤颜色、听诊呼吸音、生命体征和血氧饱和度等参数。

患者确诊或疑似颈椎骨折时，开放气道不可头后仰，而应使用双手抬颌法，以免加重颈椎损伤。

〔谢小华　李丹卉　邓丽萍〕

§2.5　喉罩使用方法

▶▶ 概述 ◀◀

喉罩的形状及应用方式介于面罩和气管及插管之间，其组成部分包括套囊、充气管、指示球囊、喉罩插管、接头、充气阀等，使用方法多为经口盲插法，无须暴露患者的声门，几乎无须应用喉镜及肌松剂，对医护人员的技术要求较低，操作时对患者的刺激较小，血流动力学改变轻微，操作简单、快捷，为患者赢得了抢救时间。喉罩在置管过程中较少应用肌松剂及喉镜，对患者的损伤、刺激小，同时因置管简单易行，一次成功率高，避免了反复插管对患者的创伤，减轻了患者的痛苦；喉罩插管对患者的体位没有严格要求，在实施过程中对时间及地点无特殊要求，因此，避免了院外抢救重度患者时的移动，就地开放气道、恢复通气，延长了抢救时间。

1. 定义：喉罩（laryngeal mask airway，LMA）是英国麻醉学家 Brain 医生在成人咽喉解剖结构基础上研制而成的，美国 FDA 于 1991 年批准其用于临床。喉罩是介于气管导管和面罩之间的一种新型维持呼吸道通畅的装置，主要功能是覆盖于喉的入口，协助上呼吸道通气，可以行短时的机械通气。喉罩最初是作为通气辅助方法，不需要像气管内插管在直视下通过声门。喉罩可盲插入咽部，且在喉部的入口处形成低压的密闭空间，可行正压通气。自 1991 年临床开始应用后，经过不断实践和改进，现已成为上呼吸道可靠的通气处理方法。LMA 在麻醉和急救中具有独特的使用价值。尤其在常规气管内插管困难或心肺复苏等紧急情况时，较其他导气管更具优势。其突出的特点是能在条件较差的情况下，不需特殊设备。不需使用肌肉松弛药，不用喉镜就可在数秒内迅速获得有效的通气。

喉罩在急救过程中具有以下优点：①使用简便，可迅速建立人工气道，可在急救时使用；②放置成功率高，未训练医生成功率87%，总成功率99.81%；③通气可靠；④避免咽喉及气管黏膜损伤；⑤刺激小、心血管反应小；⑥目前已发展至第三代，在持续改进的过程中，解决了喉罩与呼吸道密封不完全，口腔分泌物增加，易移位，无法有效隔离呼吸道和消化道，可引起胃胀气，严重时并发反流或误吸的难点，因此，临床应用越来越广泛，欧美与新加坡使用比例达到30%～60%。

2．适应证：①短时的外科手术；②困难气道估计难以气管内插管的患者；③颈椎活动度差等呼吸道异常者，不宜用喉镜和气管内插管患者；④紧急情况下人工气道的建立和维持；⑤神经外科手术中唤醒麻醉；⑥无痛纤维支气管镜及气管内手术；⑦强直性脊柱炎等。

3．禁忌证：①张口度＜1.5 cm；②咽部病变，如血管瘤、组织损伤等；③喉部或喉以下呼吸道梗阻者；④肺顺应性下降或气道阻力增高者；⑤存在增加胃内容物反流或呼吸道误吸危险者，如未禁食、饱胃、肥胖、妊娠超过14周，多处或大的创伤、急性胸腹部外伤、禁食前使用过阿片类药物、肠梗阻、食管裂孔疝等。

▶▶ **技术流程** ◀◀

1．物品准备：

（1）用物准备：根据年龄和选择合适的喉罩（图2-11），行漏气检查。另备注射器、固定用胶布、吸引装置等。

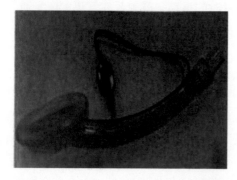
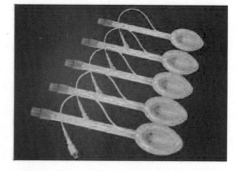

图2-11　喉罩

（2）患者准备：操作前患者禁食，取平卧或侧卧位，清除口腔、呼吸道分泌物，保持呼吸道通畅。

2. 方法：①患者头部后仰，颈部屈曲，小心将喉罩尖端紧贴硬腭；②用示指沿硬腭和软腭向头侧方向压住喉罩；③用示指保持对喉罩头侧的压力，送入喉罩至下咽底部直至感到有明显的阻力；④用另一手固定导管外端，退出示指，充气喉罩自行密闭，可见导管自行向外退出约 1.5 cm。

▶▶ 注意事项 ◀◀

1. 使用喉罩前禁食。
2. 喉罩不能防止胃内容物误解吸，使用过程中应及时清除呼吸道内分泌物。
3. 喉罩不适用于长期机械通气者。
4. 注意观察喉罩使用后患者呼吸改善情况，听诊双肺呼吸音。
5. 拔出喉罩前尽量避免咽喉部刺激。

▶▶ 相关链接 ◀◀

在心肺复苏过程中，气道开放是 ABCD 第一步，气道开放的时效决定了抢救的成功率。由于气管内插管对患者、急救人员的要求均较高，所以在气管内插管前传统的临床急救常用仰头抬颌法配合面罩加压给氧，其开放气道时效低、费时费力，已逐渐被淘汰。1990 年，喉罩的面世使"不用插管就可通气"成为可能。喉罩提高了气道开放的时效，操作简便，目前，在我国，许多二级医院都已熟练掌握喉罩的使用，但是喉罩造价高昂，使用时胃膨胀发生率较高，也影响了临床的普及率，而密闭型口咽通气道面罩通气对口咽部刺激轻微，其操作简便，易于掌握。独创的弯形设计可以使气流正对声门位置，降低了胃膨胀的发生率。临床上很多 COPD 患者常伴有气道炎性反应和心律失常，对口咽部的刺激敏感，密闭型口咽通气道结合面罩通气对口咽部刺激轻微，非常适合此类患者。脑外伤患者常常出现昏迷，患者的咳嗽反射、吞咽反射、肌肉松弛、舌根后坠，可致严重呼吸道不畅，密闭型口咽通气道的密闭性也便于医护人员迅速清理患者口腔内的血块、分泌物和反流物。

〔谢小华　荣慧萍　邓丽萍〕

§2.6 气管内插管及护理

▶▶ **概述** ◀◀

　　机体长时间处于缺氧状态可引起低氧血症，给组织器官造成损害，严重时影响患者生存质量甚至危及生命，因此，有效的呼吸支持不仅要及时，而且力求快速。尤其对于危重症患者来说，气管内插管提供了安全呼吸通道，且利于连接呼吸机给予机械通气，也利于吸氧、吸痰，从而改善通气，纠正低血症和高碳酸血症。还能有效地改善呼吸功能，减少呼吸肌做功与循环负担，从而减少机体耗氧，有利于缓解心、脑、肾等重要脏器氧的供需矛盾，减轻或避免进一步加剧脑水肿和脑组织的继发性损伤、心肌损伤和血液循环障碍，为治疗原发病创造一个较好的条件，为手术赢得时间。

　　气管内插管是急诊重常见的危重症患者抢救术，及时、有效、快速地插管，是提高患者生存质量的重要手段，也是确保一次性插管成功率的重要途径。

　　1. 定义：气管内插管（endotracheal intubation）是建立人工气道的重要技术之一，是将特制的气管内导管通过口腔或鼻腔插入患者气管内，借以保持呼吸道通畅，以利于清除呼吸道分泌物，保证有效地通气，为有效给氧、人工正压呼吸及气管内给药等提供条件，是抢救患者和气管内麻醉的重要技术，目前广泛应用于各种原因所致的气管阻塞、窒息及呼吸和循环衰竭的急救。

　　2. 分类：

　　（1）经口气管内插管：借喉镜直视下经声门将导管插入气管，操作容易，成功率高。

　　（2）经鼻气管内插管：分盲插或借喉镜、纤维支气管镜等，经鼻沿后鼻道插入气管，较经口气管内插管难度大。

　　经鼻气管内插管和经口气管内插管都属于无创插管，但是两种插管在治疗方法、留置时间，发生并发症的概率等方面都有不同。其中经鼻气管内插管的方式创伤小、操作简便，患者发生并发症的概率也较低，但是这种气管内插管方式治疗时间较长，不利于急诊危重患者的抢救，一般适用于长期插管的患者。经口气管内插管的方式可能会造成患者的恶心，在气管内插管过程中如果对患者的口腔护理不当，还会使患者出现咽喉痛、声嘶、血痰等并发症，但是经口气管内插管的方式操作快捷，治疗时间短，插管的成功率较高，一般在急救中使用的概率较大。经鼻气管内插管对危重患者进行治疗时，并发症的发生概率较低，基本不会造成咽喉的损伤；经口气管内插管对危重患者进行治疗时，插管时间短，可以有效提高急救的效率，有利于对危重患者的急救。急诊人员在对危重患者急救时，应该根据危重患者的具体情况进行选择。

3. 适应证：①患者自主呼吸突然停止；②不能满足机体的通气和氧供的需要而需机械通气者；③不能自主清除上呼吸道分泌物、胃内容物反流或出血随时有误吸者；④存在上呼吸道损伤、狭窄、阻塞、气管食管瘘等影响正常通气者；⑤急性呼吸衰竭；⑥中枢性或周围性呼吸衰竭。

4. 禁忌证：①无绝对禁忌证。但有喉头急性炎症，由于插管可以使炎症扩散，故应谨慎。②喉头严重水肿者，不宜行经喉人工气道术，严重凝血功能障碍，宜待凝血功能纠正后进行。③巨大动脉瘤，尤其位于主动脉弓部位的主动脉瘤，插管有可能使动脉瘤破裂，宜慎重。如需插管，则操作要轻柔、熟练，患者要安静，避免咳嗽和躁动。④如果有鼻息肉、鼻咽部血管瘤，不宜行经鼻气管内插管。

5. 气管内插管术后的并发症：

（1）声门损伤：通常于拔管后 1~6 周出现。

（2）气管内插管脱出：是气管内插管护理的严重并发症，严重者可危及患者的生命。

（3）插管移位：发生移位时，患者血氧饱和度下降。两侧胸廓起伏不一致，双肺呼吸音不对称，一侧呼吸音降低甚至消失。

（4）误吸、肺部感染：此时气管内插管内吸出鼻饲液，患者出现发热，听诊肺部有湿啰音。

▶▶ 技术流程图 ◀◀

气管内插管护理配合技术流程图如图 2-12 所示。

▶▶ 注意事项 ◀◀

1. 口腔护理：经口气管内插管的患者口腔分泌物较多，不能经口进食，吞咽及咀嚼功能均受到限制，口腔自洁能力下降，护理难度大，为致病菌的大量孳生提供了条件，极易导致口腔炎和呼吸机相关性肺炎（VAP）。特别是（VAP）发生率高达 18%~60%，由此引起的死亡率超过 50%，严重影响患者的救治成功率。因此，口腔护理对清除口腔内细菌数量、改变口腔内环境，维持口腔防御体系有重要作用。每日根据患者口腔情况选择合适的口腔护理液，每 4~6 小时口腔护理

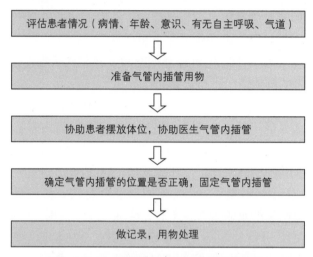

图 2-12　气管内插管护理配合技术流程图

一次。如果口腔分泌物特别多，口腔异味重，可适当增加口腔护理的次数。

2. 气囊压力的监测：

（1）气囊压力监测方法：传统采用手估气囊测压法，用手捏压气囊的压力感觉"比鼻尖软，比口唇硬"，此法凭个人经验、手指感觉来判断气囊充气程度，不能准确评估气囊的压力，主观性强，无客观依据。另一种方法按说明书的要求注入固定的气量，由于不同厂家的气管内导管和气囊的材料和质量不一，顺应性和容积各不相同，要达到相同的气囊内压所需的注气量并不相同。以上两种方法均不能准确判断气囊的压力。建议使用专门的气囊测压表间断或连续监测气囊的压力，操作简便，且数据准确。

（2）气囊压力监测时机：气囊充气后应立即测量气囊内压力并调整在理想压力范围内。气囊注气 4 小时后压力开始降低。因此，需要每 4 小时监测气囊压力，及时补充气量以达到要求的压力。在反复抽吸呼吸道分泌物后，亦应注意监测气囊压力，及时调整气囊容积，以保持最佳的气囊压力。指南推荐意见：应常规监测人工气道的气囊压力，至少每日 1 次，最好每班监测气囊压力，使之保持在合理范围。

（3）合理的气囊压力：合理的气囊压力非常重要，气囊压力不足会导致气管内插管与气管间密闭不良、漏气，影响机械通气的效果，也易导致呼吸机相关性肺炎。气囊过度充气压迫气管壁，气管黏膜易缺血坏死、糜烂而形成溃疡。理想的气囊压力应低于毛细血管渗透压，即在 18.4 mmHg 以下时可避免长期压迫气管黏膜，以免造成缺血坏死。目前临床使用的主要为高容低压型气囊，气囊压力维持在 25～30 cmH₂O 既可有效封闭气道，又不高于气管黏膜毛细血管灌注压，可预防气道黏膜缺血性损伤和气管食管瘘，以及拔管后气管狭窄等并发症。

（4）气囊无须定时放气：传统护理常规要求气囊每 4～6 小时放气 1 次，每次 3～5 分钟，防止气囊长时间压迫气管内壁导致黏膜损伤。现在研究者认为，气囊不需要定时放气。

3. 气道湿化：正常的上呼吸道黏膜具有加温、湿化、滤过和清除呼吸道内异物的功能。行气管内插管的患者，失去了鼻腔等上呼吸道对吸入气体的加温加湿作用，气体直接进入呼吸道内，且纤毛的运动减弱，造成分泌物黏稠不易排出，易导致气管内插管阻塞，增加呼吸道感染的风险。

（1）湿化方法：保证充足的液体入量，机械通气时，液体入量保持 2500～3000 ml/d。使用呼吸机辅助呼吸时，呼吸机上的加热湿化器可将湿化液温度控制在 32℃～37℃，达到良好的湿化效果。

（2）气道湿化的判断标准：①湿化满意。分泌物稀薄，能顺利通过吸引管，导管内没有结痂，患者安静，呼吸道通畅。②湿化不足。分泌物黏稠（有结痂或黏液块咳出），吸引困难，可有突然的呼吸困难，发绀加重。③湿化过度。分泌物过分稀薄，咳嗽频繁，需要不断吸引，听诊肺部和气管内痰鸣音多，患者烦躁不安，发绀加重。

4. 预防非计划性拔管：非计划性拔管是气管内插管严重的并发症，患者可因失去有效的呼吸管路而窒息，甚至危及生命。

（1）气管内插管的固定：使用胶布交叉固定，必要时可使用扁带加强固定。也可使用气管内插管的专用固定器。如果胶布松脱或被唾液、血液污染，及时更换。

（2）恰当的镇静镇痛与肢体约束：镇静镇痛可增加患者对气管内插管的耐受性，减少不舒适的感觉，避免机械通气时发生人机对抗。对有拔管倾向的患者，用手腕式或球拍式约束带固定肢体，防止患者触摸到管道而发生拔管。

（3）医护人员做任何操作时均需有专人固定气管内插管，避免在翻身、吸痰、转运等情况下发生非计划性拔管。

（4）每日评估患者气管内插管的情况，尽快拔除插管。

▶▶ 评估结果（监测结果与临床意义）◀◀

1. 确定气管内插管的位置是否正确：

（1）观察导管是否有气体随呼吸进出。压胸部时，导管口有气流。

（2）人工呼吸时或用简易呼吸球囊压入气体，可见双侧胸廓对称起伏，并可听到清晰的肺泡呼吸音。

（3）听诊器听双肺呼吸音是否对称，上腹部有无气过水声。

（4）患者如有自主呼吸，接麻醉机后可见呼吸囊随呼吸而张缩。

（5）如能监测呼气末二氧化碳，$ETCO_2$ 图形有显示则可确认无误。

（6）胸部 X 线也可以准确确定气管内插管的位置。

2．痰液黏度的判断：

（1）Ⅰ度（稀痰）：痰如米汤或泡沫样，吸痰后。玻璃接头内壁无痰液滞留。

（2）Ⅱ度（中度黏痰）：痰的外观较Ⅰ度黏稠，吸痰后有少量痰液在玻璃接头内壁滞留，但易被水冲洗干净。

（3）Ⅲ度（重度黏痰）：痰的外观明显黏稠，常呈黄色，吸痰管常因负压过大而塌陷，玻璃接头内壁上滞留大量痰液且不易用水冲净。

▶▶ **相关链接** ◀◀

1．清除气囊上滞留物：气囊滞留物是指封闭的气囊上方滞留的分泌物、血液或胃内反流物等。研究证明，囊上滞留物是呼吸机相关性肺炎发生的主要因素，因此，要清除此部位的滞留物，保持声门下与气囊上的清洁。使用具有声门下吸引功能的气管内插管或气管切开套管，可连接负压或注射器进行持续声门下吸引，清除声门下至气囊上方之间的滞留物。如果患者未使用具有声门下吸引功能的气管内插管，可采用气流冲击法清除气囊上方的滞留物。具体方法如下：患者吸气末呼气初时将简易呼吸球囊与气管导管连结，然后轻挤呼吸球囊，使患者肺部充分扩张，使气体从气管导管与气管内壁之间的腔隙由下向上冲出，将滞留于气囊上的滞留物吹至咽部，立即充满气囊，防止滞留物逆流，迅速用吸痰管将滞留物吸出。操作前、后均应吸纯氧 3 分钟，严格无菌操作，手法轻柔，一次吸痰时间不能超过 15 秒，如出现心律紊乱和血氧饱和度低于 90％时，应立即停止吸痰并做相应的处理。

2．气管内插管患者口腔护理进展：

（1）口腔护理液的选择：

1）广谱抗菌类口腔护理液：口泰、呋喃西林液、活性银离子抗菌液都属于广谱抗菌类口腔护理液。可减少需氧菌和口腔内的条件致病菌，可预防早期 VAP 的发生。0.02％呋喃西林是常用的口腔漱口液，有广谱抗感染作用，对革兰阴性菌和革兰阳性菌均有效，其效果与口泰相似。活性银离子抗菌液是具有高活性的银制剂，能显著抑制和杀灭鼻腔、口腔内的革兰阳性菌、革兰阴性菌、金黄色葡萄球菌、链球菌、鼻病毒等常见致病微生物，同时促进伤口的愈合，预防或消除炎性反应，加速病变部位恢复，有效预防各种口腔并发症的发生，尤其银是一种非抗生素类杀菌剂，且无色无味、无刺激，口感舒适。

2）口腔炎和口腔溃疡护理液：口灵、2%硼酸溶液和1%～3%过氧化氢溶液多用于气管内插管术后口腔炎或溃疡患者。口灵由茶多酚、黏膜保护剂、甘油、清凉性香料、黏膜吸附剂等共同配制而成。具有抗氧化功能及抗感染作用，对口腔内致病菌有较强杀灭和抑制作用，能覆盖于溃疡面，阻碍唾液中消化酶对溃疡面的刺激，促进黏膜细胞增生，是口腔黏膜特有的保护剂；2%硼酸溶液有预防及减轻口腔溃疡与感染的作用；碳酸氢钠溶液用于口腔pH偏低患者，可以改善口腔酸碱度，预防和控制真菌感染；1%～3%过氧化氢溶液遇有机物时放出氧分子。有防腐防臭作用。

（2）口腔护理的方法：

1）口腔冲洗法：通过水流在口腔内不断冲洗，不仅能将口腔各部位及口腔深部的各种污垢清除，而且能使细菌在黏膜、口咽部及插管壁上的吸附能力明显下降，并随着不断冲洗吸引而排出，对预防口腔和肺部感染具有积极的意义。

2）口腔擦洗法：使用传统的口腔擦洗法，不易对口腔进行彻底有效的清洁。其原因主要为气管内导管及牙垫的阻碍，护士难以对牙内面、舌下面、舌后跟等死角部位进行彻底清洁，即使借助压舌板和手电筒的帮助也很难看清这些部位的清洁情况，以致分泌物残留和牙表面的污垢不断积累而产生口臭、口腔感染和牙菌斑。

3）口腔冲洗＋擦洗法：Fitch等提出为插管患者进行口腔护理时，单纯的口腔冲洗法不能有效清除牙菌斑。牙菌斑是引起重症患者发生医院获得性肺炎的重要原因，擦洗法能有效去除牙菌斑，擦洗和冲洗的有机结合，使口腔清洁彻底到位，真正达到了清洁口腔的目的。

（3）口腔护理的工具：①一次性口腔清洁刷；②自动给水吸水式牙刷。

▶▶ 小结 ◀◀

气管内插管已成为心肺复苏及伴有呼吸功能障碍的急危重症患者抢救过程中的重要措施。气管内插管术是急救工作中常用的重要抢救技术，是呼吸道管理中应用最广泛、最有效、最快捷的手段之一，也是医务人员必须熟练掌握的基本技能，对抢救患者生命、降低病死率起着至关重要的作用。同时可通过气管内插管给予机械辅助呼吸，防止患者因发生窒息而死亡，纠正缺氧及二氧化碳潴留，气管内插管是否及时直接关系着抢救的成功、患者能否安全转运及患者的预后情况。

〔谢小华　王春霞　邓丽萍〕

§2.7　气管切开术及护理

▶▶ **概述** ◀◀

气管切开术是一种抢救重危患者时常用的手术，20世纪40年代前仅用于解除咽喉部病变引起的呼吸道阻塞，40年代初开始用于解除脊髓灰质炎引起的下呼吸道分泌物阻塞，随着医疗水平的发展，气管切开术由单纯的解除上呼吸道梗阻的急救办法，逐步成为抢救各类危重患者的重要手段，气管切开是建立人工气道必不可少的手段，也是抢救急危重症患者生命的重要措施之一。气管切开术具有通畅呼吸道、改善低氧血症、利于排痰、减轻或控制感染等优点，主要用于呼吸功能丧失、下呼吸道堵塞导致的呼吸困难、喉源性呼吸困难等患者。

1. 定义：气管切开术（tracheotomy）系切开颈段气管，放入金属气管套管，以解除喉源性呼吸困难、呼吸功能失常或下呼吸道分泌物潴留所致呼吸困难的一种常见手术。气管切开术主要用于解除情况较严重的喉阻塞，能在短时间内挽救患者生命，为患者取得"黄金抢救时间"。

2. 分类：①传统开放式气管切开术；②经皮气管切开术；③环甲膜切开术；④微创气管切开术。

3. 适应证：

（1）喉阻塞：由喉部炎症、肿瘤、外伤、异物等引起的严重喉阻塞，呼吸困难较明显，而病因又不能很快解除时，应及时行气管切开术。喉邻近组织的病变，使咽腔、喉腔变窄发生呼吸困难者，根据具体情况亦可考虑气管切开术。

（2）下呼吸道分泌物潴留：由各种原因引起的下呼吸道分泌物潴留，为了吸痰，保持呼吸道通畅，可考虑气管切开，如重度颅脑损伤、呼吸道烧伤严重胸部外伤、颅脑肿瘤、昏迷、神经系病变等。上述疾病时，由于咳嗽反射消失或因疼痛而不愿咳嗽，分泌物潴留于下呼吸道，妨碍肺泡气体交换，使血氧含量降低，二氧化碳浓度增高，气管切开后，吸净分泌物，改善了肺泡之气体交换。同时，术后吸入的空气不再经过咽、喉部，减少了呼吸道死腔，改善了肺部气体交换，也有利于肺功能的恢复。此外，气管切开后也为使用人工辅助呼吸提供了方便。

（3）预防性气管切开：对于某些口腔、鼻咽、颌面、咽、喉部大手术，为了进行全身麻醉，防止血液流入下呼吸道，保持术后呼吸道通畅，可施行气管切开。有些破伤风患者容易发生喉痉挛，也须考虑预防性气管切开，以防发生窒息。

（4）取气管异物：气管异物经内诊镜下钳取未成功，估计再取有窒息危险，或无施行气管镜检查设备和技术者，可经气管切开途径取出异物。

（5）颈部外伤者：颈部外伤伴有咽喉或气管、颈段食管损伤者，对于损伤后立即出现呼吸困难者，应及时施行气管切开；无明显呼吸困难者，应严密观察，仔细检查，做好气管切开手术的一切准备，一旦需要即行气管切开。

4. 气管切开术后的并发症：

（1）气管内套管阻塞：患者出现不同成都的呼吸困难和发绀，起到阻力高，吸痰管插入受阻，检查气管内套管均见有痰痂阻塞。

（2）气管套管脱出或旋转：气管套管全部脱出气管外，患者出现不同程度的缺氧和二氧化碳潴留及其相应的症状。患者突然出现呼吸困难，情绪紧张，烦躁不安，血氧饱和度进行性下降，全身皮肤发紫明显，逐渐加重，大汗，意识不清等。

（3）气管套囊滑脱阻塞气道：患者出现严重呼吸困难，取出内套管后呼吸困难仍未能改善，气管套管口无气体进出，而气囊放气后缺氧症状反而有所缓解，说明并非气管内套管阻塞，而是气管套囊滑脱阻塞气道。

（4）感染：切口感染时表现为局部红、肿、有分泌物，创面愈合不良、窦道形成延迟，严重者套管松动，容易脱出，管周漏气或有呼吸道分泌物沿管周溢出。肺部感染时常有发热、咳嗽、咳浓痰。

（5）气管食管瘘：气管内分泌物明显增多并呈唾液形状提示瘘管形成。

（6）呼吸道出血：出血少量者吸痰可见血痰，量大者可见鲜血从气管套管内或管周溢出。

（7）皮下气肿、纵隔气肿和气胸：

1）皮下气肿：皮下组织肿胀，触之有海绵样感觉和捻发音。

2）纵隔气肿：症状轻重不一，主要与纵隔气肿发生的速度、纵隔积气量的多少、是否合并张力性气胸等因素有关。

技术流程图 ◀◀

气管切开术护理配合技术流程图如图 2-13 所示。

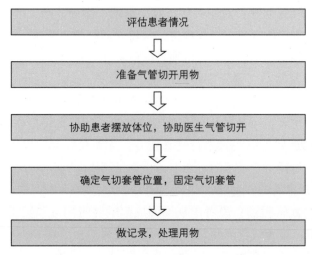

图 2-13　气管切开术护理配合技术流程图

注意事项 ◀◀

1. 气切口的护理：

（1）评估患者气管切开切口周围皮肤有无红肿、分泌物，如有异常及时报告医生并给于处理。

（2）去除气切口污染的敷料，如果敷料粘连于切口，可用生理盐水浸润后再揭去，以免损伤周围组织。

（3）清理切口：用生理盐水棉球擦拭（由上至下；由外向内；擦拭范围距切口上至 5 cm 下至 10 cm）轻轻拭去皮肤及切口分泌物及痰液。再用 5% 聚维酮碘按上述方法消毒切口及周围皮肤。

（4）更换敷料：把无菌纱布放于气管套管与切口之间，必要时用胶布固定纱布。如果纱布被痰液、分泌物、血液污染需及时更换。

（5）更换切切套管固定带：更换固定带时须有专人固定气切套管，以免发生脱管。固定带带松紧以能容纳下一指为宜，系死结。

2. 内套管的更换和消毒（金属内套管）：

（1）内套管的更换：固定住气切套管的外套，另一手持止血钳夹住内套管，顺着套管弯曲度把内套管拔出，再放入备用的无菌内套管。

（2）内套管的消毒：气管切开后插入气管导管损害了气道局部的清除机制，气管切开内套管清洁消毒不严格可引起肺部感染。内套管消毒方法如下：

1）传统煮沸消毒法：取出内套管，将内套管放入容器中进行煮沸10～15分钟（水开后计时），冷却后用小毛刷及纱布条洗刷干净后，再次放入容器中煮沸消毒10～15分钟（水开后计时），冷却滴干水后放入患者的气管外套管内。这种方法易于洗刷干净，能杀灭细菌芽孢和繁殖体，经济、实用、可就地取材，但消毒程序繁琐。气管内套管与外套管长时间脱离易引起外套管内壁痰液结痂，阻塞呼吸道，影响通气效果。同时内套管置于空气中，有被污染的风险。

2）1：5复方含氯消毒剂浸泡消毒法：取出内套管后先用多酶洗剂浸泡5～10分钟，洗刷干净后放入复方含氯消毒剂（1：5）小容器罐中（消毒液面浸没内套管），浸泡1～2分钟后取出，用生理盐水冲洗，滴干水后放入患者的气管外套管内。复方含氯消毒剂每周更换1次，污染后随时更换。1：5复方含氯消毒剂浸泡消毒时间短，能彻底裂解洗刷不干净的痰痂，杀灭细菌繁殖体和病毒等，但费用较高，腐蚀性大。

3）2%戊二醛浸泡消毒法：取出内套管后先用多酶洗剂浸泡5～10分钟，洗刷干净后放入2%戊二醛消毒小容器罐中浸泡（消毒液面浸没内套管），30分钟后取出，用生理盐水冲洗，滴干水后放入患者的气管外套管内。2%戊二醛消毒液每周更换1次，污染后随时更换。2%戊二醛浸泡消毒能杀灭细菌芽孢和繁殖体，但没有裂解痰痂的作用，痰痂刷洗不干净反而影响其消毒效果，且价格昂贵，具有腐蚀性，内外套管分离消毒处理时间长。

4）高压蒸汽灭菌法：将多个相同规格内套管纸塑单型号包装，经高压蒸汽灭菌后备用，直接更换内套管，每6～8更换1次，痰多可增加更换次数。取出用过的内套管用含氯消毒剂进行初步处理后，集中送供应室系统处置，予纸塑单型号包装，并高压蒸汽灭菌。

▶▶ 评估结果（监测结果与临床意义）◀◀

1. 确定气切套管的位置是否正确：

（1）观察导管是否有气体随呼吸进出。压胸部时，导管口有气流。

（2）人工呼吸时或用简易呼吸球囊压入气体，可见双侧胸廓对称起伏，并可听到清晰的肺泡呼吸音。

（3）听诊器听双肺呼吸音是否对称，上腹部有无气过水声。

（4）患者如有自主呼吸，接麻醉机后可见呼吸囊随呼吸而张缩。

（5）如能监测呼气末二氧化碳，$ETCO_2$ 图形有显示则可确认无误。

（6）胸部 X 线也可以准确确定气管内插管的位置。

2. 气管切开的临床意义：有利于清除呼吸道分泌物、保持呼吸道通畅、防止窒息；解除任何原因所致的喉阻塞；对于昏迷、肺部疾病、严重胸部外伤等患者，可有效地排出下呼吸道潴留的分泌物，恢复气管以下呼吸道。

▶▶ 相关链接 ◀◀

1. 气切套管非计划性拔管的处理：

（1）如果患者气管切开时间超过 7 日，窦道形成窦道，可消毒后重新沿窦道放入新的气切套管。

（2）如果患者气管切开时间不足 7 日，窦道尚未形成，则需立即通知医生，准备抢救用物，开放患者呼吸道，使用简易呼吸球囊给予辅助呼吸，立即经纤维支气管镜或喉镜气管内插管或置入气切套管，并接呼吸机辅助呼吸。注意观察患者呼吸、面色、血氧饱和度。

2. 拔管指征及拔管训练：参考 Nakashima 等的拔管指征，制定并遵循如下拔管指征。①吸入氧（FiO_2）<0.3 时，血气分析正常；②咳嗽力量较大，能自行排痰；③咽反射恢复，饮水无呛咳；④肺部感染控制、痰量较少，复查胸片无肺内炎症表现；⑤喉镜和支气管镜检查提示无喉头水肿，套管远端无肉芽和瘢痕增生导致的明显气道狭窄。对于符合上述情况的患者，先试行堵管 24 小时，无明显不适后即可拔除气管套管。拔管前要充分吸痰、呼吸面罩加压呼吸 30 分钟，使患者肺部充分扩张，抬高床头 30°。清理口腔及气管内分泌物，抽尽气管套囊内气体后即可将套管拔除。拔管时动作要轻柔，拔管后加强气道护理，保持呼吸道通畅。

▶▶ 小结 ◀◀

气管切开术是常见的急救技术之一，在危重患者的抢救中发挥了重要的作用。但此方法毕竟是有创操作，与气管内插管相比，损伤较大，需要特殊的器械和技术。再临床工作中，需结合患者实际选择合适的建立人工气道的方法。

〔谢小华　王春霞　邓丽萍〕

§2.8 气道内吸引技术

▶▶ **概述** ◀◀

人工气道是将导管直接置入气管或经鼻（口腔）插入气管所建立的呼吸通道，用以清除气道分泌物，辅助通气及治疗肺部疾病，人工气道的建立极大地提高了危重患者的抢救成功率。然而，人工气道的建立使呼吸道纤毛运动功能受到干扰，声门因有管道通过而不能关闭，不能形成气道高压，不能有效咳嗽，呼吸道分泌物易淤积、阻塞而使气道阻力增高，通气不足，加重缺氧和二氧化碳潴留。对建立人工气道的患者，人工气道内吸引不仅是一种临床护理，而且是非常重要的治疗手段，其目的是利用负压，经吸痰管将气管内的痰液及误吸物吸出，以保持呼吸道通畅。

人工气道内吸引是一项人工气道护理最常用和最重要的操作之一，是保证呼吸道通畅、维持适当肺泡通气、氧合作用及气体交换功能、降低肺部感染的关键。人工气道的建立致使上呼吸道原有功能丧失，尤其是大量镇静剂的使用，显著降低了患者的咳嗽能力。因此，在咳嗽能力差，尤其是建立人工气道的患者中，气道内吸引已是医务工作者必须掌握的常规技术之一。

1. 定义：气道内吸引是指利用负压作用，用导管经人工气道将呼吸道分泌物吸出，以保持呼吸道通畅的一种方法。气道内吸引是人工气道患者比较普遍的一项操作程序，是气道分泌物清除治疗和预防机械通气患者气道阻塞技术的重要组成部分。

2. 分类（表2-1）：

（1）开放式吸引：需断开呼吸机与人工气道的连接。

（2）密闭式吸引：包含一个无菌辅助装置，内置式吸引管进行气道吸引，无需断开呼吸机连接。

3. 适应证：

（1）有人工气道的患者。

（2）无力咳嗽，或没有咳嗽反射或非常疼痛不敢咳嗽，但分泌物很多的患者。

（3）异常呼吸音的出现，如啰音。

（4）不能通过自己咳嗽留取痰标本或气管内插管的患者，需要采集痰标本检查。

表 2-1　气道内吸附技术分类

分　类	密闭式吸引	开放式吸引
特点	包含一个无菌辅助装置，内置式吸引管进行气道吸引，无须断开呼吸机连接	需断开呼吸机与人工气道的连接
优点	封闭式吸痰与开放式吸痰相比，能降低肺塌陷的发生率，尤其是在肺塌陷的高危患者（如急性呼吸窘迫综合征等）中更明显。在氧需求和（或）呼气末正压需求高的患者中应用，能降低氧合下降的程度	
缺点	（1）封闭式吸痰影响呼吸机的触发 （2）不能降低 VAP 的发生率	

（5）除非有禁忌证，所有气管内插管患者都推荐用密闭式吸痰系统，特别是以下患者更应采用：①需要频繁地吸痰，如每日 >3 次；②要求 >10 cmH$_2$O 的 PEEP（呼气末正压）；③吸入氧浓度 >50%；④吸痰时患者经皮动脉血氧饱和度（SpO$_2$）持续下降。

4. 禁忌证：无绝对禁忌证。

5. 气道内吸引的并发症：

（1）低氧血症：初期表现为呼吸加深加快、脉搏加强、血压升高等，严重时可出现呼吸停止，继而心搏停止，导致临床死亡。

（2）呼吸道黏膜损伤：呼吸道黏膜受损可吸出血性痰。

（3）感染：有脓性分泌物，听诊肺部有啰音，X 线检查可发现散在或片状阴影，痰液培养可找到致病菌。

（4）心律失常：在吸痰过程中出现各种快速型或缓慢型心律失常。

（5）阻塞性肺不张：X 线胸片呈按肺叶、段分布的致密影。

（6）气道痉挛：表现为呼吸困难、胸闷不适、喘鸣和咳嗽。

（7）窒息：表现为躁动不安、大汗、呼吸困难、呼吸活动度大、呼吸时有很强的声音、发绀、呛咳、脉搏加快等，血氧饱和度急剧降低，严重者可致心搏骤停。

（8）误入食管：插管后可抽吸出少量食物残渣或黄绿色胃液，呈酸味。

（9）吸痰管拔除困难：从吸痰管内抽吸不出痰液，负压抽吸后吸痰管官腔变扁平，常规方法不能顺利拔出吸痰管。

6. 气道内吸引的指征：①有呼吸道不顺畅或通气功能低下或障碍；患者咳嗽有痰，听诊有痰鸣音。②直接听见痰鸣音，听诊呼吸音粗糙或肺部有湿啰音。③机械通气患者采用容量控制模式时气道峰压增加或采用压力控制模式时潮气量减少。④患者不能进行完整有效的自主咳嗽（如痰液连续刺激呛咳）。⑤气道压力增高，或气道内可见痰液。⑥呼吸机流量或压力曲线呈锯齿状震荡（排除了呼吸机管路积水）。⑦怀疑误吸。⑧明显的呼吸费力。⑨血氧饱和度下降。⑩胸片改变与分泌物蓄积一致，需要留取痰标本检验。

7. 吸引所需装置和人员：

（1）装置要求：真空源；矫正过的、可调节的（负压）调节器；收集瓶和连接管；一次性无菌手套；适当口径的无菌吸痰管（吸痰管的直径不能超过人工气道内径的一半）；无菌的水和杯子；听诊器；心电监护仪；脉搏氧饱和度仪；供氧装置。

（2）人员要求：①具有如何使用和装配所有相关设备的知识。②具有听诊发现异常呼吸音的能力。③对患者病史、病情进展和治疗目标有充分了解和认识。④对基础生理学和病理生理学有充分了解和认识。⑤对机械通气，呼吸机及其报警系统有充分了解和认识。⑥对各种人工气道及其附件有充分了解和认识。⑦具有监测患者生命体征、评估病情和对由于吸引产生的不良反应或并发症迅速做出适当反应的能力。⑧具有一旦患者出现不良反应或并发症时迅速修正、调整吸引手法和装置设置的能力。⑨具有基础心电图知识。⑩能评估是否需要心肺复苏并有相关执行能力；能评估和记录吸引的效果以及患者在吸引过程中的反应情况；对一些病理征象有所认识，如心排血量、氧合水平、组织灌注的下降。

▶▶ 技术流程图 ◀◀

气道内吸引技术操作流程图如图 2-14 所示。

▶▶ 注意事项 ◀◀

1. 气道内吸引应遵循无菌技术操作原则，每吸引一次，更换一次吸引管，以免引起感染。

2. 严格掌握吸引时间，每次吸引时间＜15秒，间隔3～5分钟，连续吸引的总时间不得超过3分钟，以免造成患者缺氧。

3. 插管时不可有负压，吸引动作轻柔，不宜固定在一处吸引，防止吸引力过大而损伤呼吸道黏膜。

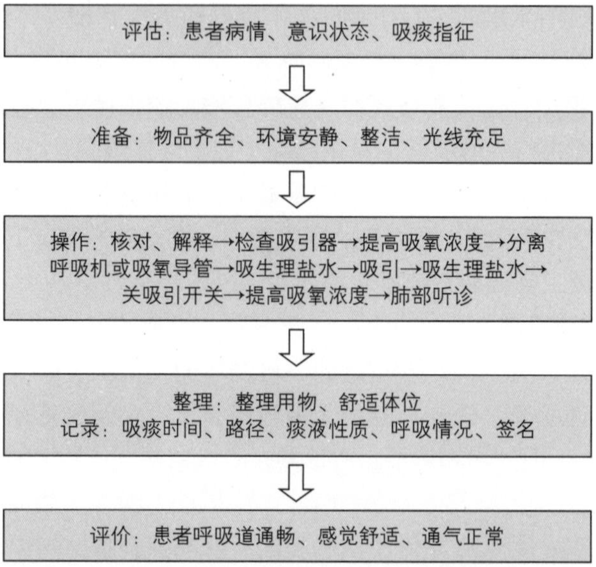

评估：患者病情、意识状态、吸痰指征

准备：物品齐全、环境安静、整洁、光线充足

操作：核对、解释→检查吸引器→提高吸氧浓度→分离
呼吸机或吸氧导管→吸生理盐水→吸引→吸生理盐水→
关吸引开关→提高吸氧浓度→肺部听诊

整理：整理用物、舒适体位
记录：吸痰时间、路径、痰液性质、呼吸情况、签名

评价：患者呼吸道通畅、感觉舒适、通气正常

图 2-14　气道内吸引技术操作流程图

4．吸引插管深度：经口插管深度为 14～16 cm；经鼻腔插管深度为 22～25 cm；气管套管为 10～20 cm；气管导管为 10～25 cm，原则上超过气管内插管长度，插管至合适深度，遇阻力向外退出 1 cm。

5．每次吸引前后给予足够的氧气。吸氧患者增加氧流量至 6～10 L/min，机械通气患者给予 100％纯氧 2～3 分钟或智能吸痰，以增加患者氧储备，减少患者吸引过程中可能发生的低氧血症损害。吸引过程中，注意观察患者的反应及吸出痰液的情况。如发现有血性分泌物，患者呼吸异常或呛咳等现象，应及时与医生联系，同时检查气管套管位置有无移位、松脱等情况。

6．无菌盘或护理盒每 24 小时更换 1 次。

7．储液瓶内吸出液（不得超过 2/3）应及时倾倒，以免损坏机器。储液瓶内可放应放少量 0.1％含氯消毒液，使痰液不黏附于瓶底，便于清洗、消毒。每个患者使用后的导管、储液瓶应消毒后备用。

▶▶ 评估结果（监测结果与临床意义） ◀◀

1．监测吸引效果：监测患者呼吸音、氧合状况、皮肤颜色、脉搏、氧饱和度、呼吸频率和呼吸活动度、血流动力学参数（心率、血压、心律）、痰液性状（颜色、量、黏度、气味）、呛咳能力、颅内压（必需时）、呼吸机监测参数（峰压和平台压、潮气量、压力、流量曲线）、血气分析。

2. 痰液黏度的判断与处理：

（1）Ⅰ度（稀痰）：痰如米汤或泡沫样，吸痰后无痰液滞留在玻璃接头内壁。提示要减少气道湿化。

（2）Ⅱ度（中度黏痰）：痰的外观较Ⅰ度黏稠，吸痰后有少量痰液滞留在玻璃接头内壁，易被水冲洗干净。提示气道湿化较满意，可维持目前的气道湿化量。

（3）Ⅲ度（重度黏痰）：痰的外观明显黏稠，常呈黄色，吸痰后有大量痰液滞留在玻璃头内壁，不易被水冲净。提示气道湿化严重不足或伴机体脱水，需要增加气道湿化的量。

▶▶ **相关链接** ◀◀

1. AARC 2010 气道内吸引指南 10 项推荐操作标准：①推荐发现气道内分泌物时按需吸引，而不是按时吸引；②吸引过程影响氧合状况时，建议预给氧；③建议机械通气患者不断开呼吸机连接进行吸引操作；④建议浅度吸引代替深度吸引，尤其在给婴幼儿患者做吸引操作时；⑤建议吸引操作前不要进行气道内滴注生理盐水；⑥建议在高吸氧浓度或高 PEEP，有肺泡萎陷风险，婴儿患者采用密闭吸引方式；⑦婴儿采用密闭式吸引；⑧急性肺损伤患者如果气道吸引导致肺萎陷，建议避免断开呼吸机，使用肺复张手法；⑨儿童和成人患者使用小于气管内导管内径 50% 的吸引管，而婴儿患者应使用小于气管内导管内径 70% 的吸引管；⑩建议气道内吸引时间 <15 秒。

2. 声门下吸引：声门下是指建立人工气道患者，气囊上到声门下间隙的部位。气管内插管或气管切开的患者应运用带有声门下吸引装置的人工气道，通过声门下吸引有效减少呼吸机相关性肺炎的发生。根据患者声门下分泌物的量、性状等选择不同的吸引方法。

（1）持续声门下吸引：针对声门下分泌物较多且黏稠的患者。将气管导管附加吸引管腔连接一次性痰液收集器，收集器的另一端连接于墙式负压吸引装置，用恒定负压（<90 mmHg）进行持续吸引。

（2）间歇声门下吸引：针对声门下分泌物较少的患者。每次进行气道内吸引后，均用 10 ml 注射器抽吸冲洗管。

（3）预防声门下吸引并发症：观察吸引出的分泌物的性质、量并记录，患者是否出现刺激性咳嗽或声门下吸出血性物，警惕气管黏膜因负压抽吸引起干燥、损伤、出血。

（4）声门下冲洗：对于声门下分泌物较浓稠的患者可协助医生采用生理盐水冲洗，在进行冲洗前要测定气囊压 $>30\ cmH_2O$，冲洗抽吸完将气囊压调整原合适状态；每次用注射器注入 $2\sim5\ ml$，用注射器抽吸出液体大于注入相同的液量，才能进行下一次的冲洗，否则要反复抽吸和接持续负压吸引；在进行冲洗前必须进行口鼻腔及气管内吸痰。

3．使用纤维支气管镜行呼吸道吸引：吴伟东等提出纤维支气管镜灌洗治疗可以在直视下清除痰液，治疗肺不张，利于肺部感染的控制，纠正呼吸衰竭，尽早撤机，提高了患者抢救成功率。纤维支气管镜由于其管径细（$<6\ mm$）、可曲度大、可视范围广、照明清晰度高、安全、易插入段、亚段支气管甚至更细支气管，在直视下把呼吸道分泌物抽吸干净达到吸痰目的。

▶▶ **小结** ◀◀

气道内吸引技术是临床工作中常见的护理操作之一，通过临床实践中气道吸引的正确实施及吸引前后各项指标的观察，证明掌握有效的气道吸引术是保持呼吸道通畅，保证通气、提高血氧饱和度、在人工气道建立后确保机械通气治疗效果的关键；另外正确的操作实施有利于肺部感染的控制，降低呼吸机相关肺炎的发生率，提高患者的抢救成功率及生活质量。

〔谢小华　林博晓　邓丽萍〕

§2.9　气道湿化技术

▶▶ **概述** ◀◀

人工气道建立是临床维持危重患者呼吸道通畅的主要方法，可有效改善和提升氧分压，预防出现高碳酸血症，且可减小颅内压，改善预后，但这会使患者呼吸道对吸入气体的温化和湿化作用丧失，增加损伤呼吸道上皮细胞风险，严重的导致气道组织细胞学和病理学改变。导致下呼吸道出现失水症状，重症患者需要持续吸入氧气，黏膜与分泌物干燥，无法有效排出痰液，极易加重患者呼吸道阻塞症状。在人工气道护理中，气道湿化是重点管理内容，能够有效确保人工气道湿化，减少吸痰次数，降低交叉感染率。为了确保湿化液稳定，需要持续泵入湿化液，并且向患者呼吸道内持续缓慢注射湿化液，确保湿化充分。人工气道湿化能够确保患者呼吸道通畅，且有效连接生理气道与空气源，现已被广泛应用到重症患者抢救治疗中，可以解除上呼吸道梗阻，清除呼吸道分泌物，还能够改善患者缺氧和通气症状。

1. 定义：气道湿化技术是指在一定温度控制下，应用湿化器将水分散成极细的微粒，以增加吸入呼吸道的气体中的湿度，达到湿润气道黏膜、稀释痰液、保持呼吸道黏膜纤毛系统的正常运动和廓清功能的一种物理疗法。

2. 分类：按照美国国家标准研究所及美国呼吸治疗协会制定的气道湿化标准，用于人工气道的湿化装置应至少提供 30℃的温度和 30 mg/L 的湿度，根据这一标准目前临床的气道湿化主要分为被动湿化和主动湿化。

3. 湿化原理：

（1）被动湿化（passive humidification）：被动湿化是通过人工鼻来进行。人工鼻又称温 - 湿交换过滤器（heat and moisture exchanger，HME），是一个轻巧而柔软的接管，由数层吸水材料及亲水化合物制成的细孔网纱结构的过滤装置。被动湿化就是利用人工鼻模拟鼻的功能，将呼出气中的热和水气收集并保留下来，以温热和湿化吸入的气体，吸气时气体经过人工鼻，热量和水分被带入呼吸道内，保证呼吸道获得有效、适当的湿化。主要适用于危重病患者的护理、入院患者的急救、手术室、家庭护理、医疗保健和专业护理服务机构及转运途中。

（2）主动湿化（active humidification）：是指通过加热湿化器进行主动加温加湿，是通过加热湿化器湿化座垫的加热盘将湿化罐中的无菌水加热，产生水蒸气，与吸入气体进行混合，从而达到对吸入气体进行加温加湿的目的。现在临床上主要用的是费雪派克的 MR810 型和 MR850 型湿化器。

4. 影响湿化效果的因素：

（1）足够的液体入量：在机械通气并呼吸道湿化时，患者液体入量需保持在 2500～3000 ml/d，若机体体液量不足，呼吸道内水分很快会进入组织，即使进行充分湿化气道，失水状态仍得不到改善。

（2）空气的湿化：气道湿化与周围外界环境空气温度和湿度密切相关。目前普遍认为，室温应达到 20℃～22℃、湿度 60%～70%，若室温过高、湿度过低，会出现痰干不易咳出，病房可使用加湿器进行加湿，湿化水达 300 ml/d 即可，也可应用拖地、洒水的方式保持周围空气湿润。

（3）湿化液的温度：湿化液保持在 32℃～35℃可使进入呼吸道的气体逐渐升至体温水平，保证纤毛活动的生理要求。需强化湿化时，应保证吸入的气体温度相应升高但不能超过 40℃，当温度高于 40℃时，纤毛活动受到抑制，会发生喉痉挛、体温升高、出汗等，甚至呼吸道会被烫伤，出现高热反应。湿化液低于30℃，纤毛运动也会减弱，影响湿化效果，呼吸道敏感者易诱发哮喘，还可引发寒战。同时，还应控制环境温度在 22℃～24℃，湿度 50%～60%，更有利于湿化作用。

5．湿化的方法：

（1）气泡式湿化法：最常见于气管切开或气管内插管脱机患者氧气吸入时湿化。

（2）气道滴注湿化法：分间断气道滴注湿化法和持续气道滴注湿化法。

（3）加温蒸汽型湿化法。

（4）雾化吸入法：临床上使用的雾化器类型可分为超声雾化、氧气射流雾化、压缩式雾化等方法。

（5）纱布湿化法。

（6）人工鼻湿化法：人工鼻有主动人工鼻（A-HME）和被动人工鼻（P-HME）。

6．湿化液的选择：湿化液可选择生理盐水、无菌注射用水、碳酸氢钠溶液、药物湿化液。

▶▶ 技术流程图 ◀◀

1．被动湿化的使用流程：如图 2-15 所示。

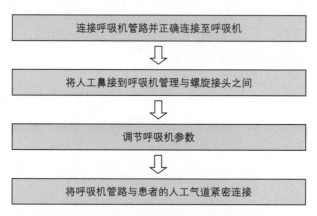

图 2-15　被动湿化使用流程图

2．主动湿化的使用流程：

（1）呼吸机辅助通气患者主动加温加湿法：如图 2-16 所示。

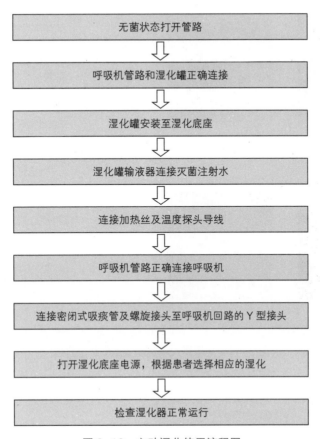

图 2-16　主动湿化使用流程图

（2）高流量主动加温加湿吸氧法流程图：如图 2-17 所示。

连接图如图 2-18 所示。

▶▶ 注意事项 ◀◀

1．被动湿化的注意事项：

（1）定期更换人工鼻，最好 24 小时更换，不能超过 72 小时，若被痰液污染或堵塞时随时更换。

（2）小潮气量通气、气道内分泌物多且黏稠、脱水、低温或肺部疾病致分泌物潴留患者慎用人工鼻。

（3）在雾化治疗时，人工鼻必须从患者回路中取下。

2．主动湿化的注意事项：

（1）每小时监测湿化罐温度，保证呼吸机湿化装置温度在合适范围之内。

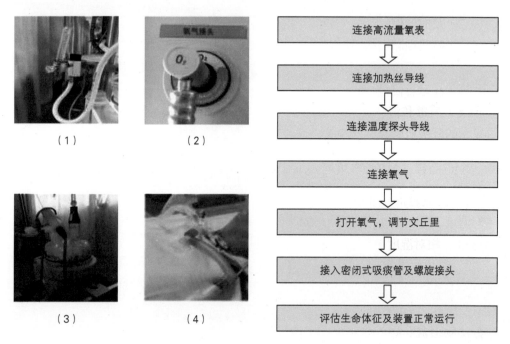

（1）　　　　　　　　（2）

（3）　　　　　　　　（4）

连接高流量氧表

连接加热丝导线

连接温度探头导线

连接氧气

打开氧气，调节文丘里

接入密闭式吸痰管及螺旋接头

评估生命体征及装置正常运行

图 2-17　高流量主动加温加湿吸氧流程图

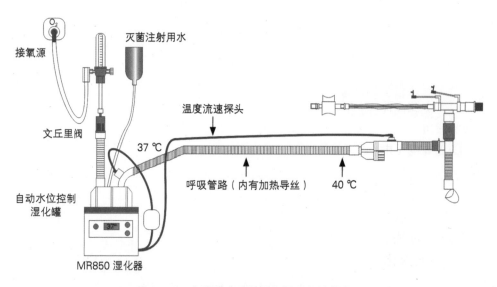

接氧源

灭菌注射用水

文丘里阀

温度流速探头

37 ℃

呼吸管路（内有加热导丝）

40 ℃

自动水位控制
湿化罐

MR850 湿化器

图 2-18　高流量主动加温加湿吸氧连接图

（2）及时倾倒管道内积水。

（3）呼吸回路内的冷凝水被认为是感染性废物，应按照院感制度严格管理。

（4）严格无菌操作，及时更换灭菌注射用水，保证湿化器中有足够的湿化液。

（5）注意各温度探头的连接与位置，确保吸入气体温度适宜。

（6）消毒和清洗：湿化底座、加热丝导线、温度探头导线用消毒湿巾擦拭，可复用的呼吸机管路和湿化罐环氧乙烷消毒。

▶▶ 评估结果（湿化效果与临床意义）◀◀

1. 我国通常的气道湿化标准：经人工气道吸入气体温度应达 32℃～34℃，相对湿度 95%～100%，绝对湿度至少 36 mg/L。吸入气体达到温度 37℃、水分子 44 mg/L、相对湿度 100% 时刻达到最佳温湿效果。

2. 湿化效果及相应的临床表现：从患者的自主症状和一些可监测的指标变化来进行判定，分为湿化满意、湿化过度和湿化不足 3 种。当湿化满意时，即使是没有咳嗽反射的昏迷患者，也能保持呼吸道纤毛运动活跃，从而保证有效的呼吸道分泌物引流，导管内无痰栓，确保使用人工气道的患者呼吸道通畅；听诊气管内无干鸣音或大量痰鸣音；呼吸顺畅，患者安静。湿化过度临床表现为痰液过度稀薄，需不断吸引；听诊呼吸道内痰鸣音多；患者频繁咳嗽，烦躁不安，人机对抗；可出现缺氧性发绀、血氧饱和度下降以及呼吸心率等的改变。湿化不足则表现为痰液黏稠不易咳出或吸出，有痰痂形成；听诊呼吸道内有干鸣音；可突然息吸气性呼吸困难、烦躁、发绀及血氧饱和度下降。

3. 痰液的判断：痰液根据其黏度可分为 3 度。

（1）Ⅰ度（稀痰）：痰如米汤或白色泡沫，容易咳出，吸痰后，玻璃接管内壁无痰液滞留。

（2）Ⅱ度（中度黏痰）：痰液外观黏稠，需用力咳出，吸痰后有少量痰液在玻璃接管内壁滞留，但易被水冲洗干净。

（3）Ⅲ度（重度黏痰）：痰液外观明显黏稠，呈黄色，附于气管壁上，不易咳出，吸痰时吸痰管因负压过大而塌陷，吸痰后有大量痰液在玻璃接管内壁滞留，且不易被水冲洗干净。

4. 气道湿化与机械通气及患者脱机效果的相关性：在机械通气患者脱机方面，根据众多学者的研究，我们不难得出 T 型管装置湿化供氧方法、人工鼻，使用主动加热湿化器对脱机的患者的气道湿化均有一定效果，但使用主动加热湿化器湿化效果良好、不良反应少、脱机成功率高、总的机械通气时间短。

不同人工气道湿化方式均有不同的疗效，在临床使用中，我们需要根据具体情况选择不同的湿化方式，从而减轻患者的痛苦，增加患者的舒适度，减少患者并发症的发生，促进患者康复。

5. 不同气道湿化方法的优缺点：被动湿化的装置的安装、使用简单，价格低廉，没有电和热的危险；相对避免湿化不足和湿化过度的情况。但是不提供额外的热量和水分，有湿化不充分的可能，对于呼吸道分泌物黏稠的患者不是理想装置，而且气道阻力高的患者也不宜使用。

主动湿化则具有以下优点：经过加温的气体对气道无刺激性，不引起刺激性咳嗽，患者舒适；持续不间断的湿化，保证气道丢失水分的生理，使气道始终处于一种湿化状态，降低痰液黏度，减少痰痂形成但是加热湿化器可能导致吸入气体温度过高，使支气管黏膜纤毛活动减弱或消失，呼吸道烧灼；可增加呼吸功；湿化器故障则有触电的危险。

▶▶ 相关链接 ◀◀

1. 气道湿化在预防呼吸机相关性肺炎的应用：呼吸机相关性肺炎是指机械通气48小时后至拔管后48小时内出现的肺炎。人工气管的患者上呼吸道丧失了对吸入气体进行加温、湿化、过滤、清洁和保水的作用，从而导致呼吸道上皮细胞损伤、组织学及肺功能改变，最终致低氧血症或引发、加重炎症。2012年AARC湿化指南推荐：对于每一位接受有创通气的患者推荐使用湿化，主动湿化建议湿化水平在$33\sim44\ mgH_2O/L$，Y型接头处气体温度在$34\ ℃\sim41\ ℃$，相对湿度达100%；被动湿化建议吸入气体至少达$30\ mgH_2O/L$。这说明了气道湿化对于机械通气患者的重要性。而孙龙凤等的通过对人工鼻及MR850加热湿化器等的研究表明MR850加热湿化器更适用于肺部感染的气管切开患者，是理想的气道湿化方法。自1970年开始产生世界上第一款呼吸湿化器，费雪派克医疗保健有限公司又经过近半个世纪不断地研发、生产，MR850呼吸湿化器能够给患者气道提供生理水平最佳湿化（$37\ ℃$，$44\ mg/L$），重建自然平衡；这种最佳湿度可以保持纤毛黏液转运系统的功能，以保证最佳呼吸道防御和呼吸道的通畅，达到最佳的通气疗效。

而吴乃君等发现人工鼻可截留人工气道和呼吸机内外管路中的细菌，降低VAP发生。李保勤的研究亦表明应用人工鼻机械通气时，呼吸道湿化效果更好、呼吸机相关肺炎发生率更低、每日吸痰次数更少和使用呼吸机时间更短，值得在临床推广。而Sonia Labeau等研究了从2001年至2012年关于气道湿化对于VAP意义，建议需要机械通气$24\sim48$小时的患者使用人工鼻，而更长时间的则用主动加热湿化器。

2. 气道湿化在围手术期的应用：龚竹云等通过早期气道湿化疗法应用于老年胸腹部手术患者的效果观察，发现在提高排痰效果、减轻咽喉痛及口干症状均收到满意疗效，有效预防老年胸腹部手术后肺部并发症的发生。王弦等则气道湿化措施能够明显缓解低温等离子下扁桃体切除手术后形成的伤口疼痛症状，还可改善患者的黏膜瘀血水肿及痰液黏度情况，安全性好，值得临床推广。S.B. Han 等比较加热湿化器和人工鼻对肝移植手术患者体温的影响，结果主动加湿有效地加热了患者的身体，减少了 OLT 期间体温过低的发生率和持续时间。卢大松等通过对比间歇湿化、持续湿化对老年喉癌全喉切除术后患者呼吸功能及免疫功能的影响，发现均可取得良好的术后气道湿化效果，但间歇湿化对患者术后呼吸功能及免疫功能恢复的作用不及持续湿化，可导致患者术后吸痰次数增加、呼吸系统并发症发生风险上升。通过以上学者的研究，我们知道气道湿化对于一些手术来说也有积极意义，我们应该根据患者的情况，选择适当的时机用合适的湿化方式。

▶▶ **小结** ◀◀

随着对气道湿化的不断研究，新的气道湿化的技术和理论不断出现，临床上出现了许多安全又有效的气道湿化的方法。不同的方法有不同的疗效，在临床气道湿化的护理中选择恰当的湿化方法可以减轻患者的痛苦，促进康复。同时对气道湿化的研究仍有不足，尽管呼吸机管路内冷凝水的出现意味着患者得到了有效湿化，但是当周围气体温度过高，冷凝水的出现并不能成为判断湿化效果好坏的可靠指标时，我们仍然缺少对气道内湿度检测的仪器。这就需要我们对气道湿化相关知识的不断研究。痰痂形成率、肺部感染率随着气道湿化程度上升而下降，对于维持呼吸道的正常功能和防止各种相关并发症的发生尤为重要。

〔谢小华 杨 梅 邓丽萍 杨 洁〕

§2.10 氧疗技术

▶▶ **概述** ◀◀

氧气是人体生命中最重要的物质之一。成人在静息状态下需氧量 250 ml/min，一日耗氧量 360 L。体内储存氧仅 1.5 L，即使全部利用只够组织器官消耗 4～6 分钟。组织细胞利用 O_2，并经一系列的代谢过程产生能量。因供氧减少或利用氧障碍引起细胞发谢、功能和形态结构异常变化的病理过程称为缺氧（hypoxia）。

氧气治疗对急危重症患者极其重要。氧气治疗对缺氧性疾病具有其他药物不可替代的独特作用，常用的对缺氧性疾病氧气治疗包括鼻导管给氧、鼻罩或面罩给氧、带储气囊的简易呼吸器加压给氧、无创呼吸机的给氧辅助治疗、有创机械通气给氧治疗、体外膜氧合器（ECMO）、心泵衰竭等辅助循环氧合。从广义上讲，除了缺氧性疾病进行氧气治疗外，某些非缺氧性疾病如颅脑损伤或脑血管疾病亦需高压氧等治疗，也属于氧气治疗范围。

1. 氧疗的定义：氧疗（oxygen therapy）是给予患者氧气并监测其疗效，用以纠正缺氧的一种治疗方法，除了消除引起缺氧的原因外，均可给予吸氧治疗。患者使用氧疗的目的是为了纠正缺氧，以维持人体代谢和生理需要。氧疗包括低流量给氧和高流量给氧。在氧疗中要预防因为应用方法、剂量、疗程及监测疗效不到位而引起的并发症。错误的氧疗不仅不能改善症状，反而可使病情恶化，出现氧中毒、肺不张、呼吸道干燥、呼吸抑制等并发症。

2. 氧疗的原理：吸入高浓度的氧使血浆中溶解氧量增加能改善组织的供氧，利用补给氧气改善人体的生理、生化环境、促进代谢过程的良性循环。

3. 氧疗的分类：

（1）按氧疗时效分类：

1）急性加重期短期氧疗：急性缺氧患者在氧疗期间须检查其呼吸道是否开放。当出现呼吸、心搏骤停或呼吸窘迫、严重低血压时，可先紧急予经验性氧疗（急性加重期开始氧疗的指征见表 2-2），同时检查动脉血气以评价缺氧的程度以及酸碱平衡状态。

表 2-2　急性加重期开始氧疗的指征

（美国胸科医师协会、国家心肺血液研究所一致推荐）

- 呼吸心搏骤停
- 低氧血症（$PaO_2 < 60$ mmHg，$SaO_2 < 90\%$）
- 低血压（收缩压 < 100 mmHg）
- 心排血量降低以及代谢性酸中毒（$HCO_2 < 18$ mmol/L）
- 呼吸窘迫（呼吸频率 > 24 次 /min）

2）慢性病长期氧疗：长期氧疗能减少红细胞增多症的发生、降低肺动脉压力、改善呼吸困难、改善睡眠、减少夜间心律失常的发生。①长期氧疗的适应证：慢性呼吸衰竭经治疗后稳定 3～4 周，仍存在；休息状态下呼吸室内空气，PaO_2 ≤55 mmHg 或 SaO_2 ≤88%，有或无高碳酸血症。② PaO_2 为 55～60 mmHg 或 SaO_2 ≤89%，但患者存在肺动脉高压、充血性心力衰竭并下肢水肿或血细胞比容 >55%。③氧疗的剂量：足以将 PaO_2 提高至 ≥60 mmHg 或 SpO_2 ≥90% 的氧流量大小。④氧疗的时间：运动和睡眠时需要吸氧，每日氧疗时间至少 15 小时。

（2）按吸氧浓度将分类：

1）低流量给氧系统（low flow systems）：所提供的氧气流量 <8 L/min 则称为低流量给氧系统。这类装置包括鼻塞导管（nasal cannula）、鼻氧导管（nasal catheter）、经气管氧疗（transtracheal oxygen catheter，TOC）3 种。

2）高流量给氧系统（high-flow system）：高流量给氧系统是一类供氧性能非常稳定的装置，如文丘里面罩。

4. 氧疗的基本原则：

（1）氧疗的处方原则：氧疗中应将氧气作为一种特殊的药物来使用，开具氧疗处方或医嘱。

（2）氧疗的降阶梯原则：对于病因未明的严重低氧血症患者，应贯彻降阶梯原则，根据病情选择从高浓度至低浓度的氧疗方式。

（3）氧疗的目标导向原则：根据不同疾病选择合理的氧疗目标。有 CO_2 潴留风险的患者，SpO_2 推荐目标为 88%～93%，对于无 CO_2 潴留风险的患者 SpO_2 推荐目标为 94%～98%。

5. 氧疗的作用：长期氧疗的作用是纠正低氧血症，且有利于提高患者生存率、改善生活质量和神经精神状态，减轻红细胞增多症，预防夜间低氧血症，改善睡眠质量，预防肺源性心脏病和右心衰的发生以及减少医疗费用包括住院次数和住院天数。长期氧疗能延长慢性阻塞性肺疾病（COPD）患者的生存期，降低病死率。

6. 给氧的方法分类（表 2-3）：

（1）非控制性氧疗的方法：鼻导管、鼻塞、鼻咽导管给氧法；普通面罩给氧法；氧帐或头罩给氧法。

（2）控制性氧疗的方法：空气稀释面罩吸氧法；呼吸机给氧法。

▶ **技术流程图** ◀

以鼻导管吸氧为例，如图 2-19 所示。

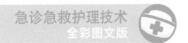
表 2-3　给氧的方法分类

非控制性氧疗	控制性氧疗	高压氧疗
对吸入气中的氧浓度没有精确控制的吸氧方法	通过严格控制吸入氧浓度来提高血氧饱和度的吸氧方法	在高于一个绝对大气压的密闭环境下，利用纯氧进行治疗的方法

无创伤性	有创伤性
鼻导管（鼻前庭给氧）	鼻导管（鼻咽部给氧）
简单面罩	气管内导管
储袋面罩：部分重复吸收面罩，无重复吸收面罩	气管切开导管
Veturi 面罩	T 型管
氧帐或头罩	呼吸机给氧
高压氧疗	体外膜氧合和腔静脉氧合

▶▶ 注意事项 ◀◀

1. 氧疗的评估与调节：在患者的缺氧症状缓解、病情改善后，就应该结合氧疗的目标下调吸入氧浓度或更换氧疗装置。

2. 氧疗的实施各种氧疗器具的选择：氧疗装置的选择，除取决于缺氧的程度外，在某种程度上更取决于导致缺氧的基本病因及其相应的病理生理状态。因此，熟知缺氧的机制以及各种氧疗装置的性能，明确治疗目的和患者因素（表 2-4），才能为患者选择合适的氧疗器具和方式。

▶▶ 评估结果及意义 ◀◀

1. 氧疗效果评价：主要根据患者动脉血气结果 $SpO_2 \geq 90\%$ 和（或）$PaO_2 \geq 60$ mmHg，$PaCO_2$ 升高不超过 10 mmHg，pH 不低于 7.25。开始时应采取低浓度给氧（文丘里面罩 24%，鼻导管 $1 \sim 2$ L/min），应规律地监测 PaO_2 或 SpO_2，不断调整氧流量直至达到预期的治疗目标。

双人核对吸氧医嘱

评估：患者病情、意识、缺氧程度、有无鼻息肉、鼻中隔畸形等，选择合适氧管

洗手、戴好口罩帽子，备齐用物

核对，向患者解释操作，帮助患者选择舒适体位

清洁鼻腔
装表头，连接鼻导管，检查是否通畅
正确调节氧流量（口述依据及流量）
妥善固定鼻导管
记录用氧时间，评估疗效
操作后洗手，将物品放回原处

取下氧管放入弯盘内
关流量表，清洁鼻腔
记录吸氧时间

洗手，整理用物，执行签字

图 2-19　鼻导管吸氧流程图

表 2-4　选择氧疗装置时需考虑的患者因素

缺氧的原因与严重度
● 患者年龄组（新生儿、小孩或成人）
● 患者的意识程度
● 人工气道存在与否
● 自出呼吸的有无、是否稳定以及分钟通气量大小

2. 评估结果意义：保证患者有充足氧气供应，促进机体疾病恢复，防止过度供氧产生以下并发症。

（1）早产儿视网膜病变：早产儿视网膜病变（retinopathy of prematurity）又称晶状体后纤维增生（retrolental fibroplasias），发生于接受氧疗的早产儿或低体重儿，主要发生在出生到 1 个月左右。过高的氧分压引起视网膜血管收缩，导致血管坏死，增生的新血管往往比较脆弱而易出血，造成视网膜后瘢痕形成，导致视网膜剥离和失明。

（2）氧中毒：氧中毒主要影响呼吸与中枢神经系统，取决于 PaO_2 及暴露于高浓度氧气的时间。PaO_2 越高，暴露时间越长，危害就越大。中枢神经系统受损的主要表现为震颤、抽搐与惊厥等。肺损害最先表现为血管内皮细胞受损，组织间隙水肿和肺泡毛细血管膜变厚，接着损伤 I 型肺泡上皮细胞，影响 II 型肺泡上皮细胞的生成，肺泡腔内充满渗出液，导致气体交换障碍、通气 - 血流比例失调，最终导致肺泡区的透明膜形成、肺纤维化及肺动脉高压。

（3）吸收性肺不张：吸氧期间，通气 / 血流很低的肺单位中容易发生吸收性肺不张。氧从肺泡吸收进入血液，在吸气过程中，肺泡气体的吸收速率超过了肺泡气体的再充速率，就会发生吸收性肺不张。通气 / 血流、通气类型（如叹气）、吸入氧浓度、吸氧时间、肺内在稳定性、低氧性肺血管痉挛程度等，影响吸收性肺不张的发生与否及严重程度。

▶▶ **相关链接** ◀◀

临床上，按其能否输出足够的流量为患者提供稳定的吸入氧浓度，将给氧装置分为低流量和高流量两类。除了输出流量外，输出气流的储存空间也可为维持氧浓度提供变通的解决办法。据此，氧疗装置主要分为 3 类。

1. 低流量给氧系统（low flow systems）：所提供的氧气流量 <8 L/min 则称为低流量给氧系统，由于正常人吸气的流速一般 >8 L/min，本系统所提供的氧气往往会被环境中的空气所稀释，因而其特点就是提供的吸入氧浓度随患者的呼吸状态而变化，难以精确控制给氧浓度。这类装置包括鼻塞导管（nasal cannula）、鼻氧导管（nasal catheter）、经气管氧疗（transtracheal oxygen catheter，TOC）3 种。鼻塞导管是最常用的氧输送形式，优点在于廉价、舒适，患者易于接受，吸氧的同时可以吃饭、谈话和咳嗽。吸入氧浓度受患者呼吸深度和频率影响，当患者闭口呼吸、吸气流速较慢、潮气量小、呼吸频率低、分钟通气量低、吸气时间长、吸呼比高时，吸入氧浓度较高。大多数情况下，氧流量与吸入氧浓度的关系可以粗略计算为：吸入氧浓度 $=0.21+0.04\times$ 氧流量（L/min），这类低流量给氧装置提供的氧流量过高时，患者往往不能耐受局部冲力和刺激作用，并且可导致黏膜干燥、分泌物阻塞导管，故氧流量不能超过 8 L/min。

2. 高流量给氧系统（high-flow system）：高流量给氧系统是一类供氧性能非常稳定的装置，如文丘里面罩。以文丘里（Venturi）效应为技术基础，即：使氧气通过射流孔后形成高速气流，使周围环境形成负压，从而卷入周围的空气，最终形成高流量的空氧混合气旋，该输出气流量一般能超过患者的最大吸气流量（具体工作原理见图2-20），故提供给患者的气体氧浓度能保持稳定，不随患者的呼吸状态变化而改变且不存在重复呼吸。由其原理可知，提供的吸入氧浓度与射流孔的孔径、空气入口口径和氧流量的大小有关，因此，应用此类氧疗装置时，除需要调节输入氧气的流量大小外，还需改变射流孔或空气入口的口径（图2-21）。

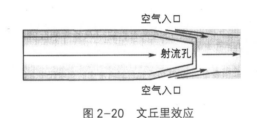

图 2-20　文丘里效应

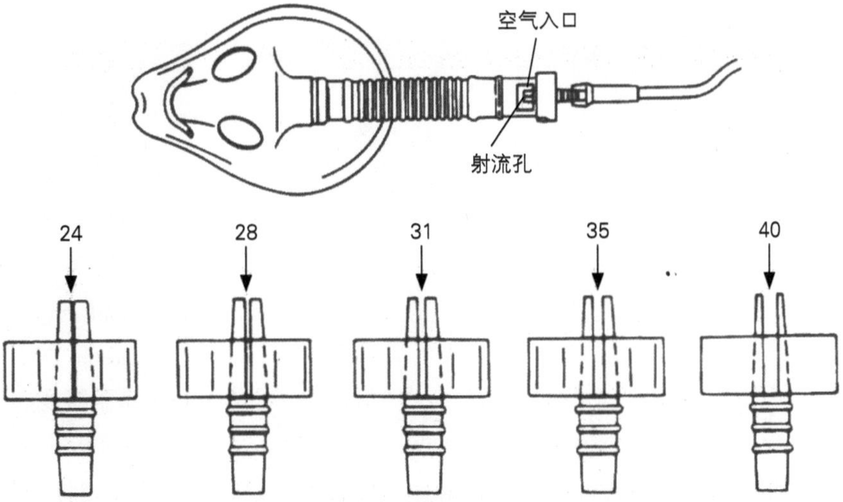

图 2-21　不同氧浓度需要不同孔径的入口

（1）氧气经过射流孔被激发成高速涡流，从而可将周围空气卷入而形成高流量的空氧混合气流，该输出气流的氧浓度取决于氧气流量、射流孔径以及空气入口口径。临床常用的氧流量表最大输出量仅 15 L/min，其提供的吸入氧浓度的范围有限（一般最高为 50%），因此这类装置适用于需要精确控制吸入氧浓度且无重复呼吸的患者，如 COPD 患者。

（2）一般成年人的吸气峰流速为 40~60 L/min，而高流量供氧系统之所以称为"高流量"，是利用文丘里阀混合的气流，使输出的气体流量超过 40 L/min，大于患者吸气峰流速，所以称为高流量供氧系统。理想的高流量湿化氧疗装置输出气体流速应能够满足患者吸气峰流速需求，使产生的气流通过加温湿化器，达到正常人体需求的温湿度。而气管切开患者因失去上呼吸道的加温湿化功能，所以吸入的全部气体需要通过加温湿化器补偿丢失的热量和水分。在临床常用的氧浓度及对应的氧流量标准设置下，有超过 50% 的文丘里阀输出气体流速达不到高流量供氧系统的要求。

3. 储存式给氧系统（reservoir systems）：储存式给氧系统是以容量较大的人工储氧空间扩大了固有的上呼吸道储氧空间，将患者每次呼吸之间的氧气储存起来，可以减少外界空气对氧气的稀释，又避免了患者在呼气相时氧气的浪费，提供较高浓度的氧气临床上常用的储存式给氧装置（图 2-22）主要包括简单氧气面罩、部分重复呼吸面罩、非重复呼吸面罩、简易呼吸器以及一切儿科给氧的装置如头罩、氧帐、新生儿温箱等。

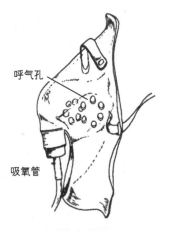

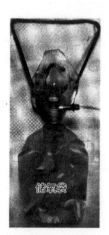

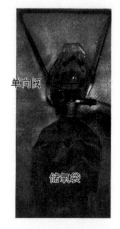

A. 简单氧气面罩　　　　B. 部分重复呼吸面罩　　　　C. 非重复呼吸面罩

图 2-22　储存式给氧装置

4．呼吸机给氧：呼吸机所能提供的氧浓度往往较高，且可精确调节21％～100％吸入氧浓度。由于其应用的是对高压空气和氧气按精确比例混合的空氧混合器，完全由电脑进行反馈控制，因此，不仅能提供精确氧浓度的气体，且能按需提供一定大小的流量。

▶▶ 小结 ◀◀

氧疗发展了近百年，氧疗装置也发展出多种形式，具备不同性能。其性能如何，除了表现为能否输出指定浓度的氧气外，更表现在其输出的氧浓度是否在患者吸入过程中保持不变，这主要取决于输出的气流量是否超过患者吸气时的最大流量。若氧疗器具所输出的气流量不能满足患者的吸气需要，则会使周围空气补充进入呼吸道，从而造成实际吸入气的氧浓度下降。

〔谢小华　杨　梅　邓丽萍　杨　洁〕

§2.11　呼气末二氧化碳监测技术

▶▶ 概述 ◀◀

呼气末二氧化碳分压监测作为一种新型的无创检测技术，近年逐渐在临床实践中得到广泛应用。该检测手段的医疗原理是利用红外线对光谱的吸收作用，结合 CO_2 可吸收 4.3 μm 红外波长，以此原理实现对患者排出 CO_2 的监测目的。该技术属于无创检测手段，对患者影响较小，同时能够实现 CO_2 监测，进而帮助医护人员更好地判定心肺复苏效果，改善心肺复苏中的"不可见性"。同时该技术亦能够表达患者的代谢指标、血流等，有效跟进患者通气指标，为临床重症患者的心肺复苏提供有效助力。

1．定义：呼气末二氧化碳监测指呼气终末期呼出的混合肺泡气含有的二氧化碳分压（$P_{ET}CO_2$）或二氧化碳浓度（$CETCO_2$），呼气末二氧化碳可以简写为 $ETCO_2$，在通气/血流比例（V/Q）正常时，$P_{ET}CO_2$ 通常较 $PaCO_2$ 低 2～5 mmHg。

2．监测原理：组织细胞代谢产生二氧化碳，经毛细血管和静脉运输到肺，在呼气时排出体外，体内二氧化碳产量（VCO_2）和肺通气量（VA）决定肺泡内二氧化碳分压（$P_{ET}CO_2$）即 $P_{ET}CO_2 = VCO_2 \times 0.863 / VA$，0.863 是气体容量转换成压力的常数。$CO_2$ 弥散能力很强，极易从肺毛细血管进入肺泡内。肺泡和动脉 CO_2 完全平衡，最后呼出的气体应为肺泡气，正常人 $P_{ET}CO_2 \approx PACO_2 \approx PaCO_2$，但在病理状态下，肺泡通气 / 肺血流（V/Q）及交流（Qs/Qt）的变化，$P_{ET}CO_2$ 就不能代表 $PaCO_2$。

3. 分类：

（1）根据测定方法分类：呼气末二氧化碳的测定有红外线法、质谱仪法和比色法 3 种。质普仪法虽然能同时监测患者呼出气体中成分含量，反应快，能连续监测，但该仪器价格昂贵，难以在临床广泛应用。比色法是以探测器的色泽变化来确定 CETCO2 和判断导管是否在气管内，当有胃液或其他酸性物质接触后探测器上色泽不能复原，是一种简便有用的方法，但其精确性还需接受考验。临床最常用的红外线法 CO_2 监测仪是根据红外线吸收光谱的原理设计而成的，用以测定呼吸气体中的 CO_2 浓度。当呼吸气体经过红外线传感器时，红外线光源的光束透过气体样本，并由红外线检测器测定红外线的光束量，因 CO_2 能吸收特殊波长的红外线（$4.3\mu m$），光束量衰减程度与 CO_2 浓度呈正比。最后经过微电脑处理获得 $P_{ET}CO_2$ 或呼气末二氧化碳浓度（CETCO2），以数字（mmHg 或 kPa 及 %）和 CO_2 图形显示。

（2）根据气体的采样方法不同分类：CO_2 监测仪有主流型（main stream）和旁流型（side stream）两种。

1）主流型：是将红外线传感器直接连接于气管导管接头上，使呼吸气体直接与传感器接触，因此，主流型不能用于无密闭呼吸回路的自主呼吸患者的监测（图 2-23、图 2-24）。

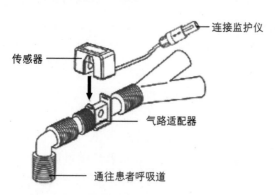

连接监护仪
传感器
气路适配器
通往患者呼吸道

图 2-23 主流式连接图

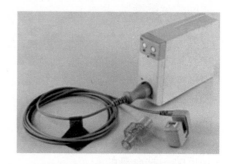

图 2-24 主流式传感器及模块

2）旁流型：是由有流量调节的抽气泵把气体样本送至红外线测量室，气流速度为 20～300 ml/min，所需气体量小、测量敏感度高和反应快（85 毫秒）。旁流型和主流型相比，旁流型不需要密闭的呼吸回路，因此，可用于镇痛或镇静患者的呼吸监测中，监测患者自主呼吸时 CO_2 浓度（图 2-25、图 2-26）。

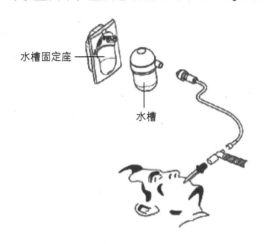

水槽固定座

水槽

图 2-25　旁流式连接图

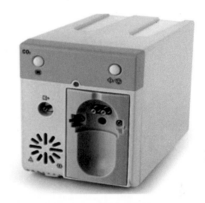

图 2-26　旁流式模块

4. 呼气末二氧化碳监测的临床应用及意义：

（1）检测通气功能：无明显心肺疾病的患者 V/Q 比值正常。一定程度上 $P_{ET}CO_2$ 可以反应 $PaCO_2$，故一定程度上来说 $P_{ET}CO_2$ 逐渐增高是反映通气不足（但在排除肺灌注及其他影响呼末二氧化碳的因素的前提下，只考虑通气影响的话，无论潮气量过大或过小呼末均偏低）。

（2）确定气管导管的位置：目前公认证明气管导管在气管内的正确方法有以下 3 种。①肯定看到导管在声门内；②临床利用纤维支气管镜技术是判断导管位置的"金标准"，但使用不便；③看到 $P_{ET}CO_2$ 图形。

（3）及时发现呼吸机的机械故障：如接头脱落、回路漏气、导管扭曲、气管阻塞、活瓣失灵以及其他机械故障等。

（4）调节呼吸机参数和指导呼吸机的撤除：①调节通气量。② $P_{ET}CO_2$ 为连续无创监测，可用以指导呼吸机的暂时停用，当自主呼吸时 SpO_2 和 $P_{ET}CO_2$ 保持正常，可以撤除呼吸机；应注意异常的 $P_{ET}CO_2$ 存在，必要时应用血气对照。

（5）监测体内 CO_2 产量的变化：静脉注入大量 $NaHCO_3$，$P_{ET}CO_2$ 显著增高，是反映心排血量的指标之一。

（6）监测循环功能：休克，心搏骤停及肺梗死，肺血流减少或停止，CO_2 浓度迅速为零，CO_2 波形消失，$P_{ET}CO_2$ 作为复苏急救时心前区挤压是否有效的重要的无创监测指标，而且判断其预后价值更大，此时，$P_{ET}CO_2$ 水平与心排血量为相应变化。

▶▶ 技术流程图 ◀◀

本文主要介绍应用主流型红外线传感器测定 $P_{ET}CO_2$ 的方法（图 2-27）。

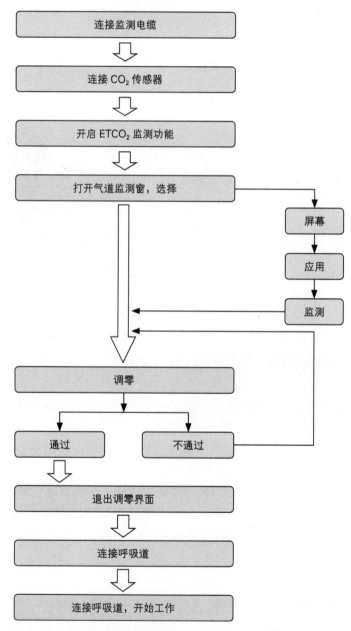

图 2-27 主流型红外线传感器测定 $P_{ET}CO_2$ 技术流程图

▶▶ **注意事项** ◀◀

1. 注重人工气道护理：因人工气道管理方面的问题占监测异常的比例较大，因此机械通气的患者要注意做好人工气道的护理。保持呼吸环路的密闭性、合适的气囊压力、适时的吸痰是保证 $P_{ET}CO_2$ 监测准确性的必备条件。

2. $ETCO_2$ 模块及传感器的日常护理：

（1）保持良好的监测环境：注意空气流通，保证机箱内部的 CO_2 浓度基本和病房内相当。$ETCO_2$ 模块松脱会影响 $P_{ET}CO_2$ 的监测，监测时不要随便挪动模块；CO_2 传感器是较贵重且精密的易耗材料，要定期检查是否老化和破裂，不能与硬物碰撞，以免造成永久性损坏。

（2）定时进行零点调试：连续监测时间过长，可能会引起基线的漂移，需定时重新调零。对长期进行监测的患者每隔 24 小时对仪器进行零点调试，并定期应用标准浓度的 CO_2 气体校正。调零时将 CO_2 传感器置于大气中，不要对着患者和呼吸机的呼出气流，否则测定值会偏低。CO_2 模块与传感器一起移动时，则不需要校准，校准中不能监护。

（3）注意保持 CO_2 传感器的干燥：主流型 $P_{ET}CO_2$ 传感器，水分及分泌物容易在此聚集，会影响监测的准确性。在使用过程中要注意避免患者分泌物对传感器的严重污染，遇分泌物污染时小心用棉球擦拭，然后采用 75% 乙醇浸泡 30 分钟并使其自然晾干后再用。连续监测时间过长时要及时清除连接管积水以免影响其准确性。使用结束后，要及时将采样管和采样瓶内的水珠吹干，妥善保管好传感器。

（4）$ETCO_2$ 监测设备的清洗和消毒：传感器：使用 70% 异丙醇用布擦拭，也可用 10% 漂白溶液，或消毒清洗喷剂（如 Steris Coverage® SprayHB，氨水，中性肥皂水），用干净湿布擦净清洗剂并凉干。气道适配器：先以温肥皂水清洗，然后用 70% 异丙醇浸泡，也可用 10% 漂白溶液、2.4% 戊二醛溶液，或氨水，清水漂洗后凉干。

▶▶ **评估结果（监测结果与临床意义）** ◀◀

1. 监测正常值范围：$P_{ET}CO_2$ 35～45 mmHg（4.67～6.0 kPa）；$CETCO_2$ 5%（4.6%～6.0%）。

2. $ETCO_2$ 波形及意义：正常呼出气体 CO_2 浓度曲线图可分为四相四段（图 2-28）。

（1）Ⅰ相：吸气基线，应处于零位，主要从解剖死腔呼出的气体，不含 CO_2。

（2）Ⅱ相：呼气上升支，较陡直，是指随着气体继续呼出，CO_2 浓度迅速上升到平台水平，为肺泡和无效腔的混合气。

（3）Ⅲ相：二氧化碳曲线是水平或微向上倾斜，称呼气平台，主要是肺泡气 CO_2 为浓度，曲线稳定而缓慢斜升，并达到高峰值。呼气末 CO_2 浓度才达到峰值，为 $P_{ET}CO_2$ 值。

（4）Ⅳ相：吸气下降支，表示 CO_2 浓度迅速降低到吸入气 CO_2 值，即曲线回到零点。

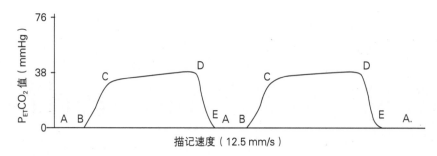

注：上图为快速描记（12.5 mm/s）的正常 $P_{ET}CO_2$ 波形，$P_{ET}CO_2$ 正常值为 38 mmHg，AB 段为吸气基线，应处于零位，是呼气的开始部分；BC 段为呼气上升支，较陡直，为肺泡和无效腔的混合气；CD 段为呼气平台，呈水平形，是混合肺泡气；DE 段为吸气下降支，迅速而陡直下降至基线，新鲜气体进入气道。下图为 30 分钟的 $P_{ET}CO_2$ 趋势图

图 2-28　正常 $P_{ET}CO_2$ 波形和趋势图

3. $ETCO_2$ 的波形观察：

（1）基线：吸入气的 CO_2 浓度，一般应等于零。

（2）高度：代表 $ETCO_2$ 浓度。

（3）形态：正常 CO_2 的波形与异常波形。

（4）频率：呼吸频率即 CO_2 波形出现的频率。

（5）节律：反映呼吸中枢或呼吸机的功能。

4. 正常 CO_2 波形的定性指标和定量指标：

（1）呼气中出现 CO_2：表示代谢产生的 CO_2 经循环后从肺排出。

（2）吸气中无 CO_2：表示通气环路功能正常，无重吸入。

（3）呼气时 CO_2 上升和平台波：快速上升的 CO_2 波形反映呼气初期气量足，而接近水平的平台波反映正常的呼气气流和不同部位的肺泡几乎同步排空。

（4）$P_{ET}CO_2$ 为定量指标，正常情况下应稍低于 $PaCO_2$。

5. 呼气末二氧化碳与动脉二氧化碳的相关性：早在 1995 年，$P_{ET}CO_2$ 监测就被应用于肺移植患者及开颅手术患者，在手术过程中对 $PaCO_2$ 和 $P_{ET}CO_2$ 的相关性及差值进行了观察，结果发现二者有很好的相关性：二者的差值 [P（a-ET）CO_2]，表明 $P_{ET}CO_2$ 可代表 $PaCO_2$。心肺功能正常的患儿，麻醉过程中 $PaCO_2 \approx P_{ET}CO_2$，可通过测定 $PaCO_2$ 估计肺泡通气。Delerme 等发现 $P_{ET}CO_2$ 和 $PaCO_2$ 水平高度相关（r=0.82）。Kartal 等通过对 118 例慢性阻塞性肺疾病患者进行研究，报道两者差值为（8.4 ± 11.1）mmHg。Kasuya 等对麻醉后监护室患者比较分析了主流法和旁流法，他们用主流法检测到 $ETCO_2$ 和 $PaCO_2$ 的平均差值为（3.5 ± 2.6）mmHg，旁流为（7.3 ± 3.5）mmHg，表明主流法相关性更好，但是仍需要大规模的研究加以证实。

随着对 $ETCO_2$ 研究的不断深入，特别是对危重症患者如先天性心脏病、呼吸衰竭、心力衰竭等患者 $PaCO_2$ 和 $P_{ET}CO_2$ 的相关性的研究，越来越多在学者发现，$P_{ET}CO_2$ 不足以反映患者急危重状况下 $PaCO_2$ 的变化。$P_{ET}CO_2$ 的变化与 $PaCO_2$ 并不完全一致，各种原因引起的通气 / 血流比例失调可影响二者的相关性。在实际工作中仍需结合临床，参考其他检验结果，以做出正确的临床抉择。

6. $ETCO_2$ 监测的优缺点：

（1）优点：①监测清醒患者自主呼吸时经鼻导管采样测定的 $P_{ET}CO_2$，并未受到鼻咽部死腔气体的存在而影响其结果，在非封闭条件下 $P_{ET}CO_2$ 亦能准确评价 $PaCO_2$，达到无创连续监测肺功能通气、换气的目的；②可用于非气管内插管的患者，特别是小儿，能连续监测危重患者的 $P_{ET}CO_2$，可减少抽取动脉血的次数，减少患者的痛苦；③不仅可以连续监测肺通气、换气功能，而且能反映循环、代谢功能的改变。

（2）缺点：①心肺严重疾病患者 V/Q 比例失调，$P_{a-ET}CO_2$ 差值增大，经鼻氧管采样测定的 $P_{ET}CO_2$ 不能作为通气功能的判断指标，需同时测定 $PaCO_2$ 作为参考；②采样管可因分泌物堵塞或扭曲而影响 $P_{ET}CO_2$ 的监测结果；③若呼吸频率太快，呼出气体不能在呼气期完全排出，同时 CO_2 监测仪来不及反应，均可产生 $P_{ET}CO_2$

的监测误差。

▶▶ **相关链接** ◀◀

1. $P_{ET}CO_2$ 监测在判断气管内插管位置的应用：气管内插管时将 $P_{ET}CO_2$ 监测仪接头连接于气管导管末端，边观察 $P_{ET}CO_2$ 波形或读数边插管，导管一进入气管会立即有显示。插管成功且位置正确，有方形 $P_{ET}CO_2$ 波形和读数；若呈基线提示误入食管。异常波形说明位置不正确，常见情况，如导管抵壁或隆突、进入支气管、导管扭曲、位于声门口或漏气等，通常还伴有气道压的改变。在喉罩、口咽通呼吸道、食管气管联合通气道等声门上简便呼吸道置入时，CO_2 波形比读数更有价值。正常波形表明简便呼吸道的位置正确，否则必须调整位置。由于 CO_2 波形或读数实时显示、无延迟，检误入食管比 SpO_2 快。在呼吸突然停止、导管脱落、进入食管或机器故障时，CO_2 波形立即成基线，而 SpO_2 异常现较晚。2017 年美国心脏协会心肺复苏及心血管急救指南推荐，在所有年龄段患者应监测呼气末二氧化碳证实气管导管的位置（图 2-29）。

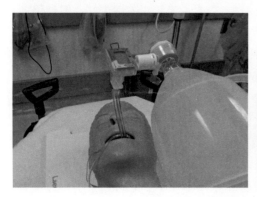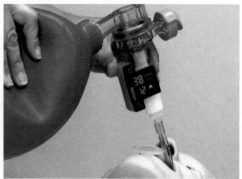

图 2-29　$P_{ET}CO_2$ 监测判断气管导管位置

2. $P_{ET}CO_2$ 监测在评估肺循环和呼吸状态中的应用：

（1）$P_{ET}CO_2$ 监测在心肺复苏（CPR）中的应用：Falk 等研究发现，心搏骤停后 $ETCO_2$ 浓度下降，而在胸外按压过程中增加。$ETCO_2$ 浓度快速升高提示自主循环恢复。随后的研究证据证实了以前的结论：$ETCO_2$ 是胸外按压产生血流的一种无创监测指标，它可作为评价胸外按压效果的方法，而且在复苏过程中不需反复查心电图而中断胸外按压。

在院前 CPR 中，$P_{ET}CO_2$ 和预后的关系已确定。对 100 例外科危重患者的回顾性研究发现：$P_{ET}CO_2$ 数值与病死率有关，$P_{ET}CO_2$ 持续 $\leqslant 28$ mmHg（1 mmHg = 0.133 kPa）

者病死率为 55%，而 $P_{ET}CO_2$ 较高的患者病死率为 17%；$PaCO_2$ 和 $P_{ET}CO_2$ 的差值持续 $\geq 8\,mmHg$ 的患者，其病死率也增加。临床研究发现：复苏成功患者的 $P_{ET}CO_2$ 明显高于复苏失败的患者；当最大 $P_{ET}CO_2 < 10\,mmHg$ 时，即使 CPR 很乐观，预后仍很差。

（2）$ETCO_2$ 与心排血量（CO）的关系：CO 突然降低时，$P_{ET}CO_2$ 会突然降低。在创伤、手术、出血、心脏疾病等患者中有早期预警休克的重要意义。在心输量降低的动物模型中，$P_{ET}CO_2$ 和 CO 高度相关。在肺通气稳定时，$P_{ET}CO_2$ 的变化可反映 CO 的变化，并能预测预后；在心力衰竭患者，$P_{ET}CO_2$ 可作为反映 CO 异常的通气指标。另外，在 CPR 过程中检测 $ETCO_2$ 可作为 CO 的一种无创指标。在 CPR 过程中，CO_2 清除率主要决定于其自产生部位向肺脏的转运速率。CPR 过程中的低血流状态，使 CO_2 转运减少，通气相对较多，其 $P_{ET}CO_2$ 明显下降；如果通气保持不变，则 $ETCO_2$ 浓度的变化反映了 CO 的变化。这些发现提示：在通气、血流比例失调和 CO 下降等病理情况下，$P_{ET}CO_2$ 下降。$P_{ET}CO_2$ 和 $PaCO_2$ 之间的差值反映了灌注和通气的比例失衡。

3. $P_{ET}CO_2$ 监测在机械通气患者中的应用：

（1）$P_{ET}CO_2$ 波形观察对机械通气的指导作用：$P_{ET}CO_2$ 监测在决定呼气末气道正压（PEEP）水平时的应用：PEEP 通常用于急性呼吸衰竭的患者，临床上很难判定最佳或理想的 PEEP 值。随着 $P_{ET}CO_2$ 的应用，可以简便地推算出理想的 PEEP 值。动脉血－呼气末二氧化碳分压差（$P_{a-ET}CO_2$）可作为选择最佳 PEEP 的指标，$P_{a-ET}CO_2$ 处于最低水平时的 PEEP 值，即为最佳值，推测是因为最低 $P_{a-ET}CO_2$ 与最佳的通气/灌注一致。

（2）$P_{ET}CO_2$ 监测有助于呼吸机参数的调整和指导呼吸机的撤除：机械通气中连续动态监测 $P_{ET}CO_2$，有助于选择通气方式，如间歇正压通气（IPPV）、同步间歇指令通气（SIMV）、自主呼吸（SPONT），可及时将呼吸参数如潮气量、通气压力、呼吸频率及呼吸时比等调至合理水平，还可用来评价在撤机过程中能否维持足够的通气量，避免重复多次的动脉血气采集。

（3）$P_{ET}CO_2$ 监测对机械通气患者卧位的指导价值：使用机械通气患者，卧位的摆放不良，尤其在床头抬高 30° 时，枕头角度过大，造成呼吸道弯曲，使气管导管贴在气管壁上，导致 CO_2 潴留。而 $PaCO_2$ 是通过动脉血气分析后才得知。在患者人工气道上加载 $P_{ET}CO_2$ 监测探头，可即时在监护仪上读取 $P_{ET}CO_2$，及时调整患者体位，保持呼吸道的开放及通畅，排除因体位关系导致 CO_2 潴留的可能，增加患者机械通气期间的安全性。

（4）$P_{ET}CO_2$ 监测可以判断是否因分泌物增多造成小气道阻塞：当呼吸道内分泌物滞留多时，堵塞呼吸道使肺通气功能降低，肺排气不彻底，$P_{ET}CO_2$ 的波形没有正常的平台，$P_{ET}CO_2$ 的值 <25 mmHg，及时给患者翻身、叩背、吸痰，吸痰后 $P_{ET}CO_2$ 的波形恢复正常。

（5）$P_{ET}CO_2$ 监测有助于发现故障：$P_{ET}CO_2$ 波形平台出现与下降支混在一起的向下斜波，说明呼吸道内呼出气不完整，应考虑气囊注气是否足够或气管内插管管径大小与患者的气管是否匹配。$P_{ET}CO_2$ 波形上升波斜率改变，呼气部分 CO_2 减少致平台消失，可能是呼吸管道扭曲、管腔积液所致。

（6）$P_{ET}CO_2$ 监测可发现潜在的突发性肺灌注不足的危险：$P_{ET}CO_2$ 的波形在短时间内呈指数性降低，可能是生理性死腔通气增加或从组织中扩散到肺内的 CO_2 减少，预示有突发性肺灌注不足的危险，如失血、低血压、循环衰竭、肺栓塞等。此时 $P_{ET}CO_2$ 就不能很好地反映出 $PaCO_2$ 的水平，应立即进行中心静脉压测定、动脉血气分析，结合病情综合判断，确定其危险因素，及时处理。

▶▶ 小结 ◀◀

临床上最准确的监测指标是血气分析，但因其为有创监测，且难以做到随时监测，没有连续数据，故难以常规使用。$ETCO_2$ 监测相比动脉血气而言，具有无创、即时读取的优点。正常情况下，CO_2 能迅速经肺泡膜弥散，当通气/血流比率适当时，$P_{ET}CO_2$ 值与 $PaCO_2$ 值基本接近，两者有较好的相关性，使动脉血气分析得以省略。$P_{ET}CO_2$ 的非创伤性和连续监测可反映整个呼吸周期 CO_2 的连续变化，监测呼吸的节律和频率，提示每个呼吸异常的具体环节，并监测通气环路的完整性，还可监测循环功能和肺部血流情况，发现呼吸机故障，确定气管内插管位置，具有无创、连续、简便快速等优势，可减轻患者的痛苦，提高抢救成功率，对判断危重患者病情变化及预后有现实意义。但需要注意的是某些原因引起的通气/血流比例改变可使 $P_{ET}CO_2$ 与 $PaCO_2$ 的差值增大，应鉴别是否疾病病理变化或呼吸治疗不当等不同原因所致，就因处理。总之，在临床实际应用过程中，对 $P_{ET}CO_2$ 监测要有客观正确的认识，只有了解了 $P_{ET}CO_2$ 监护仪的生理和技术基础，才能很好地指导我们在临床各方面的应用，减少不必要的盲目操作。$ETCO_2$ 监测在 ICU、急诊科中具有重要的应用价值和意义。

〔谢小华　杨　梅　邓丽萍　杨　洁〕

§2.12 呼吸机的应用

▶▶ **概述** ◀◀

呼吸是人类生存不可缺少的一种新陈代谢方式。在正常情况下，健康人通过呼吸活动所摄入的氧气可以满足人体各器官组织氧化代谢的需要，但是如果呼吸系统的生理功能发生障碍，如化学中毒、神经肌肉麻痹、溺水休克、窒息、外科手术后的呼吸衰竭等，均需要采取输氧和人工呼吸进行抢救治疗，呼吸机是各级医疗单位必备的急救设备，在争取宝贵时间、挽救危重患者生命的医疗活动中，起着不可替代的作用。

▶▶ **无创呼吸机的应用** ◀◀

1. 定义：呼吸机是一种能代替、控制或改变人的正常生理呼吸，增加肺通气量，改善呼吸功能，减轻呼吸功消耗，节约心脏储备能力的装置。无创通气是指呼吸机通过与鼻罩、面罩、接口器等相对无创方式与患者连接或无须建立人工气道的通气方式。

2. 适应证：需满足以下各项中两项。①呼吸频率>25 次 /min；②中等至严重的酸中毒：pH 7.30～7.35 ；$PaCO_2$ 45～60 mmHg；③中等至严重的呼吸急促，并动用呼吸辅助肌肉，伴有反常呼吸。

3. 禁忌证：

（1）绝对禁忌证：①呼吸心搏骤停；②合并其他器官功能衰竭（如严重的脑病、严重的消化道、血流动力学不稳定、伴或不伴有不稳定心绞痛）；③上呼吸道梗阻；④无法咳痰；⑤呼吸道保护功能丧失或存在误吸的高风险因素；⑥头面部手术或外伤。

（2）相对禁忌证：①心血管系统不稳（低血压、急性心肌梗死）；②患者不配合；③分泌物较多或黏稠；④鼻咽部畸形；⑤极度肥胖。

4. 无创呼吸机的基本类型：

（1）自主呼吸模式（S 模式）：呼吸完全由患者触发；每次自主呼吸都触发 IPAP 及 EPAP 的压力支持。

（2）时间控制模式（T 模式）：呼吸完全由呼吸机决定；呼吸周期完全由呼吸机决定。

（3）自主呼吸 / 时间控制自动切换模式（S/T 模式）：在自主呼吸时以 S 模式进行；在所设定时间内无自主呼吸则行强制通气。

（4）持续气道正压通气模式（CPAP 模式）：是在有足够自主呼吸的条件下，在整个呼吸周期中对气道施加一定正压的一种通气模式。

（5）双水平气道正压通气模式（BIPAP 模式）：在有自主呼吸的条件下，分别在吸气相和呼气相给予两个不同的 CPAP。

5. 物品准备：无创呼吸机、压缩空气、压缩氧气、无创呼吸机管路、不同型号的鼻罩或面罩或接口器、泡沫减压敷料。

6. 使用流程：选择合适的呼吸机—连接电源、气源—开动呼吸机自检—选择和试配带合适的面罩—连接各管路—面部使用泡沫敷料保护—设置参数—连接患者—系好面罩。

7. 注意事项：

（1）面罩分全面罩、口鼻罩、鼻罩；型号分为大、中、小号。面罩越大，死腔越大，气体重呼吸越多，这对患者病情不利。全面罩的舒适性最好，并发症少；口鼻罩治疗效果好；鼻罩死腔最小，但对鼻黏膜刺激大，需患者配合程度高。面罩的选择是无创呼吸治疗是否成功的关键，根据患者习惯、面型及治疗需要选择既要患者舒适又要减少死腔的面罩。

（2）使用时先不固定面罩，操作者用手扶住面罩，待患者适应后在固定，松紧以容纳 1~2 指为宜。

（3）使用无创呼吸机后密切观察生命体征，及时（2 小时内）抽血复查并判断呼吸改善情况，必要时改行有创通气。

8. 无创呼吸机的优点：减少气管内插管及其合并症、减少病者的痛苦（不适）、无须用镇静药、正常吞咽 / 进食、能讲话、生理性咳嗽、保留上气道加温、湿化和过滤功能、可以使用不同的同期模式并且可间歇使用。

▶▶ 有创呼吸机的应用 ◀◀

1. 定义：凡需要通过气管内插管或气管切开导管建立人工气道进行机械通气的方式称为有创通气。

2. 适应证：①上呼吸道阻塞引起的呼吸衰竭；②神经肌肉疾病引起的呼吸衰竭；③因镇静药过量等导致呼吸中枢抑制而引起的呼吸衰竭；④心肌梗死或充血性心力衰竭；⑤呼吸骤停或临近呼吸骤停；⑥用于预防目的的机械通气治疗，如开胸手术、败血症、休克或严重外伤；⑦其他，如 ARDS、AECOPD 急性恶化等。

3. 禁忌证：①肺大疱；②未经引流的高压气胸；③大咯血、出血性休克；④活动性肺结核；⑤急性心肌梗死并心源性休克。

4. 物品准备：呼吸机、压缩空气、压缩氧气、呼吸机管路、负压吸引设备、镇静镇痛药、气囊测压表、约束带等。无气管内插管或气管切开患者应准备插管或气管切开准备。

5. 呼吸机的基本通气模式：①机械控制通气（CMV），最基本的通气方式，分为容量控制（VCV）、压力控制（PCV）；②辅助/控制通气（A/C），最常用的通气模式；③间歇指令通气（IMV和SIMV），脱机时用；④双相气道正压通气（BIPAP，BilevelPAP）；⑤自主模式，压力支持通气（PSV）、持续气道压力通气（CPAP/SPONT）用准备脱机时用。

6. 呼吸机成人参数初始设置：

（1）呼吸频率（f）：一般情况下成人呼吸频率设置12～20次/min。

（2）潮气量（VT）：一般情况下成人6～12 ml/kg，婴幼儿5～10 ml/kg。

（3）吸呼比（I∶E）：一般情况下成人（1∶1.5）～（1∶2）。

（4）吸气流速：一般情况下成人40～60 L/min。

（5）FiO_2：长时间吸氧浓度＞50%，增加了氧中毒的风险。一般情况下成人在无监护的情况下可先给予＞50%的吸氧浓度，得到监护的结果后，逐步降低吸入氧浓度，使用能维持血氧饱和度＞92%（PaO_2＞60 mmHg）的最低吸入氧浓度。

（6）触发灵敏度：压力触发一般在−0.5～2.0 cmH_2O，流速触发一般在2～5 L/min。

（7）PEEP：一般情况下成人3～5 cmH_2O。

（8）报警范围：一般以正常值或目前状况为基线，高限+15%，低限−15%。

7. 流程：选择合适的呼吸机—连接电源、气源—自检—连接各管路—设置参数—连接模拟肺试机—连接患者。

8. 注意事项：

（1）上呼吸机后密切观察患者生命体征，特别是呼吸、血氧饱和度的改善情况。

（2）上呼吸机后密切观察患者是否适应呼吸机，是否出现人机不协调，并及时处理。

（3）上呼吸机后应根据患者的病情和监测指标动态调整呼吸机参数（可能会超出初始设置的一般范围）。

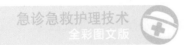

9．吸痰护理：

（1）吸痰管外径不能超过气管导管内径的一半。

（2）按需吸痰，及时判断患者是否需要吸痰。

（3）吸痰轻、稳、准、快，一次吸痰不超过 15 秒，以防发生低氧血症。

（4）为防止发生低氧血症，吸痰前后给予 100% 纯氧吸入 1～2 分钟。

（5）吸痰顺序为先测气囊压，保证气囊压在合适范围。先吸声门下引流，再吸口咽部，更换吸痰管后再吸气管内。

（6）吸痰管插入深度需要超过气管导管长度，遇到阻力后向外退出 1 cm 左右开始吸痰。

（7）危重患者或有呼吸道传染病患者使用密闭式吸痰管。

10．气道湿化温化：使用有创呼吸机后，吸入肺的气体未经上呼吸道加温加湿，建议使用主动加温设备，使未经加温加湿的气体经过设备后变成等温饱和气体，即气体温度为 37℃，相对湿度为 100%（空气含水量为 44 mg/L）。近年来，市场上出现一些可精确测量温度的加热设备和带反馈系统的双加热式一次性呼吸机管路，加温加湿效果确切，产生冷凝水少，值得推广。

在一些特殊条件下，可使用被动加温设备，如湿热交换器（HME）。由于加温加湿效果不如主动加温加湿设备，且易增加空气阻力和死腔量，一般使用于特殊情况下，如转运过程中。

11．积极预防呼吸机相关性肺炎：

（1）呼吸机清洁与消毒需按照呼吸机的说明书正规程序执行，并应符合卫生部门的规定。

（2）呼吸机管路无须定期更换，污染后及时更换。

（3）人工气道应行声门下分泌物吸引。

（4）每日评估是否脱机拔管。

（5）抬高床头＞30°。

（6）对胃潴留患者使用鼻肠管进行肠内营养。

（7）严格执行手卫生。

（8）合理镇痛、镇静。

（9）预防深静脉血栓。

（10）使用氯己定进行口腔护理，每 6 小时 1 次。

（11）及时倾倒呼吸机冷凝水，建议采用双加热式呼吸机管道。

（12）每 4 小时监测导管气囊压，维持在 25～30 cmH$_2$O，推荐使用持续气囊监测设备。

12．呼吸机常见报警原因及处理：

（1）未接电源：连接电源。

（2）未连接气源或中心供气压力低：增加中心供气压力或重新连接气源。

（3）气道压高报警原因及处理：

1）分泌物过多：吸痰。

2）呼吸道与气管成角移位：调整人工气道位置。

3）管道积水过多：清除积水。

4）潮气量过大：重设或关闭叹息开关。

5）报警限设置不当：重设。

6）患者躁动：适当心理护理沟通镇静。

7）人机对抗：调整呼吸机参数，适当镇静。

8）咳嗽：吸痰或适当镇静。

9）气管堵塞：导管更换。

（4）气道压低报警原因及处理：

1）管道脱落或连接不紧密：重新连接管道。

2）气管导管气囊充气不足或未充气：重新充气。

3）呼吸机管道破裂：更换导管。

4）人工气囊漏气：更换导管。

5）低压报警设置不当：重设。

6）患者吸气太强吸气负压太大：重设或镇静。

7）设置潮气量太小：重设。

（5）每分通气量低报警：①呼吸频率设置过低；②潮气量设置过小；③呼吸机管路脱开或气管导管气囊充气不足。

（6）每分通气量高报警：①呼吸频率设置过快；②潮气量设置过大。

▶▶ 注意事项 ◀◀

1．呼吸机需专人管理。

2．定时培训提高对呼吸机和机械通气的认识。

3．定时及时对呼吸机进行维护、检修，避免带病工作。

（1）呼吸机的自检：为了保证每台呼吸机的正常工作，在使用之前必须进行自检，呼吸机自检一般要对下列构件进行自检，压力传感器、流量传感器、空氧混合器、呼气阀、安全阀、管路的密闭性、报警等——进行检查。其中，管路漏气的检查即漏气的检查是最容易通不过的步骤，这时应彻底检查整个环路系统以及湿化器的密封性。值得注意的是，有些呼吸机如 PB-840，如果自检不通过，呼吸机将处于锁定状态而不能使用。所以自检应在呼吸机不使用时早进行以尽早发现问题。并且，最好同时多备几台呼吸机。

（2）呼吸机环路、细菌过滤器的更换、消毒，对其管路和细菌过滤器应进行严格的消毒。如有条件的，应使用一次性呼吸环路和细菌过滤器。如使用硅胶管，可予以高压蒸汽彻底消毒呼吸机环路更换的时间不宜过短。

（3）呼吸机的维护：良好的呼吸机维护有利于呼吸机的正常运行，呼吸机的维护包括压缩泵和主机防尘网的清洗，防尘网被灰尘的堵塞可以引起压缩泵的工作负荷增加，从而缩短压缩泵的寿命。另外，应及时倒空高压空气管接呼吸机端的捕水器内的水，以防止水进入呼吸机内部而引起机器故障。

4. 做好呼吸机的使用维护登记。

5. 保持清洁、防霉防潮。

〔谢小华　侍苏州　邓丽萍　杨　洁〕

循环系统相关急救技术

§3.1　心肺复苏

▶▶ **概述** ◀◀

　　心肺复苏（cardiopulmonary resuscitation，CPR）是针对呼吸心搏骤停所采取的急救措施，即应用胸外按压或其他方法形成暂时的人工循环并恢复心脏自主搏动和血液循环，用人工呼吸代替自主呼吸，达到恢复苏醒和挽救生命的目的。

　　心源性猝死是指由心脏原因引起的 1 小时内发生的以意识突然丧失为特征引起的自然死亡。在我国，每年约有 54.4 万人死于心源性猝死，占全球死亡人数的 1/10。导致心源性猝死的直接原因是心搏骤停，特别是院外心搏骤停。国内的心源性猝死抢救成功率仅为 1.2%～1.4%，远远低于国外的 11%～48%。分析其原因，可能是 CPR 的理论和技能培训欠缺，CPR 知识公众普及不足。缺乏第一目击者对心搏骤停患者的及时救治，以及部分专业人员缺乏科学、系统的 CPR 知识和技能，所以 CPR 的培训迫在眉睫。

　　CPR 分为 3 个阶段，即基础生命支持（BLS）、高级生命支持（ALS）和延续生命支持（PLS）。CPR 指南指出，基础生命支持主要由胸部按压（chest compression，CC）和辅助通气（ventilations）两部分组成。目前的证据表明，对于大多数患者而言，胸部按压是最有效的方式。胸部按压的质量要从频率、深度、占空比、倚靠和胸部按压分数（chest compression fraction，CCF）等指标来评估。

　　频率指每分钟胸部按压的次数，2015 版美国心脏协会（American Heart Association，AHA）指南推荐频率为 100～120 次/min。深度指每一次胸部下陷的深度，AHA 指南推荐深度为 5～6 cm。占空比为每次胸部按压时按压与放松的时间比，目前研究表明 40% 为最佳值。倚靠指按压的手是否一直在胸壁上，2015 版 AHA 指南推荐，应尽量避免倚靠，在两次按压中间应完全放松手部力量。按压分数即为按压时间占总的时间的百分比，最少应 >60%，暂停时间应达到最小化。

通气的质量的从通气频率（每分钟通气次数）与通气量（每次通气进入患者体内的气体体积）来评估。

研究调查显示，影响心搏骤停生存链实施及预后的因素有院外组急救人员到达时间、目击者胸外按压比例、胸外按压和首次电复律时间、自主循环恢复后昏迷患者的目标温度管理实施比例等。由此可见，第一目击者对心搏骤停患者的及时救治以及全民培训 CPR 的重要性。

早期的 CPR 是提高心搏骤停患者生存率决定性因素之一，为成功挽救心搏骤停患者的生命，需要诸多环节环环相扣。1992 年 10 月，美国心脏协会正式提出"生存链"（chain of survival）概念，根据国际 CPR 与 ECC 指南，成人生存链（adult chain of survival）是指对突然发生心搏骤停的成年患者通过遵循一系列规律有序的步骤所采取规范有效的救护措施，将这些抢救序列以环链形式连接起来，就构成了一个挽救生命的"生命链"。现场第一反应人立即实施 CPR 是生存链最为关键的一步。2010 年美国心脏协会心血管急救成人生存链包括以下 5 个环节：①立即识别心搏骤停并启动急救反应系统（immediate recognition of cardiac arrest and activation of the emergency response system）；②尽早进行心肺复苏，着重于胸外按压（early CPR with an emphasis on chest compressions）；③快速除颤（rapid defibrillation）；④有效的高级生命支持（effective advanced life support）；⑤综合的心搏骤停后治疗（integrated post-cardiac arrest care）。

不论骤停在何处发生，所有心搏骤停后患者的治疗护理都会汇集到院内，一般在重症监护室提供心搏骤停后的救治。而在汇集到院内之前，这两种情况所需要的架构和流程两大元素大不相同。院外心搏骤停的患者将依赖他们的社区获得救助。非专业救护人员必须识别出心搏骤停、进行呼救、开始心肺复苏并给予除颤（即公共场所除颤，PAD），直到接受过紧急医疗服务（EMS）培训的专业团队接手后，将患者转移到急诊室和 / 或心导管室。患者最终会被转移到重症监护病房接受后续救治。院内心搏骤停的患者主要依赖于专门的监控系统（如快速反应或早期预警系统）来预防心搏骤停。如果发生心搏骤停，患者依赖于医疗机构各个部门和服务间的顺畅沟通，以及由专业医疗人员，包括医生、护士、呼吸治疗师等组成的多学科团队。故 2015 年美国心脏协会心肺复苏及心血管急救指南建议对生存链进行划分（图 3-1），把在院内和院外出现心搏骤停的患者区分开来，确认患者获得救治的不同途径。生存链中各个环节必须环环相扣，任何一个环节中断，都可能影响患者的预后。

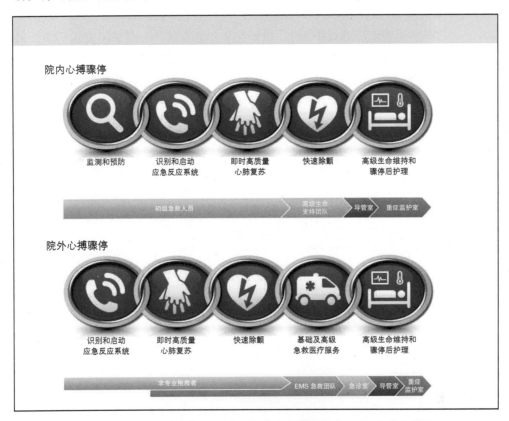

图 3-1　院内心搏骤停（IHCA）与院外心搏骤停（OHCA）生存链图

［Neumar RW，Shuster M，Callaway CW，et al. Part 1：executive summary：2015 American Heart Association Guidelines Update for Cardiopulmonary Resuscitation and Emergency Cardiovascular Care. Circulation. 2015；132（18）（suppl 2）. In press.］

▶▶ 技术流程图 ◀◀

　　基础生命支持（basic life support，BLS）又称初期复苏处理或现场 CPR，其主要内容是通过快速准确判断心、肺功能衰竭或停止，立即实施现场心肺复苏术，从体外支持患者的通气、氧合和心泵循环功能，维持人体重要脏器的基本血氧供应，直接延续到建立高级心血管生命支持或恢复患者自主循环、呼吸活动，或延长机体耐受临床死亡的时间。关键步骤包括立即识别心搏骤停和启动急救反应系统、早期心肺复苏、快速除颤终止心室颤动（简称室颤）。

心肺复苏的基本程序是 C、A、B，分别指胸外按压、开放气道、人工呼吸。首先要判断患者有无反应，呼吸和循环体征，一旦发现患者无任何反应，施救者可以在不离开患者身边的情况下首先求救并启动急救医疗服务（emergency medical service，EMS）系统（即通过手机）。如果有 2 名急救员，一名立即实施 CPR，另一名快速求救。有条件时，可考虑实施 D，即除颤。如果旁观者未经过 CPR 培训，则应进行单纯胸外按压的 CPR，直至除颤仪到达且可供使用，或急救人员或其他相关施救者已接管患者。成人 BLS 流程如图 3-2 所示。

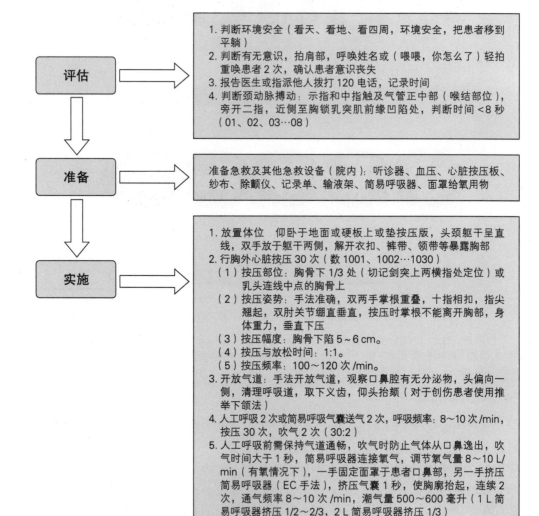

评估

1. 判断环境安全（看天、看地、看四周，环境安全，把患者移到平躺）
2. 判断有无意识，拍肩部，呼唤姓名或（喂喂，你怎么了）轻拍重唤患者 2 次，确认患者意识丧失
3. 报告医生或指派他人拨打 120 电话，记录时间
4. 判断颈动脉搏动：示指和中指触及气管正中部（喉结部位），旁开二指，近侧至胸锁乳突肌前缘凹陷处，判断时间 <8 秒（01、02、03…08）

准备

准备急救及其他急救设备（院内）：听诊器、血压、心脏按压板、纱布、除颤仪、记录单、输液架、简易呼吸器、面罩给氧用物

实施

1. 放置体位　仰卧于地面或硬板上或垫按压版，头颈躯干呈直线，双手放于躯干两侧，解开衣扣、裤带、领带等暴露胸部
2. 行胸外心脏按压 30 次（数 1001、1002…1030）
　（1）按压部位：胸骨下 1/3 处（切记剑突上两横指处定位）或乳头连线中点的胸骨上
　（2）按压姿势：手法准确，双两手掌根重叠，十指相扣，指尖翘起，双肘关节绷直垂直，按压时掌根不能离开胸部，身体重力，垂直下压
　（3）按压幅度：胸骨下陷 5～6 cm。
　（4）按压与放松时间：1:1。
　（5）按压频率：100～120 次 /min。
3. 开放气道：手法开放气道，观察口鼻腔有无分泌物，头偏向一侧，清理呼吸道，取下义齿，仰头抬颏（对于创伤患者使用推举下颌法）
4. 人工呼吸 2 次或简易呼吸气囊送气 2 次，呼吸频率：8～10 次 /min，按压 30 次，吹气 2 次（30:2）
5. 人工呼吸前需保持气道通畅，吹气时防止气体从口鼻逸出，吹气时间大于 1 秒，简易呼吸器连接氧气，调节氧气量 8～10 L/min（有氧情况下），一手固定面罩于患者口鼻部，另一手挤压简易呼吸器（EC 手法），挤压气囊 1 秒，使胸廓抬起，连续 2 次，通气频率 8～10 次 /min，潮气量 500～600 毫升（1 L 简易呼吸器挤压 1/2～2/3，2 L 简易呼吸器挤压 1/3）

图 3　成人 BLS 流程

▶▶ 效果判断 ◀◀

1. 瞳孔：复苏有效，可见瞳孔由散大开始回缩。如瞳孔由小变大、固定，则复苏无效。

2. 面色及口唇：复苏有效时，可见面色由发绀转为红润。如若变为灰白，则复苏无效。

3. 颈动脉搏动：按压有效时，每一次按压可以摸到一次搏动；如若停止，搏动亦消关，应持续进行心脏按压。如若停止按压后，脉搏仍然搏动，则说明患者心搏已恢复。

4. 神志：复苏有效，可见患者有眼球活动，睫毛反射与对光反射出现，甚至手脚张力增加。

5. 自主呼吸出现：自主呼吸的出现并不意味可以停止人工呼吸，如果自主呼吸微弱，仍应坚持人工辅助呼吸。

▶▶ 注意事项 ◀◀

1. 在安全情况下快速识别和判断心搏骤停：

（1）判断患者反应：采取轻拍或摇动患者双肩的方法，并大声呼叫"喂，你怎么了"判断患者有无反应，同时快速检查有无呼吸，应在8秒内完成。

（2）启动急救反应系统：如果患者无反应，应立即呼救启动急救反应系统，在院外拨打120，院内应呼叫其他医护人员。并迅速置患者于复苏体位，即仰卧位，头、颈部应与躯干保持在同一轴面上，将双上肢放置在身体两侧，解开衣服，暴露胸壁。

2. 循环支持（circulation，C）：循环支持又称人工循环，是指用人工的方法通过增加胸内压或直接挤压心脏产生血液流动，旨在为冠状动脉、脑和其他重要器官提供血液灌注。

（1）判断大动脉搏动：非专业人员无须检查大动脉搏动，专业人员应检查动脉有无搏动，时间 <8 秒。成人检查颈动脉，方法是示指和中指并拢触及气管正中部（喉结部位），从患者的气管正中部位向旁滑移 2～3 cm，在胸锁乳突肌前缘凹陷处轻触颈动脉搏动。儿童可检查其股动脉，婴儿可检查其肱动脉或股动脉。如果触摸不到动脉搏动，说明心搏已经停止，应立即进行胸外按压。

（2）胸外按压：是对胸骨下段有节律地按压。有效的胸外按压可产生 60～80 mmHg 的收缩期动脉峰压。通过胸外按压产生的血流能为大脑和心肌输送少量但却至关重要的氧气和营养物质。速度是成功的关键，如能在 4 分钟内对患者实施胸外按压，则可获得最高的复苏成功率。按压时患者应保持平卧位，头部位置尽量低于心脏，使血液容易流向头部。如果患者躺卧在软床上，应将木板放置在患者身下，以保证按压的有效性，但不要为了找木板而延误抢救的时间。为保证按压时力量垂直作用于胸骨，施救者可根据患者所处位置的高低，采取跪式或用脚凳等不同体位进行按压。

1）按压部位的确定：成人按压部位在胸部正中，胸骨的下半部，两乳头连线之间的胸骨处。婴儿按压部位在两乳头连线之间的胸骨处稍下方。

2）胸外按压方法：操作者在患者一侧，一只手的掌根部放在胸骨两乳头连线处，另外一只手叠加在其上，两手手指交叉紧紧相扣，手指尽量向上，避免触及胸壁和肋骨，减少按压时发生肋骨骨折的可能性。按压者身体稍前倾，双肩在患者胸骨正上方，双臂绷紧伸直，按时以髋关节为支点，应用上半身的力量垂直向下用力快速按压。

3）按压频率：每分钟 100～120 次，胸骨下陷至少 5 cm，但不超过 6 cm。胸骨下压时间及放松时间基本相等，放松时应保证胸廓充分回弹，但手掌根部不能离开胸壁。尽可能减少按压中的停顿，或尽可能将中断控制在 10 秒以内。按压与通气之比为 30：2，按压时应高声匀速记数。此要求适用于儿童以外的所有年龄患者的单人心肺复苏。

4）注意事项：①8 岁以下儿童患者按压深度至少达到胸廓前后径的 1/3，婴儿大约 4 cm，儿童大约为 5 cm。双人心肺复苏时，儿童和婴儿的按压 / 通气比例为 15：2。②快速、足够深的胸外按压有利于冠状动脉和脑动脉得到灌注。如果按压频率和深度不足、按压间断过久或过于频繁加之过度通气，可减少心排血量和重要器官的血液灌注，降低复苏的成功率。

3. 开放气道（airway，A）：

（1）仰头抬颏 / 颌法（beadtilt/chin lift）：将一手小鱼际置于患者前额使头部后仰，另一手的示指与中指置于下颌角处，抬起下颌，手指勿用力压迫下颌部软组织，防止造成气道梗阻。适于头和颈部没有创伤的患者。（图 3-3）

（2）双手托颌法（jaw thrust）：此方法开放气道具有一定的技术难度，需

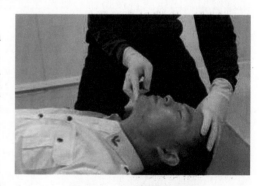

图 3-3 仰头抬颏 / 颌法

要接受培训。操作者站在患者头部，肘部可支撑在患者躺的平面上，双手分别放置在患者头部，两侧拇指放在下颌处，其余四指握紧下颌角，用力向前、向上托起下颌，如患者双唇紧闭，可用拇指把口唇分开。此法对头、颈部可疑创伤者比较安全。（图3-4）

4. 人工呼吸（breathing，B）：如果患者没有呼吸或不能正常呼吸（或仅仅是叹息），应立即作口对口、口对面

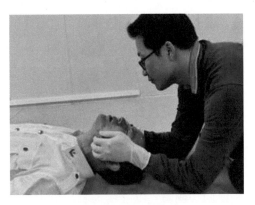

图3-4　双手托颌法

罩、球囊面罩、球囊对高级气道通气等人工呼吸方法。无论采用何种人工呼吸方法，首次人工通气为2次，每次通气应在1秒以上，使胸廓明显起伏，保证有足够的气体进入肺部。如果患者有自主循环存在，但需要呼吸支持，成人、儿童和婴儿都遵循单一的频率，即每6秒进行1次人工呼吸（每分钟10次），同时进行持续胸部按压（即在心肺复苏中使用高级气道）。

（1）口对口人工呼吸：①在保持呼吸道通畅和患者口部张开的位置时进行；②施救者用按于前额一手的拇指和示指，捏闭患者的鼻孔；③施救者张开口紧贴患者口部，以封闭患者的口周围（婴幼儿可连同鼻一块包住，不能漏气）；④通常呼吸下，缓慢吹气2次，至患者胸部上抬，不必深呼吸；⑤一次吹气完毕，应立即与患者口部脱离，轻轻抬起头部，眼视患者胸部，同时放松捏闭患者鼻部的手指，使患者能从鼻孔呼出气体。采取口对口人工呼吸时，一定注意应用合适的通气防护装置，既能保证通气效果又能有效保护施救者。如患者牙关紧闭，可行口对鼻人工呼吸，但对鼻孔吹气时，用力要更多，时间要更长，以克服鼻腔阻力。

（2）经口咽通气管或面罩通气：口咽通气管多为S型管，有一单独的呼气活瓣。人工通气时，施救者将S型管放入到患者的口咽部，用口含住S型管的外口吹气即可。面罩一般为透明的，可密闭于口腔周围，带有一氧气入口和呼吸进出口、充气垫和呼气活瓣。操作时，让患者头后仰，口张开，将面罩覆盖于整个口和鼻部并固定好，施救者经面罩吹气至患者胸廓抬起为止，然后将口离开面罩，使患者呼出气通过呼气活瓣活动而排出。此方法不能长时间使用，应尽早行球囊－面罩或气管内插管通气。

5. 按压者的更换：有两个复苏者时，每2分钟改变一下按压和通气的角色，

以避免按压者疲劳和胸部按压质量降低。多个复苏者时，可每 2 分钟改变一下按压者，换人操作时间应在 5 秒内完成，以减少胸部按压间断的时间。

6. 预防胃胀气：正常情况下，少量气体进入食管和胃是无害的，但如果进入胃的气体量过大，则可引起胃胀气。胃胀气严重时，一方面，使膈肌抬高，肺扩张障碍，肺容量减少，进而影响肺通气量；另一方面，胃胀气引起的胃扩张可导致呕吐反流和误吸，造成严重后果。在人工呼吸时可适当延长吹气时间，使气流速度减慢，最大吸气压降低，从而防止胃胀气的发生。如果患者已发生胃胀气，施救者可用手轻按上腹部，以利于胃内气体的排出，如有反流或呕吐，要将患者头偏向一侧防止呕吐物误吸。也可通过放置鼻胃管（nasogastric tube）进行胃肠减压。

7. 心肺复苏的终止：

（1）院前心肺复苏的终止：①恢复有效的自主循环；②高级心血管生命支持抢救小组接手；③施救者由于自身精疲力尽不能继续复苏、处在对自身产生危险的环境中或者继续复苏将置他人于危险境地时；④发现提示不可逆性死亡的可靠和有效的标准、确认为明显死亡的标准或符合复苏终止的规则。

（2）复苏终止的规则：①非院前急救人员或现场施救者见证的心搏骤停；②经过 3 轮（每轮 5 个 30 : 2 周期）的心肺复苏没有恢复自主循环；③没有除颤指征。

（3）医院内心肺复苏的终止：院内终止复苏的决定由抢救医生下达，做决定时要考虑诸多因素，如心搏骤停时有无目击者、CPR 时间、心搏骤停前状态，以及复苏过程中是否出现过自主循环恢复（return of spontaneous circulation，ROSC）等。

（4）临床死亡判断标准：①患者对任何刺激无反应；②无自主呼吸；③无循环特征，无脉搏，血压测不出；④心肺复苏 30 分钟后心脏自主循环仍不恢复，心电图为一直线（3 个以上导联）。

▶▶ **相关链接** ◀◀

传统心肺复苏包括人工胸外按压配合人工呼吸。从产生明显心排血量的角度来说，这存在固有的低效的一面。目前已研究出可替代传统心肺复苏的一系列方法和辅助手段，以便增强心搏骤停患者复苏过程中的心排血量。2010 年以来，已有很多临床试验给这些替代方法的有效性提供了新的数据。与传统心肺复苏相比，这些技术和装置多需要特殊的设备和培训。

1. 阻力阀装置：吸气阻力阀（impedance threshold device，ITD）是一单向阀，在呼气或正压通气时，该阀不起作用；ITD 可阻止气体流入肺内，造成胸内负压增大，直到胸内负压超过设定阈值时，止回阀内的弹簧片被压缩，通气筛开放，气流依次经过滤器、鸭嘴阀、通气管、隔膜和止回阀流入患者肺内。只有当胸内压从 $-2\,cmH_2O$（$1\,cmH_2O = 0.098\,kPa$）降低至负压阈值时，阀门才开启，从而进行自主通气。止回阀负压阈值可在 $-2 \sim 25\,cmH_2O$ 的范围内调节。一旦胸内负压小于此阈值，弹簧片恢复原状，止回阀将重新关闭。ITD 可在呼吸循环或胸外按压循环过程中间断性地增加胸内负压，从而促使静脉血液回流，降低颅内压，增加血液循环在主动吸气时，由于 ITD 使得吸气阻力增大，胸内负压增加，因此，增加了静脉回流。在胸外按压的按压回弹阶段，ITD 可以有效阻止气体进入肺内，造成胸腔内短暂的高负压状态，促使更多的血液向心脏回流。根据 ITD 的结构及工作原理可知，在 CPR 按压放松阶段，其可增强胸廓回弹产生的胸腔内负压，使回心血量增加，另据相关研究表明，胸腔内负压产生的同时，颅内压也会降低，即可增加脑部回血量。因此，ITD 越来越多地应用于心搏骤停患者的复苏治疗。但 2015 年美国心脏协会心肺复苏及心血管急救指南更新中不建议常规使用 ITD 辅助传统心肺复苏，但同时指出，如有可用设备和经过适当培训的人员在场时，可以用阻力阀装置搭配主动按压－减压心肺复苏替代传统心肺复苏。

2. 机械胸外按压装置：无证据表明，使用机械活塞装置对心搏骤停患者进行胸外按压，相对人工胸外按压更有优势。人工胸外按压仍然是治疗心搏骤停的救治标准。但是，在进行高质量人工胸外按压比较困难或危险时的特殊条件下（如施救者有限、长时间心肺复苏、低温心搏骤停时进行心肺复苏、在移动的救护车内进行心肺复苏、在血管造影室内进行心肺复苏，以及在准备体外心肺复苏期间进行心肺复苏），机械活塞装置可以作为传统心肺复苏的替代品。

3. 体外心肺复苏：体外心肺复苏（extracorporeal cardiopulmonary resuscitation，ECPR）是指在潜在的、可逆病因能够祛除的前提下，对已使用传统心肺复苏不能恢复自主心律或反复心搏骤停而不能维持自主心律的患者快速实施静动脉体外膜氧合（venoarterial extracorporeal membrane oxygenation，VAECMO），提供暂时的循环及氧合支持的技术。与传统心肺复苏相比，ECPR 治疗的心搏骤停患者恢复自主循环可达到 95%，出院生存率及出院患者良好神经功能恢复率明显提高。ECPR 目前在国内部分医院已经得到应用，但规范性和经验积累还有限。中华医学会急诊医学分会复苏学组和成人体外心肺复苏专家共识组在参考国内外相关指南的基础上，结合我国的实际情况，制定了成人体外心肺复苏专家共识，并于2018年1月发表在《中华急诊医学杂志》上，其指出 ECPR 对于 CCPR 失败的心搏骤停患者是非常重要且临床可行的治疗措施，但需要严格掌握 ECPR 的适应证，且该技术的实施依赖于综合性的技术熟练的团队合作。

4. 腹部提压心肺复苏（AACD-CPR）：是对心搏骤停的患者实施提拉与按压腹部改变腹内压力让膈肌上下移动，从而改变胸腔的压力以发挥"腹泵"与"胸泵"等多泵效应，达到建立人工循环与呼吸的目的。

（1）适应证：①心脏贯通伤、开放性胸外伤、胸部挤压伤伴心搏骤停；②胸部严重剥脱性皮炎及重度烧伤；③胸壁肿瘤、胸廓急性或连枷胸伴心搏骤停；④大面积胸腔积液、张力性或交通性气胸、严重肺大疱及验证胸膜病变伴心搏骤停；⑤复杂性先天性心脏病、心脏压塞或严重心包积液；⑥主动脉狭窄、夹层或破裂继发心搏骤停；⑦颈椎或胸椎损伤、胸廓畸形伴心搏骤停。

（2）禁忌证：腹主动脉瘤、腹部外伤、膈肌破裂、腹腔巨大肿物、腹腔器官出血等。

（3）操作方法：运用腹部提压心肺复苏仪器，放置在心搏骤停患者中上腹部，频率以 100 次 /min，连续交替在腹部实施向上提拉和向下按压，以建立人工循环和通气。步骤：①救护人员跪在患者一侧（身体中线垂直于患者的肚脐和剑突中点连线），紧握仪器手柄；②仪器启动，放置在患者中上腹部，自动吸附；③腹部提压，根据指示以 100 次 /min 的速率进行。注意事项：上提力度应为 10～30 kg，下压力度为 40～50 kg；提压过程，注意肘关节不能弯曲；面板应与患者平行，避免摇晃，应垂直提拉。

5. 先兆晕厥：是指由于全脑灌注不足，患者出现一过性意识丧失等一系列自主神经症状还和体征，包括头晕、恶心、乏力、黑曚、面色苍白、出汗、呕吐、颤抖、意识模糊等。及时的识别或急救处理将有效改善症状并减少急性心搏骤停的发生。若患者出现血管性迷走神经性或直立性先兆晕厥的症状或体征，2019年版美国心脏协会指南建议先给患者取安全体位，坐位或卧位，随后进行安全体位后肢体加压动作（PCM）。各种 PCM 动作包括下蹲、双腿交叉、双手紧握、握拳、颈部屈曲等，这些动作有助于升高血压、改善症状。其机制可能为肌肉收缩压迫血管，让全身血管阻力增加，血压升高，从而改善血管迷走神经性等先兆晕厥的症状。

▶▶ **小结** ◀◀

当各种原因引起心搏骤停时，心肺复苏是最紧急有效的措施。如得不到及时的抢救，会造成脑和其他组织气管不可逆的损害甚至死亡。一旦发现患者没有反应，医护人员应快速、有效、同步的检查患者呼吸和脉搏，并给予高质量胸外按压和通气。但传统心肺复苏时心排血量仅为心搏骤停前心排血量的 25%～40%，仅能够为心脏和脑分别提供心搏骤停前血流灌注的 10%～30% 和 30%～40%，通过传统心肺复苏治疗的心搏骤停患者仅有 47% 能够恢复自主循环，出院存活率仅为 8%～10.9%。因此，如何进一步提高心搏骤停患者的出院生存率和神经功能转归，是全球心肺复苏领域临床和科研的热点。20 世纪末以来，动物实验、回顾性研究及荟萃分析研究提示，体外心肺复苏能够使特定人群从中获益。2015 年美国心脏协会心肺复苏指南建议：能够快速实施 ECPR 的医疗机构可以为存在可逆病因的心搏骤停患者实施 ECPR。

〔谢小华 宋 意 谭 薇〕

§3.2 心电监护

▶▶ **概述** ◀◀

《中国心血管病报告 2018 概要》指出，心血管疾病患病率在我国持续上升，患者超过 2.9 亿例，死亡率位居各种疾病首位。目前，心血管疾病死亡占农村居民总死亡原因的 45.5%，城市居民为 43.16%。随着中国老年化进程的加速，心血管疾病的负担日益加重，加强心血管疾病防治工作刻不容缓。然而，我国心血管疾病患者群的知晓率不容乐观，超过一半的人群未能实施有效的防治。因此，实现心血管疾病的早期筛查、诊断是目前政府防治工作的重点。

心电监护是心血管疾病监测的有效手段。心电监护已经经历了一个多世纪的发展历程。1902 年，荷兰科学家 Einthoven 研发了弦线电流表，能清晰记录到心电波形，随后又研发出改进型的弦线式心电图机，心电图成为真正意义的临床诊断工具。在 1961 年，美国生物物理学家 Holter 发明了便携式心电监护装置，使转运患者记录心电图成为可能，在心电监护邻域具有重要意义。20 世纪后，更多功能更为齐全，设计更为精密的心电监护设备被研发，自动识别心律失常并报警的智能化装置有效减轻医护人员的负担。进入 21 世纪，便携式、移动监测的心电监护设备蓬勃发展。第一款穿戴式心电监护设备在 2014 年经美国食品和药品监督管理局批准，标志穿戴式心电进入医疗产品时代。

随着物联网、大数据、人工智能和移动终端等技术的快速发展，穿戴式心电监护成为当前研究的热点。穿戴式心电监护利用积气学习算法，从心电的海量数据中发现异常信息，预测疾病风险，还能实现心血管疾病连续、长期监测，协助构建疾病的预警模型，实现以预防为主的健康模式。其作为新兴的健康监测技术越来越受到临床工作者的关注，但一些核心技术尚未成熟，还需要大量的试验来验证其有效性。

心电监护技术广泛应用于不同的临床治疗情境。重症病房利用心电监护仪对危重症患者实时监测，以随时掌握患者的心律、呼吸、血氧饱和度、血压等情况，有效减轻医护人员的工作负担。在手术室，手术人员通过心电监护仪实时监测的各个参数，评估患者的镇静水平，以保证手术治疗时患者的生命安全。普通病房的患者人数较多，心电监护仪有助于管理病情不稳定的患者，实时监测患者的循环系统、血压等的稳定性，出现紧急情况，可实施治疗或抢救。心电监护是医护人员观察急危重症、手术或术后患者病情变化的有效工具，保障医疗质量和患者安全起着非常重要的作用，是医院各病区配置的医疗设备之一。因此，医护人员应该全体掌握心电监护技术。

1. 定义：心电监护是监测心脏电活动的一种手段。它是通过显示屏连续观察监测心脏电活动情况的一种无创监测方法，可适时观察病情，提供可靠的有价值的心电活动指标，并指导实时处理。它具有心电信息的采集、存储、智能分析预警等功能。因此，对于有心电活动异常的患者，如急性心肌梗死、各种心律失常等有重要的使用价值。

2. 适应证：由于普通心电图只能记录某一时间内的心电活动，而心脏监护系统可以连续实时观察并分析心脏电活动情况，是心血管及危重患者十分有价值的监护手段。主要适用于：①心肺复苏患者。②心律失常高危患者。③危重症，如急性心肌梗死、心肌炎、心肌病、心力衰竭、心源性休克、严重感染、预激综合征、心脏手术等。对接受了某些有心肌毒性或影响心脏传导系统药物治疗的患者，亦应进行心电监护。各种危重症伴发缺氧、电解质和酸碱平衡失调（尤其钾、钠、钙、镁）、多脏器功能障碍综合征。④某些诊断、治疗操作，如气管内插管、心包穿刺、心导管检查。⑤术中、术后。

▶▶ 技术流程 ◀◀

1. 物品准备：心电监护仪，心电、血压、血氧插件联接导线，电极片、乙醇、棉签（或盐水纱布）、记录单、笔。

2. 评估患者：①评估患者病情、意识状态、皮肤情况、患者配合能力；②检查周围环境有无电磁干扰。

3. 操作流程：

（1）核对患者信息。

（2）做好患者及家属的解释沟通工作。

（3）使用前需检查仪器及各输出电缆线是否有断裂、破损，如仪器表面有潮湿及污渍时，先清洁、用干布擦干备用；检查仪器，仪器指示灯亮，将各导联线与监护仪相应接口连接，检查监护仪性能完好性。

（4）体位：协助患者取平卧位或半卧位。注意保护患者隐私，男性医护人员给女性患者做此操作时，要有第三者在现场。

（5）用生理盐水棉球擦拭患者拟贴电极处皮肤。

（6）打开仪器电源开关，放置电极片：

1）三电极系统电极片的放置：有两种方法。第一种方法：右锁骨中线第二肋间（RA）；左锁骨中线第二肋间（LA）；右锁骨中线剑突水平处（RL）。第二种方法：右锁骨中线第二肋间（RA）；左锁骨中线第二肋间（LA）；左锁骨中线剑突水平处（LL）。

2）五电极系统电极片的放置：左锁骨中线第二肋间（LA），右锁骨中线第二肋间（RA），左锁骨中线剑突水平处（LL），右锁骨中线剑突水平处（RL），胸骨左缘第四肋间（V或C）。

（7）连接心电导联线，绑血压计袖带，安放血氧饱和度探头，根据病情特点设置监护参数，并做好记录。

（8）交代患者及家属注意事项。

（9）整理用物。

▶▶ 注意事项 ◀◀

1. 正确连接导联线，注意保护患者隐私。先把电极片安装在导线接口，再贴患者身上，避免因按压造成患者疼痛。

2. 妥善固定各导线，避免折叠、扭曲、缠绕等。

3. 持续监护的患者，定时放松血压袖带，病情允许每 6～8 小时更换监测部位一次，防止给患者造成皮肤损伤。保持连接血压袖带和监护仪的充气管通畅，袖带缠绕位置适当，松紧度适宜，测压肢体应与患者心脏处于同一水平位置，禁止在输液或插管肢体上测量血压。

4. 成人、儿童进行血压监测时，注意袖带的选择，避免混淆。

5. 患者在躁动、肢体痉挛时所测血压值有误差，必要时予人工测量。

6. 注意保护血氧饱和度探头，不要在监测血压的同一肢体进行血氧饱和度的监测，并每隔 2 小时更换一次监测的手指，要求患者指甲不能过长，不能有任何染色物、污垢。

7. 电极片长期使用易脱落，影响监测准确性，3～4 日更换一次或根据实际情况及时更换，并注意贴电极片处皮肤的清洁。

8. 嘱患者及家属勿擅自调节监护仪，以免造成仪器的损坏。

9. 特殊患者进行心电监测电极片放置时应注意：急性心肌梗死患者尽量避开行心电图检查的区域；需安装永久起搏器的患者避开手术切口位置；频发室性心动过速（简称室速）、室颤的患者避开电除颤的位置。

10. 做好仪器日常维护及清洁，专人管理，定期检查维修。

▶▶ **相关链接** ◀◀

1. 典型穿戴式心电设备的工作原理是由贴在皮肤表面的电极感知身体的心电信号，信号通过 WIFI、蓝牙等无线通信技术上传至云端服务器或移动终端，利用大数据、AI 等技术生成分析报告，最后通过信号反馈层把结果分享至用户和医生。

2. 目前，可穿戴的心电监护设备的关键技术尚未成熟，研究的热点关注在心电监护可穿戴式系统的研制与开发、终端软件的设计和开发、远程监护系统的开发、信号处理的方法等研究。如齐晓晓等通过比较目前孕妇心电监护服装与皮肤电极之间的动态关系，选出 3 种最适合孕妇穿戴的电极分布方法。可穿戴医疗设备的生产和使用，有利于解决医疗资源空间分布不平衡的问题，医生和护士可通办公电脑或移动客户端实时、动态地监控患者的健康数据，并给予患者相应的健康指导，可减少普通患者的住院观察，节约医疗资源。

〔谢小华　宋志红　宋　意　谭　薇〕

§3.3 心电图机的使用

▶▶ **概述** ◀◀

自 1903 年心电图问世后，心电图在临床上已经有 100 多年的应用历史，已经由最初的 3 导联发展到现在的 12 导联，作为"血、尿、便、影像学、心电图五大常规检查"之一，为临床医学做出了巨大贡献。心电图是在体表记录心脏的心动周期产生的心电活动变化的曲线图，对一些心血管疾病如慢性缺血性心脏病、心肌炎、心包炎、急性冠状动脉综合征、心房颤动（简称房颤）、心律失常等具有确诊价值。此外，心电图在心脏结构异常、先天性心脏病、电解质紊乱等诊断也具有辅助价值。同时，心电图也是监测心律失常情况以及抗心律失常药使用的疗效、评估术前风险的重要手段，心脏的电活动是先后有序的电激动传播，引起一系列电位改变，在空间、时间和量方面具有一定的规律。临床上常用心电图来协助诊断心脏的疾病。急性心肌梗死是心血管疾病的一种急性疾病，当患者发病时，心电图会发生动态演变规律和特征性改变。心电图对急性心肌梗死的定位和定性与预后评估都具有重要的作用。指南建议对疑似急性 ST 段抬高型心肌梗死的患者，应在首次医疗接触后 10 分钟记录 12 导联心电图，对持续性胸痛症状但首份心电图不能明确诊断的患者，应在 15～30 分钟内复查心电图。症状和心电图能够明确诊断急性 ST 段抬高型心肌梗死的患者。

1. 定义：心电图是指心脏在每个心动周期中，由起搏点、心房、心室相继兴奋，伴随着生物电的变化，通过心电描记器（心电图机）从体表引出多种形式的电位变化的图形，主要反应心脏激动的电活动，对各种类型的心律失常具有独特的诊断价值。

2. 适应证：①记录人体正常心脏的电活动；②帮助诊断心律失常；③帮助诊断心肌缺血、心肌梗死及部位；④诊断心脏扩大、肥厚；⑤判断药物或电解质情况对心脏的影响；⑥判断人工心脏起搏状况；⑦帮助预测、判断房颤和室颤；⑧证实患有心血管疾病或心功能不全者；⑨疑似心血管疾病或心功能不全者。

3. 禁忌证：心电图检查没有绝对的禁忌证，除特殊情况如Ⅲ度皮肤烧伤、严重皮肤疾病无法进行外。

▶▶ **技术流程** ◀◀

1. 物品准备：心电图机，生理盐水或乙醇棉球，心电图申请单，纱布，必要时备屏风，备皮刀。

2. 操作方法：

（1）评估患者情况，检查周围环境有无 X 光机、超声波装置或其他电器设备等产生电磁干扰。

（2）使用前需检查仪器及各输出电缆线是否完好，插上电源，检查仪器指示灯亮、心电图纸安装方向是否正确。

（3）核对患者并输入信息，做好解释工作，注意保护患者隐私，男性医护人员给女性患者做此操作时，要有第三者在现场。

（4）暴露两手臂、双下肢及胸部，用生理盐水或乙醇棉球擦拭两手腕内侧上方约 3 cm、双下肢内踝上部约 7 cm 及胸前区。

（5）正确连接导联线：①V1，胸骨右缘第四肋间隙（红）；②V2，胸骨左缘第四肋间隙（黄）；③V3，V2与V4之间（绿）；④V4，左第五肋间隙锁骨中线处（棕）；⑤V5，左腋前线与V4同一平面（黑）；⑥V6，左腋中线与V4同一平面（紫）；⑦V7，左腋后线与V4 同一水平；⑧V8，左肩胛下角与V4 同一水平；⑨V9，左脊椎旁线与V4同一水平；⑩V3R～V5R，V3～V5的右侧对应部位。

（6）向患者说明注意事项，注意保暖。

（7）记录心电图波形，确认示波平稳后，按开始键打印心电图，取下导联线，擦拭患者皮肤，关机。

（8）协助患者穿好衣服，整理床单位，正确处理用物。

（9）正确识别心电图，发现异常应及时同临床医生联系。

▶▶ **注意事项** ◀◀

1. 作前询问患者有无酒精过敏史。

2. 检查环境应远离大型电器设备，推荐室温为 18 ℃～26 ℃，避免过冷或过热所致的肌电干扰。

3. 操作轻柔。

4. 确认各导联与肢体连接正确。心电图采集标准时间为 10 秒，当出现房性早搏、室性早搏、房颤、室内差异性传导等异常心电图时可适当延长采集时间。

5．女性乳房下垂者，应避免放置在乳房上，应托起乳房电极放在下缘胸壁上。一般情况下，患者应取平卧位，特殊情况下取坐位、半坐位、左侧卧位时应注明。

6．做心电图时，被检查者的手脚等部位勿触碰金属物体，以免出现交流干扰。如出现振幅超出心电图纸范围和心率过慢过快时，及时调整电压和走纸速度至合理范围。

7．躁动患者做心电图时，由他人协助完成，改用手动模式分步进行逐个导联描记。

8．做好仪器日常维护及清洁，专人管理，定期检查维修保养。

〔谢小华　宋志红　宋　意　肖静怡〕

§3.4　心排血量监测

心排血量（cardiac output，CO）是每分钟由心脏泵出的血液量，是每搏输出量（stroke volume，SV）和心率（heart rate，HR）的产物，是氧传递的主要决定因素和衡量心室功能的重要指标，众多研究表明心排血量监测对于临床危重患者的救治有着重要的指导作用。现在临床上心排血量的监测方法分为有创和无创，按照监测原理和方式的不同，有创性血流动力学监测技术主要可分为4类：热稀释法、有创动脉脉搏波形法、脉搏轮廓分析法和经食管超声心电图法。

热稀释法（themodilution method）又称肺动脉漂浮导管（pulmonary artery catheter，PAC）或Swan-Ganz导管，是公认的心排血量测定的"金标准"。最早由Fegler于20世纪50年代提出，随后，Swan和Ganz医生用Swan-Ganz导管验证了此方法。其原理是通过将一定冷生理盐水注入到右心房，冷生理盐水与血液混合后，温度逐渐上升，经导管内的热敏传感器测量获得温度－时间曲线，经计算机的公式计算可得到心排血量。然而监测的有创性和对设备、技术以及操作人员的要求，严重限制了它的临床应用，同时在放置Swan-Ganz导管过程中还有血液感染、心律失常、肺栓塞、肺小动脉破裂和出血、气囊破裂、导管打结等并发症的隐患，而且费用昂贵。目前国内许多大医院都有Swan-Ganz，但是实际用量很少。

脉搏指示持续心排血量监测（pulse indicatorcontinuous cardiac output，PiCCO）

样机于 1995 年出现，1999 年开始在临床应用，其技术精度较高，与热稀释法相关系数达 0.96。它是将热稀释法与脉搏轮廓分析法两者结合，通过中心静脉导管注入指示剂，动脉导管末端热敏电阻得到的温度数据将传到计算机，描绘出温度变化曲线。根据 Stewart-Hamilton 公式计算得到的单次心排血量与动脉导管测量的动脉压力波形曲线，从曲线面积建立相关关系，从而得到连续心排血量。PiCCO 技术相对于热稀释法的优势在于创伤较小。

经食管超声心动图法（transesophageal echocardiography，TEE）。Frazin 等在 1976 年首次经食管获得左心室超声心动图。开始的单平面探头已经发展到了今天的多平面探头，测量结果与热稀释法相关系数为 0.92～0.94。操作时，配有超声探头的导管插入食管，至平行于降主动脉的第三肋间。M 型探头用来确定探头位置及测量主动脉直径，多普勒型探头测量红细胞流速，从而计算出降主动脉血流量。因降主动脉中血流量是心排血量的 70%，心排血量可由降主动脉横截面积与降主动脉血流的乘积，再除以 0.7 得到。该方法的缺点是动脉血压变化剧烈或主动脉有病变的患者心排血量测量有误差。此外，清醒患者会有恶心、干呕等不适感，因此，不适用于清醒患者、食管有病变或降主动脉明显狭窄及血流变动的患者。

无创性血流动力学监测方法主要有二氧化碳重吸入法和心阻抗图法。

二氧化碳重吸入法测量心排血量技术与金标准的相关系数为 0.83～0.94。原理为身体的 O_2 消耗转化为 CO_2 排出体外。测量时，分析基础 CO_2 浓度值，随后重吸入上一次呼出的部分气体。经测量，得到重吸入期 CO_2 浓度值，重吸入期值与基础值之差用于计算心排血量，此方法仅适用于机械通气患者，重复呼吸引起患者动脉内的 CO_2 分压暂时升高，因此，对测量的精度造成影响。

心阻抗图法又称胸阻抗法，经临床验证，与金标准相关性为 0.87～0.91。原理是在患者身上粘贴 4 个电极，其中两个为激励电极，另外两个是测量电极，通过激励电极发出的胸激励电流，主要经主动脉传导，胸部阻抗变化会随心搏时主动脉内血量和流速变化，经测量电极检测患者的胸部阻抗变化，根据公式计算心输出量。这个方法的优点在于其安全无创、操作简单、成本较低。但由于其容易收到呼吸等因素影响，极大限制了它的临床应用。

本节主要介绍近年来在临床广泛应用的血流动力学监测技术之一的 PiCCO。

▶▶ 概述 ◀◀

1. 定义：心排血量（cardiac output，CO）是每分钟由心脏泵出的血液量，是每搏量（stroke volume，SV）与心率（heart rate，HR）的乘积。

2. 监测原理：PiCCO 首先是利用经肺热稀释技术测量单次心排血量，它的原理是将已知温度的一定容积的液体注入到患者体内，所注入的液体与血液迅速混合，通过导管顶端的热敏电抗组测出注射前和注射后患者血温的变化，描述出温度 – 时间变化曲线并传给计算机，并通过分析动脉压力波型曲线下面积来获得连续的 CO，同时可动态监测全身血管阻力（SVR）、全心舒张末容积（GEDV）、血管外肺水（EVLW）等参数。

▶▶ 技术流程图 ◀◀

心排血量监测示意图如图 3-5 所示。

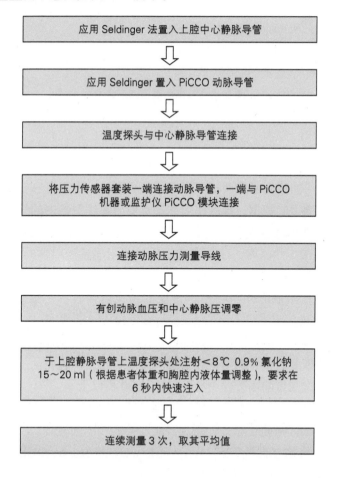

应用 Seldinger 法置入上腔中心静脉导管

⬇

应用 Seldinger 置入 PiCCO 动脉导管

⬇

温度探头与中心静脉导管连接

⬇

将压力传感器套装一端连接动脉导管，一端与 PiCCO
机器或监护仪 PiCCO 模块连接

⬇

连接动脉压力测量导线

⬇

有创动脉血压和中心静脉压调零

⬇

于上腔静脉导管上温度探头处注射＜8℃ 0.9％ 氯化钠
15～20 ml（根据患者体重和胸腔内液体量调整），要求在
6 秒内快速注入

⬇

连续测量 3 次，取其平均值

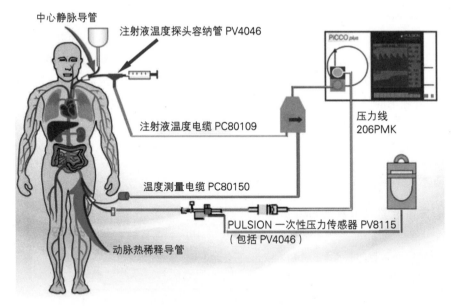

图 3-5 心排血量监测示意图

▶▶ **注意事项** ◀◀

1. 保持监测的准确性：

（1）每次测压前进行零点调试，换能器位置准确，平患者右心房水平。

（2）为获得准确的数据，每次注射冰盐水前应将注射器内的气泡完全排空。

（3）确保冰盐水温度的有效性，一般要求 <8 ℃，且在注射时勿握住冰盐水部分，注射时间在 6 秒以内，注射完成之后要关闭连接注射器的旋阀，等待测量结果出现之后方可触摸或移动患者导管。

（4）注射冰盐水量必须与心输出量仪器预设液体容积一致，注射记录必须精确。

（5）每次 PiCCO 定标至少 3 次以上；连续两次注射时间应间隔 70 秒左右，以便让动脉血温恢复正常（监测仪会提醒）。

（6）校正首次测量前需暂停中心静脉输液 30 秒以上。

（7）避免使用很长的连接管或多个三通。严密观察各个连接处有无松动、脱出及血液反流现象，保证三通、管路及换能器等连接牢固。

（8）接受主动脉内球囊反搏（intra-aortic balloon pump，IABP）治疗的患者，脉搏指示分析法不能准确监测各项指标，建议在 PiCCO 监测前 1 分钟暂停 IABP。

2．导管护理：

（1）保持导管通畅，防止导管意外脱出。局部缝合固定，穿刺处覆盖半透明无菌敷贴，采用 3M 弹力胶布进行二次固定，每班查看导管固定情况。保证 PICCO 导管的连接通畅，避免打折、扭曲，并予妥善固定；导管内无血液反流，保证持续压力袋的压力维持在 300 mmHg 以上，如导管内有凝血而发生部分堵塞而导致波形异常时，应及时抽出血块加以疏通；冲洗管道时严防空气进入。

（2）防止导管相关性血流感染。严格遵守无菌操作；三通管及换能器接头用无菌治疗巾包好，每日更换；每班观察动脉和静脉置管口有无红肿及分泌物，动脉导管留置时间可达 10 日，一旦出现高热伴导管局部感染可疑症状时，及时终止导管使用并且留取血标本进行培养。

3．预防并发症：

（1）密切观察患者术肢足背动脉搏动，皮肤温度及血液供应情况。

（2）一旦发现患者术肢足背动脉搏动较弱、皮肤温度明显低于另一侧者，立即采取保温、被动活动肢体等措施。

（3）测量腿围，观察有无肢体肿胀和静脉回流受阻，以尽早发现下肢有无缺血情况。

▶▶ 监测结果与临床意义 ◀◀

1．常用 PiCCO 监测指标正常范围：如表 3-1 所示。

表 3-1　常用 PiCCO 监测指标正常范围

常用 PiCCO 监测指标	正常值范围
心排血量（cardiac output，CO）	4～6 L/min
心排血指数（cardiac index，CI）	2.8～4.2 L/（min·m²）
全心舒张末期容积指数（Global End-diastolic Volume index，GEDVI）	680～800 ml/m²
胸腔内血容积（Intrathoracic Blood Volume，ITBV）	850～1000 ml/m²
每博量变异（Stroke Volume Variation，SVV）	≤10%
全心射血分数（Global ejection fraction，GEF）	25%～35%
全身血管阻力指数（systemic vascular resistance index，SVRI）	1700～2400 dyn·s·cm⁻⁵·m²
血管外肺水（Extravascular lung water，EVLW）	3～7 ml/kg

2. 常见 PiCCO 监测指标临床意义：

（1）心排血指数：在空腹和静息状态下，以每平方米体表面积计算的每分心输出量称为心排血指数（cardiac index，CI），又称心指数。心排血量是反映心脏泵功能的重要指标，但心排血量因人而异，为了排除该因素的影响，临床上采用心排血指数作为心排血量的实用指标。CI 降低意味着组织低灌注，极度降低意味着出现心源性休克；增高可见于某些高动力性心力衰竭。

（2）全心舒张末期容积指数（GEDVI）：PiCCO 提供的全心舒张末期容积是心脏 4 个腔室在舒张末期能容纳的血量总和，是评价前负荷是否充足的指标。GEDVI 是理想体表面积下的全心舒张末期容积，有研究表明 GEDVI 可能是预测重症患者容量状态的理想指标，也可作为预测感染性休克继发急性肺损伤患者早期容量反应性指标。

（3）每博量变异：是过去 30 秒内最大每搏量减去最小每搏量再除以平均每搏量所得的值，正常值≤ 10%。每搏量和脉压会随着呼吸周期而有所变化，当变异较大时，提示通过补液扩容可以提高患者的心排血量。但 SVV 需要满足以下 3 点参数才有指导液体治疗的意义：①患者呼吸机模式必须是控制通气；②患者是窦性心律，没有房颤，频发室性早搏等心律失常；③动脉压力波形正常。

（4）全身血管阻力指数：全身血管阻力是指在其他因素不变的条件下，心脏泵血需要克服的阻力。阻力越大，心排血量越小。当血管收缩药使小动脉收缩或因左室衰竭、心源性休克、低血容量性休克等使心排血量减少时，SVRI 增加；相反，当患者使用血管扩张药、贫血、中度低氧血症时可使外周血管阻力降低，SVRI 下降。故 SVRI 可以指导临床应用血管活性药物。

（5）血管外肺水：是肺血管外面的水，包括细胞内液，间质液以及肺泡内液，但不包括胸腔积液。当高于正常值时，说明发生水肿，临床应该干预治疗。我们在计算 EVLW 时，是除以患者理想体重的体表面积，因为患者的胖瘦多体现在腹部臀部等，而肺水发生在肺脏。除以实际体重的体表面积会过高或者过低地评价肺水肿的程度。

▶▶ 相关链接 ◀◀

1. 容量治疗是脓毒症患者救治的重要环节，准确判断容量反应性是容量治疗的关键环节。目前，用于预测脓毒症患者容量反应性方法包括传统法［血浆 B 型脑钠肽（BNP）浓度、CVP］、PiCCO 法和超声法。传统法测定指标易获取，但干扰因素较多；PiCCO 法准确性较高，但操作复杂，并发症发生率较高。超声法具有无创、便携、即时等优势，其基于"心肺交互"原理测定的动态容量反应性指标，可较好地预测容量反应性。

超声法主要是采用超声仪测定以下指标：

（1）$SVV_{TTE}=[(SV_{max}-SV_{min})\div(SV_{max}+SV_{min})\div2\times100\%]$：具体方法如下。测量胸骨旁左室长轴测量主动脉瓣环直径（AoD），通过公式 $Aa=\pi\times AoD^2\div4$ 计算主动脉瓣环面积；在心尖五腔心切面测量主动脉瓣流速时间积分（VTI_{Ao}），计算 $SV=VTI_{Ao}\times Aa^9$。

（2）下腔静脉扩张指数（dIVC）：二维超声剑突下视角距肝静脉汇入下腔静脉近心端旁 2 cm 处测量吸气末最大直径（$dIVC_{max}$）和呼气末最小直径（$dIVC_{min}$），测量 3 次，取其平均值：$dIVC=(dIVC_{max}-dIVC_{min})\div0.5\times(dIVC_{max}+dIVC_{min})$。

有研究表明，超声法测定 SVV 与 PiCCO 监测 SVV 的一致性良好，提示超声法测定 SVV 可准确地预测脓毒症患者容量反应性；超声法测定的 dIVC 也已经用于预测脓毒症及其他危重症患者的容量反应性。且超声法是一种无创手段，使用其测定 SVV 和 dIVC 预测容量反应性有良好的临床应用价值。

（3）临床上还有学者针对 PICCO 温度指示剂（4℃生理盐水）不同注射速度对容量相关指标如心排血指数（CI）、全心舒张末期容积指数（GEDI）以及胸腔内血容量指数（ITBI）等测量结果的影响。PICCO 导管厂家指南指出只要再 7 秒内将温度指示剂推注完毕即可，但部分学者认为 0～7 秒推注时间的变动范围较大，而容量指标的敏感性高，有可能产生一定程度的偏差。有学者认可在 4 秒内推注完毕，另有学者发现 5 秒相对于 2、3、4 秒的注射速度能提高 CI、GEDI 的检测值，但目前尚未形成统一的定论。

（4）生物电抗：一种无创心排血量监测方法。其原理是通过测量通过胸腔的电压和电流的相移，电压和电流达到峰值的时间因电阻抗的存在会有不同，该时间差即 Φ。生物电抗心排血量监测设备向人体输出高频低幅的正弦交流电流，与人体胸腔组成回路。生物电抗心排血量监测设备输出的电流经过人体胸腔产生电压，人体胸腔大动脉的搏动性血流形成对抗输出电流的电阻和对抗电压的电抗，电阻抗使经过人体胸腔的电流和电压达到峰值的时间不一致。可通过公式计算心排血量：每搏输出量（SV）= 常数（C）× 左心室射血时间 × 生物电阻 Φ，心排血量（CO）=SV× 心率（HR）。

▶▶ 小结 ◀◀

PiCCO 监护体系充分反映了血流动力学变化，以及心脏收缩和舒张功能，在液体复苏、液体管理和治疗评估中具有重要作用，如心力衰竭患者，EVLW 增加，提示心脏前负荷过重导致肺间质水肿，应减少液体输入、使用利尿药，降低 GEDVI 以降低心脏前负荷，并使用强心药，提高心功能指数，提高心肌收缩力，从而改善心功能。同时根据全身血管阻力调节血管活性药物剂量，在保证有效血流动力学的同时，减轻心脏后负荷。在临床应用过程中，护士需要熟悉 PiCCO 监测的原理，了解相关参数的意义，做好 PiCCO 系统的相关护理，正确测量 PiCCO 数值，密切观察患者的病情变化，以便能及时发现问题和解决问题，有效地提高护理效果，改善患者结局。

〔谢小华　宋　意　陈　晖　肖静怡〕

§3.5　电除颤仪的应用

心搏骤停是较为常见的急症，随着人口老年化及生活节奏加速，每年因心搏骤停的人数超过 50 万。心搏骤停发生后的 4 分钟是黄金救援时间，能否及时有效地实施心肺复苏（CPR）以及在 CPR 过程中尽早地除颤，是复苏成功的关键。心搏骤停绝大部分是由于心室颤动引起，室颤是一种恶性心律失常，需要马上处理和纠正。及时的电除颤是治疗室颤成功率最高的方法。研究显示，国内的心源性猝死抢救成功率仅为 1.2%～1.4%，远远低于国外的 11%～48%。如何提高心搏骤停患者的自主循环恢复率是当前医务工作者的难题。2018 版美国心脏协会关于心肺复苏及心血管急救指南推荐，当除颤仪到达时应马上进行电除颤。电除颤时间每延迟 1 分钟，CPR 成功率下降 7%～10%；若在患者心搏骤停后 1 分钟内给予电除颤，CPR 成功率可达 90% 以上。

早在 1744 年，心脏电除颤技术便出现了，Prevost 等人在 1899 年证实狗的室颤可以由直流或交流电击终止。世界上首台便携式除颤仪是在 1960 年被 Lown 等人成功研制。首例埋藏式体内自动转复除颤仪在 1980 年研制成功。现如今，许多公共场所都安装了体外自动除颤仪（automatic external defibrillator，AED），AED 可自动采集并分析患者两大生理参数（心电和胸阻抗），自动识别可除颤信号，从而完成救治患者的除颤操作。

电除颤仪按电极放置的位置可分为：体内除颤仪（植入式除颤仪）与体外除颤仪。体内除颤器是埋藏式，是将电极放置在胸内直接心肌除颤，既具有基本的除颤功能，又能自动监护，判别失常心律，自动治疗。体外除颤器是将电极放在胸外，间接接触除颤。AED 便属于此种类型，具有自动分析识别可除颤心电信号的功能，其操作简单，便于携带，因此，多用于院外。

电除颤技术的研究主要集中在对除颤波形和能量，以及 AED 自动分析识别可电除颤信号两个方面。对除颤波形研究的实验结果表明，双相波技术与单相波技术相比，在许多方面具有更大优势。例如，双向波技术具有自主心律恢复率更高、心机损伤度更小，心机恢复能力更快，患者疼痛感更小等优势。与单相波相比，双相波在除颤时，电流峰值较小且可以控制，从而减小了因电流过大对患者造成的伤害。双向除颤波形是一个双向脉冲，可通过电流调节该脉冲，在一段时间内为正向，在所剩的几毫秒内，电流方向会变成相反方向，这样使 AED 的安全性得到了提高。而除颤心率信号的自动识别是 AED 中关键技术之一，主要由以下几类检测算法：时域分析法、频域分析法、时频分析法和非线性动力学分析算法。

▶ **概述** ◀◀

1. 定义：电除颤（defibrillation）又称心脏电复律，是用高压强脉冲电流在极短的时间内经胸壁或直接经过心脏瞬间消除心肌细胞所有电活动，终止异位心律失常，恢复自律性最高的窦房结发放冲动控制心脏的窦性心律的一种方法。该方法最早用于消除室颤，故称作电除颤。

2. 原理：电除颤是在短时间内向心脏通以除颤仪发出的高能量脉冲电流，使心肌纤维瞬间同时除极，然后同时复极，从而恢复有组织的、协调的收缩。

3. 电除颤仪的分类：

（1）按操作方式分类：电除颤仪有手动除颤仪、自动体外除颤仪。自动体外除颤仪主要分为全自动和电击咨询系统除颤仪。后者指的是自动体外除颤仪自动启动后，通过体表心电图模式能够自动识别心脏节律，从而向操作者发出是否实施除颤的指令。虽然许多电击咨询除颤仪可以不通过操作者直接启动内部电容器，但是如果操作者否定实施除颤电击的决定，自动体外除颤仪将无法启动，电击咨询除颤仪对于患者和操作者都是十分安全的，因为最终是否进行除颤的决定权掌握在操作者手中，由操作者按下"SHOCK"按钮，即可行电除颤。而全自动体外除颤（automated external defibrillator，AED）不需要按"SHOCK"按钮。AED 只适用于无反应、无呼吸和无循环体征的患者。对于无循环体征的患者，无论是室上速、室速还是室颤都有除颤指征。

（2）按波形分类：电除颤仪有单相波、双相波除颤仪。传统除颤器使用的是单相波除颤，其脉冲形式是以单方向释放电流。根据波形回落至0伏点速度的不同，将单相波进一步分为两个类型：如果单相波逐渐降至0伏点时，称为单相正弦衰减波；如果单相波即刻回落，则称为单相指数截断波。双相波是指正、负极性交替各放电一次，相当于完成了一次电偶从正至负、从负至正的振荡，其波形呈现极性完全相反的两个方波的组合。双相波能够实现阻抗代偿（impedance compensation，IC），IC能确保传递的除颤电流能适合于每一个患者和每一次电击。不同的波形对能量的需求有所不同，单相波电除颤首次电击能量200 J，第二次200～300 J，第三次360 J。早期临床试验表明，使用150 J的双相波电除颤即可有效终止院前发生的室颤。低能量的双相波电除颤终止室颤的效果与高能量单相波除颤相似或更有效。

（3）按是否与R波同步分类：电除颤仪有非同步型和同步型。非同步型除颤时与患者自身的R波不同步，放电脉冲的时间由操作者决定。适用于室颤和心室扑动。同步型除颤脉冲与患者自身R波同步。用R波控制脉冲时间，使电击脉冲刚好落在R波的下降沿，而不会落在易激期，避免诱发室颤。进行同步除颤时，心电监护每检测到一个R波，屏幕上都会出现同步标识，充电完成后实施放电时，只有出现R波才会有放电脉冲。可用于其他快速性心律失常，如室上性心动过速、室性心动过速、心房颤动和心房扑动等。

▶▶ 技术流程图 ◀◀

本文主要介绍非同步电除颤术，如图3-6所示。

▶▶ 注意事项 ◀◀

1. 快速、准确识别心电图与脉搏，立即做出判断，证实是否确有室颤（只看心电图）或无脉性室速（检查心电图与脉搏）。

2. 除颤前应将床档等金属物品除去，检查核实任何人及患者无直接或间接接触后，适当加压于两电极板（约10 kg压力），然后再放电，注意保证操作人员安全。

3. 除颤时两个电极板的位置要放置准确，标准位置为心底部（STERNVM）电极板上缘放于胸骨右侧第二肋间，心尖部（APEX）电极板上缘置于左腋中线第四肋间。

4. 儿童除颤的剂量：可考虑使用的首剂量2 J/kg，对于后续电击，至少为4 J/Kg，并可以考虑使用更高能量级别，但不超过10 J/kg或达到成人最大剂量。

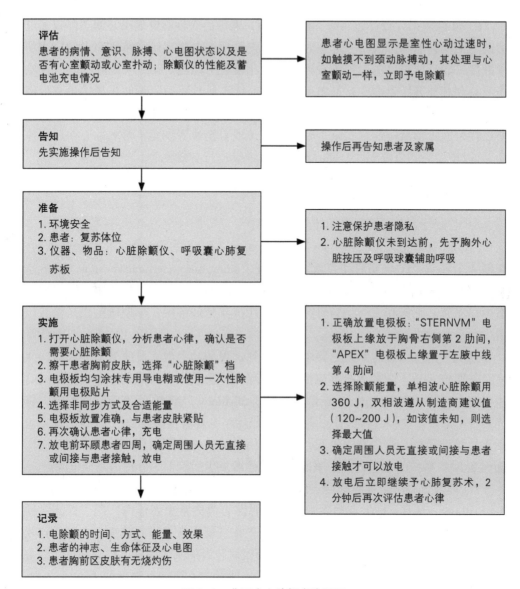

图 3-6 非同步电除颤术流程图

5. 除颤时机的选择：对于院内心搏骤停，没有证据支持或反对除颤之前心肺复苏。但对于有心电监护的患者从室颤到电击不应超过 3 分钟，并且在等待除颤器到位的时间内持续心肺复苏。因为心搏骤停的患者约 80% 为室颤，而室颤最有效的治疗是除颤。除颤每延迟 1 分钟，成功率下降 10%。所以在心搏骤停时，为了争取时间，在不了解心搏骤停性质及原因的情况下，可立即行非同步电除颤。

6. 除颤效果评价：近年来的研究表明，电击后 5 秒心电显示心搏骤停或无电活动均可视为电除颤成功。这一时间的规定是根据电生理研究结果而定的，成功除颤后一般心搏骤停的时间为 5 秒，临床比较容易检测。第一次电除颤后，在给予药物和其他高级生命支持措施前，监测心律 5 秒，可对除颤效果提供最有价值的依据；由于心搏骤停或无电活动，心脏会因血液灌注不足导致心脏收缩无力，所以在每次除颤后应继续实施 2 分钟 CPR（或直至患者恢复正常窦性心律后才停止），以增加心脏血液灌注，使心脏有能力继续进行有效收缩。

▶▶ **相关链接** ◀◀

1. 心血管急救系统与自动体外除颤器：

（1）心血管急救（emergency cardiac care，ECC）系统可用"生存链"概括，包括 4 个环节：①早期启动急救医疗服务（emergency medical service，EMS）；②早期心肺复苏（cardiopulmonary resuscitation，CPR）；③早期电除颤；④早期高级生命支持。临床和流行病学研究证实，在这 4 个环节中，早期电除颤是抢救患者生命最关键的一环。

（2）早期电除颤的原则是要求第一个到达现场的急救人员应携带除颤器，并有义务实施 CPR。急救人员都应接受正规培训，急救人员行基础生命支持的同时应实施自动体外除颤（automated external defibrillator，AED）。在有除颤器时，首先实施电除颤，这样心搏骤停患者复苏的成功率会显著提高。使用 AED 的优点包括人员培训简单、培训费用较低，而且使用时比传统除颤器快。早期电除颤应作为标准 EMS 系统的急救内容，争取在心脏停搏发生后院前 5 分钟内完成电除颤。

2. 埋藏式心脏复律除颤器：埋藏式心律转复除颤器（implantable cardioverter defibrillator，ICD）是将自动除颤器植入恶性心律失常患者体内，用于探测室性纤颤并应用电击直接作用于心脏使纤颤停止并恢复正常工作的装置。心脏性猝死（sudden cardiac death，SCD）已成为心血管疾病患者的头号杀手，在我国每年夺去大约 54.4 万人的生命。多项临床研究表明，埋藏式心律转复除颤器（implantable cardioverter defibrillator，ICD）能明显降低 SCD 的发生率，是预防基础心脏疾病患者发生 SCD 的首选方法。根据心血管疾病防治指南，我国已有针对心脏性猝死的一、二级预防标准和措施。一级预防是通过临床诊断，发现潜在的高风险患者，并尽早植入 ICD。二级预防是对已发生过心脏性猝死的患者实施预防，植入 ICD 防治心脏性猝死。科技的快速发展使得 ICD 的临床应用与远程监测产生了重大进步，最新技术和编程已经允许 ICD 患者进行全身性 MRI 并减少不必要的电击。

3. 为了识别具有高猝死风险并可能在 ICD 治疗中获益的缺血性心脏病患者，并避免没有必要的 ICD 置入，2015 版美国心脏协会指南推荐：①急性心肌更应尽早（出院前）进行左室射血分数（LVEF）的评估；②心肌梗死后 6～12 周再次评估 LVEF，来确定是否需要植入 ICD，进行一级预防；③心肌梗死后 6 周以上患者，心功能Ⅱ～Ⅲ级、LVEF ≤35%、预期寿命 >1 年的有症状性心力衰竭的患者，推荐置入 ICD；④非缺血性心肌病患者，心功能分级Ⅱ～Ⅲ级、LVEF ≤35%，推荐植入 ICD 预防猝死。指南指出相对禁忌证：①心肌梗死后 40 日内的患者，指南不推荐植入 ICD；②在部分患者（不完全再血管化、已存在 LVEF 下降、ACS 发病 48 小时后仍有心律失常、多形性 VT 或心室颤动），可考虑植入 ICD 或临时应用可穿戴式除颤器。

▶▶ 小结 ◀◀

文献报道，在院前突发的心脏性猝死中，30%～40% 由心室颤动引起。各种疾病终末期患者发生心搏骤停时，亦有约 30% 由心室颤动引起。大部分院前猝死的存活者是以心室颤动为初始心搏骤停的节律，能否成功复苏与电除颤的应用密切相关。早期电除颤是心肺复苏中终止心室颤动的唯一有效手段。大量的实践和研究报告指出，早一分钟实施心脏除颤，复苏成功率可提高 8%～10%，如在 15 分钟后实施，则抢救几乎不能成功。故在广泛普及现场心肺复苏（CPR）时，应强调尽早准确实施心脏电除颤。自动体外心脏除颤器（AED）是进行早期除颤的简便易学、效果可靠的仪器，现已被大力推荐并迅速普及。

〔谢小华　宋　意　陈　晖　肖静怡〕

§3.6　动、静脉置管护理

§3.6.1　动脉置管护理

动脉置管是在动脉血管内留置合适型号的导管，在 ICU 可用于实时动态地监测血压，是有创性监测手段。有创动脉压力（arterial blood pressure，ABP）监测比袖带监测更能准确、及时地反映血压变化，已成为 ICU 和麻醉科危重患者及危重症患者救治期间进行血流动力学监测的重要手段。有研究表明在 ICU 患者的监测中，有创血压与无创血压监测不能相互取代，并优先选择有创血压监测，且经桡动脉穿刺有创动脉血压更能真实放映患者的血流动力学情况，而足背动脉置管的成功率更高，留置时间更长，带来的痛苦更少。

动脉置管还可以辅助留取血标本，有助于减少因反复穿刺采血给患者带来的痛苦。动脉导管失效是指因动脉导管堵塞、脱出、移位、回抽无回血等原因导致有创动脉导管失去原有实时监测血压的作用。动脉导管失效常见的原因有动脉导管固定方法及敷料选择不正确、与患者沟通不到位、麻醉未醒患者烦躁谵妄等。通常情况下，桡动脉是动脉置管的首选，因为桡动脉和尺动脉有着丰富的侧支循环，可避免前段肢体缺血坏死。

通常采用传统触摸法来进行动脉置管。首次记录的第一例桡动脉穿刺置管是在 1714 年由英国人 Reverend 和 Stephen Hales 操作。1856 年第一次记载人类动脉置管，经股动脉测量的动脉血压。20 世纪 50 年代，学者通过手术小切口操作桡动脉置管，瑞典医生 Sven Seldinger 在 1949 年详细介绍了导丝引导导管法。随着动脉置管技术的不断发展，桡动脉穿刺置管已成为 ICU 监测患者动脉血压和临床麻醉监护的常规操作，对患者的管理和预后大有裨益。影响桡动脉穿刺成功的患者因素有桡动脉行走不规则、高龄（年龄 >70 岁）、肥胖、糖尿病、高血压、高血脂、冠状动脉粥样硬化性心脏病（简称冠心病）、低血压休克等。

临床上有多种桡动脉置管的方法可总结为"盲穿"与"可视"。"盲穿"方法的操作技术相对简单和容易学习，在临床上广泛使用。但盲穿可导致反复动脉穿刺，容易引起瘀斑、动脉堵塞、感染、动脉痉挛、局部渗血、血肿等并发症。超声引导可视化技术在动脉置管应用日益广泛，可以有效提高一次穿刺成功率，总置管成功率以及减少穿刺次数。但超声引导下的动脉穿刺需要配备超声机和超声穿刺技术培训，超声设备费用较大，超声技术的掌握需要一定的时间，一定程度限制了其推广应用。本节主要介绍触摸法动脉置管。

▶▶ 概述 ◀◀

1. 适应证：
（1）危重患者监测：各类严重休克、心肺功能衰竭等。
（2）重大手术监测：如体外循环及其他心血管手术、低温麻醉、控制性降压、器官移植等。

（3）术中需要反复抽取动脉血标本作血气分析及电解质测定等。

2．穿刺途径：常用桡动脉、足背动脉、股动脉，其次是尺动脉、肱动脉。由于桡动脉部位表浅，侧支循环丰富，为首选。股动脉较粗大，成功率较高，但进针点必须在腹股沟韧带以下，以免误伤髂动脉引起腹膜后血肿，足背动脉是股前动脉的延续，比较表浅易摸到，成功率也较高。肱动脉在肘窝上方，肱二头肌内侧可触及，但位置深，穿刺时易滑动，成功率低，并且侧支循环少，一旦发生血栓、栓塞，可发生前臂缺血性损伤，一般不用。

3．桡动脉穿刺插管术：

（1）定位：腕部桡动脉在桡侧屈腕肌腱和桡骨下端之间纵沟中，桡骨茎突上下均可摸到搏动（图3-7）。

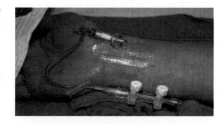

图3-7 桡动脉穿插插管术定位

（2）Allen试验：用本法估计来自尺动脉掌浅弓的侧枝分流。观察手掌转红时间，正常人5~7秒，平均3秒，<7秒表示循环良好，8~15秒属于可疑，>15秒血液供应不足。>7秒者属于Allen试验阳性，不宜选桡动脉穿刺。

（3）工具：① 20 G（小儿22 G、24 G）静脉留置针；②开皮用18 G普通针头；③肝素冲洗液（2.5~5 U/ml肝素）；④测压装置包括三通开关，压力换能器和监测仪等（图3-8）。

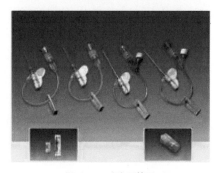

图3-8 测压装置

（4）穿刺方法：有直接穿刺法、穿透法。

1）直接穿刺法：摸准动脉的部位和走向，选好进针点，在局部麻醉下（或诱导后）用20 G留置针进行动脉穿刺。针尖指向与血流方向相反，针体与皮肤夹角根据患者胖瘦不同而异，一般为15°~30°，对准动脉缓慢进针。当发现针芯有回血时，再向前推进1~2 mm，固定针芯而向前推送外套管，后撤出针芯，这时套管尾部应向外喷血，说明穿刺成功。

2）穿刺法：进针点、进针方向和角度同上。当见有回血时再向前推进0.5 cm左右，后撤针芯，将套管缓慢后退当出现喷血时停止退针，并立即将套管向前推进，送入无阻力并且喷血说明穿刺成功。

▶▶ 动脉置管护理常规 ◀◀

1. 动脉测压管的各个接头连接处要旋紧，防止脱开或渗漏，并置于无菌治疗巾内。

2. 换能器零点校正，应保证换能器与心脏水平位置一致，以保证测定数值的准确，交换患者体位时始终保持换能器与心脏水平一致。

3. 为保证动脉测压管的通畅应用1%肝素盐水定时冲洗，加压气袋的压力要>300 mmHg。

4. 当动脉波形出现异常、低钝、消失时，考虑动脉穿刺针处有打折或血栓堵塞现象。处理：揭开皮肤保护膜，若有打折调至正常，若有堵塞应抽回血再进行冲洗，防止凝血块冲入动脉内，并用乙醇消毒，待干后贴上皮肤保护膜。

5. 定时观察穿刺肢体的血运情况（肢体有无肿胀、颜色、温度异常、局部不宜包扎过紧，以免发生肢端坏死）。

6. 为了防止感染，每次抽血标本时，严格无菌操作。

7. 保证动脉穿刺点的局部干燥，若有渗血应及时更换皮肤保护膜，消毒穿刺点，范围应大于皮肤保护膜的范围。

8. 当患者病情平稳后，不需要测压时应及时早拔除测压管，拔管时局部压迫10分钟，观察无渗血时，用无菌纱布及弹力绷带加压包扎。

9. 拔除的动脉测压管应放入医疗垃圾袋内。

▶▶ 技术流程图 ◀◀

动脉置管护理流程图如图3-9所示。

▶▶ 并发症及其预防 ◀◀

1. 动脉内血栓、气栓的形成：每次经测压管抽取动脉血后，均应立即用肝素盐水进行快速冲洗，以防凝血。管道内如有血块堵塞时应及时予以抽出，切勿将血块推进，以防发生动脉血栓栓塞。在调试零点、取血等操作过程中，严防气体进入桡动脉内造成气栓栓塞。

2. 出血和血肿：动脉测压装置中任一环节连接松脱，都可导致快速出血，凝血机制障碍或应用抗凝剂后均增加穿刺部位出血的发生率，因此，应将测压系统完全暴露，便于直观穿刺失败或拔管后要有效地压迫止血，压迫正血应在5分钟以上并用弹性宽胶布加压覆盖。必要时局部用绷带加压包扎，30分钟后予以解除。

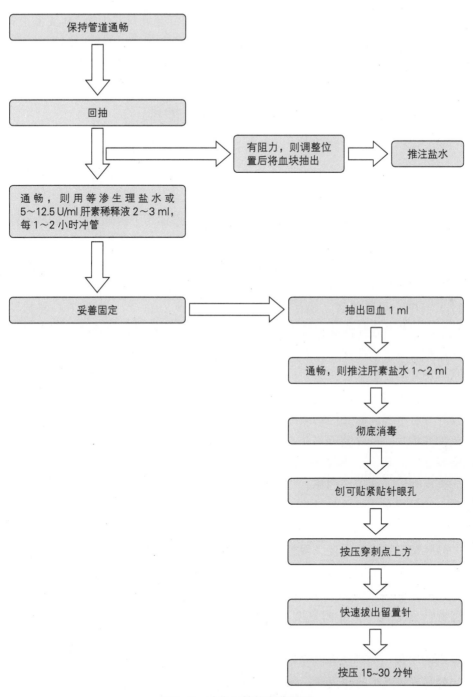

图 3-9 动脉置管护理流程图

3. 感染：严格无菌操作，每日用聚维酮碘消毒穿刺口并更换 3M 无菌敷料 1 次，如有漏血、漏液应及时更换敷料以保持局部清洁干燥。置管时间不宜超过 7 日，一旦发现感染迹象应立即拔除插管。

§3.6.2　静脉置管护理

在我国，超过 80％ 的住院患者需要接受静脉输液治疗，并且治疗时间常常持续到出院。

目前，中国是"输液大国"，国内的输液数量远远高于国际水平。静脉治疗指将各种药物以及血液通过静脉注入到血液循环的治疗方法，包括静脉注射、静脉输液和静脉输血。

输液治疗的穿刺工具多种多样，可分为外周静脉置管（静脉留置针、头皮钢针）与中心静脉置管［输液港、中心静脉导管（CVC）、外周中心静脉导管（PICC）］。不同静脉输液工具适用于不同的临床治疗情境，治疗时间短以及非刺激性药物可以考虑头皮钢针和静脉留置针，而长期输液和高渗、腐蚀性药物则不适宜采用外周静脉输液工具，而应选择中心静脉置管。美国《输液治疗护理实践标准》明确指出腐蚀性药物治疗不适用应用静脉 – 短导管治疗，因为钢针、静脉留置针等可增加高渗性药物渗出引起组织损伤的风险。CVC 则广泛应用于临床静脉抗肿瘤治疗、肠外营养输注、长期或间歇性静脉抗感染等治疗。中心静脉血管通路装置包括 PICC、非隧道式 CVC、隧道式 CVC、植入式输液港。

头皮钢针输液操作简单，临床使用方便，但其导致液体渗漏至皮下组织的概率高，容易导致化学性静脉炎，另外，头皮钢针锐利一定程度限制患者活动，增加患者发生压疮的概率，也增加护士发生针刺伤的发生率。

静脉留置针经济方便，导管材料有较好的韧性，对血管的刺激性较小，能留置在血管内较长时间，减少反复穿刺的次数和对浅表静脉的损伤，取代头皮针被广泛地应用在临床实践中。我国《输液治疗护理实践指南》推荐，成人的外周静脉留置针至少 72～96 小时更换 1 次。中心静脉导管适用于注射发泡剂或刺激性强的药物，CVC 可留置体内 15～30 日，PICC 可留置长达 1 年，能有效减少反复静脉穿刺的次数，提高患者的生活质量，然而 CVC 和 PICC 均需要定期维护，维护不当容易导致严重的并发症，并且价格较昂贵，临床推广应用受限。

护士作为输液治疗的主要操作者，应评估患者治疗、给药的输液工具以及静脉导管的选择是否合理，进行静脉导管穿刺或维护均要遵循无菌原则，并监测输液治疗的不良反应和并发症。

▶▶ **概述** ◀◀

1. 适应证：①严重创伤、休克以及急性循环衰竭等危重患者的抢救；②需长期输液或静脉药物的治疗而周围静脉已无法利用者；③需经深静脉进行全肠外营养治疗者；④监测中心静脉压。

2. 插管途径：插管可选择锁骨下静脉、颈内静脉、颈外静脉、股静脉等（图3-10）。

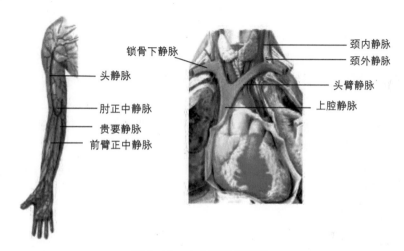

图3-10 中心静脉解剖图

3. 穿刺针及导管：

（1）针内管：导管经穿刺针内腔插入，使用此类穿刺针时，一般先用细针穿刺确定静脉的位置和方向，再改用5～8 cm长的大口径薄壁穿刺针（或用配套的深静脉插管针）按细针定位方向进针。穿刺成功后，即由针腔内插入相应粗细的导管入静脉。留置时间2～4周。

（2）管内针：又称外套管穿刺针，套管尖端与穿刺针严密封固，从而保证了静脉刺破口大小与外套管的外径一致，穿刺部位漏血的机会减少。留置时间48～96小时。

4. 操作方法：

（1）锁骨下静脉穿刺：

1）经锁骨上穿刺法：患者肩部抬高，头尽量转向对侧（一般选用右侧颈部进针）并挺露锁骨上窝。消毒铺巾局部麻醉后以胸锁乳突肌锁骨头的外侧缘，锁骨上约 1 cm 处为进针点。针杆与锁骨或矢状面（中线）呈 45°，在冠状面针杆保持水平或略向前偏 15°，指向胸锁关节。通常进针 1.5～2 cm 即可进入静脉。进针过程中针尖再胸锁乳突肌锁骨头的深部肌膜中进行不易损伤锁骨下动脉与胸膜，成功率高。

2）经锁骨下穿刺法：体位及准备同上。取锁骨中点的锁骨下 1 cm 为穿刺点，一般多选用右侧。消毒、铺巾局部麻醉后在选定穿刺点处进针，用细针试穿，针尖指向头部方向，贴进壁与胸壁平面呈 15°，穿过锁骨与第 1 肋骨的间隙为准，成功后即拔出试探针换深静脉穿刺针沿试穿路径穿刺进入锁骨下静脉。针尖进入静脉时常有突破感回抽血畅。置入导管连接输液装置，固定。

（2）颈内静脉穿刺：①患者头低 15°～20°，肩背垫高，头转向对侧（一般选用右侧颈进针）使颈伸展；②消毒铺巾后触摸胸锁乳突肌的胸骨头和锁骨头以及与锁骨所形成的三角形，确认三角形的顶部作为皮肤定点并作皮下浸润麻醉；③试穿针杆与中线平行，与皮肤呈 30°～40° 进针在进针过程中保持注射器内轻度持续负压，以能及时确认针尖已进入静脉成功即拔出试探针；④进针点皮肤用尖刀戳一小口达皮下；⑤将连接注射器的外套管穿刺针沿前试探途径穿刺，一手持针杆，另一手持注射器并保持适当的负压，徐徐进针，当针尖进入静脉时常有突破感，回抽血流畅通；⑥继续进针 2～3 mm，确保外套管进入静脉腔固定内针捻转推进外套管；⑦拔除内针外套管针座连输液器。缝线固定针座。

（3）股静脉穿刺：①患者仰卧，将大腿外展与身体长轴呈 45°；②消毒铺巾，局部麻醉；③取腹股沟韧带下 2～3 cm，股动脉内侧，进针点皮肤用尖刀戳一小口达皮下；④将连接注射器的外套管穿刺针（一般长 16～17 cm）经皮肤小切口刺入与皮肤呈 30°～45°，注射器保持适当负压徐徐进针，当针尖进入静脉常有突破感，回抽血流通畅；⑤继续进针 2～3 mm 确保外套管进入静脉腔，固定内针，推进外套管；⑥拔除内针，外套管针座连输液器，缝线固定针座（图 3-11）。

▶▶ 置管后导管的维护 ◀◀

1. 保持导管通畅：在输液的过程中，要注意观察输液速度，避免管路打折及脱落，保证液体顺利输入。

2. 导管的固定：导管的固定要牢固，应每班检查导管的深度，一般置管深度 12～13 cm，为置管患者做其他操作（尤其是翻身叩背及其他生活护理）时，应避免导管脱出或推入。

3．防止发生局部穿刺处感染：应每周换药 2 次，用 2％ 碘酊和 75％ 乙醇消毒导管入口及周围皮肤，再用无菌贴膜固定，肝素帽每周更换 1 次。同时观察伤口周围是否有红肿、触痛、液体外渗及导管脱出，以便及时处理。若出现伤口红肿，应及时报告医生，必要时拔管及做管头培养，以免发生导管相关性感染。

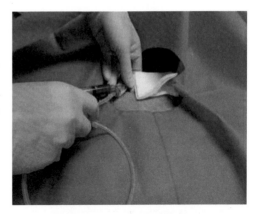

图 3-11　股静脉置管图

▶▶ 并发症 ◀◀

1．与操作有关的并发症：①置管致猝死。主要有以下 3 种原因：呼吸、心搏骤停与操作中过重压迫颈动脉窦有关；置管时损伤重要内脏及血管；气栓形成。②损伤周围脏器，形成血胸、气胸、纵隔积液，心脏压塞等。③导管断裂。

2．与深静脉置管有关的并发症：①感染。据研究，细菌主要来自皮肤导管接头等。同时，若患者有免疫力下降、糖尿病、恶性肿瘤、营养不良等，亦为感染的易患因素。②血栓形成与栓塞。③导管阻塞输注高价营养时，输入的脂类阳离子复合物遗留导管内所致。

3．其他危险因素：①血管侵蚀。②导管脱落。多种因素导致患者精神不安，造成一过性认识混乱，出现烦躁不安：老年患者，由于理解力缺乏、健忘、夜尿多等原因，是导管脱落的高危因素同时，局部不适感、长期卧床、活动受限、失眠不断翻身等，亦增加了导管脱落的可能性。

▶▶ 不同临床应用的护理要点 ◀◀

对静脉输液管道，24 小时更换。对接头处的各项操作如进行输液、给药、抽血及输液泵衔接操作时，严格遵守无菌操作，防止医源性感染发生。对输注静脉高营养液患者，输液过程中，加强巡视，输注完毕后，用生理盐水冲洗管腔，再输入其他液体。

▶▶ 技术流程图 ◀◀

静脉输液流程图如图 3-12 所示。

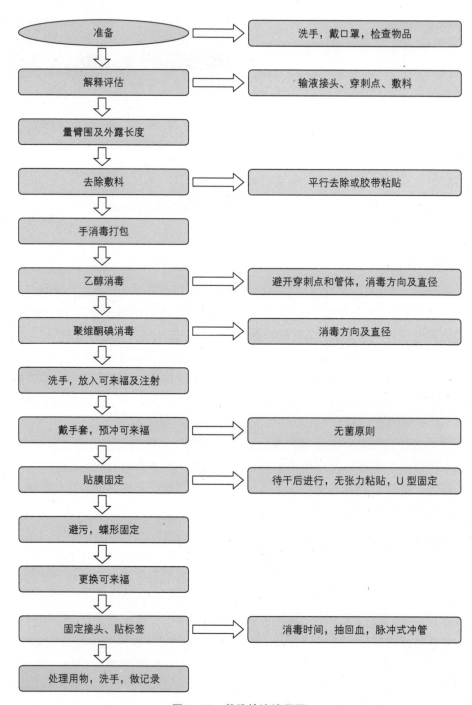

图 3-12　静脉输液流程图

▶▶ **小结** ◀◀

《输液治疗护理实践指南与实施细则》中推荐头皮钢针可用在给予短期（<4小时）的静脉输液治疗或单次采取血标本。静脉留置针置入时间超过72小时，血栓性静脉炎和细菌定植的发生率增加。PICC置管后应进行胸片检查确定导管尖端位置并排除气胸的发生。中心静脉导管首选锁骨下静脉穿刺，并应由受培训的医生完成，置管后的护理应由有资质的医务人员进行。静脉导管的封管液应根据导管的类型、患者的过敏史、疾病状态以及输液液体等选择，临床上常用生理盐水或肝素盐水冲管。

〔谢小华　汪云云　谭　薇　肖静怡〕

§3.7　血液灌流

▶▶ **概述** ◀◀

体外血液净化治疗（extracorporeal treatment，ECTTR）常用于肾脏疾病的替代治疗，并逐渐应用于重症领域，成为治疗急（慢）性肾衰竭、多脏器功能衰竭、脓毒症、药物和毒物中毒及多种免疫性疾病的重要手段。常见的血液净化模式有腹膜透析、血液透析、血浆置换、连续性肾脏代替治疗、血液灌流、血液吸附和人工肝支持等。

血液灌流通过血液灌流器吸附剂的吸附作用清除血液中的致病物质，调节内环境，净化血液来达到治疗某些疾病的一种血液净化技术。近年来，血液净化技术迅速发展。吸附疗法就是选择能与内毒素进行特异亲和性吸附的配基，将其固定在某些基质载体上，通过血浆/液灌流、血浆滤过吸附以及免疫吸附等多种方法，从而达到治疗疾病的目的。

血液灌流是利用体外循环，将血液引入装有吸附剂的灌流器中，基于吸附原理，吸附剂与白蛋白竞争结合毒素，从而清除蛋白结合率高的药物，如卡马西平等。不同吸附材料的性质、作用原理和适用范围不同。活性炭由纵横交错的孔隙组成，大量的微孔构成了巨大的比表面积，溶质通过液相到达药用炭颗粒表面，然后被吸附于孔隙之中。活性炭对多种有机物都具有吸附作用，但活性炭与血液直接接触可导致红细胞、白细胞和血小板等破坏。用白蛋白火胶棉包裹的活性炭治疗巴比妥酸盐中毒和地西洋类中毒的清除率比一般血液透析高。

吸附树脂是另外一种较为广泛使用的医用吸附剂，主要通过本身与被吸附分子之间的范德华力或是化学键连接而发挥吸附作用。吸附树脂略逊于活性炭的吸附能力，但对亲脂性及带水疏水基因的物质吸附率较大，如胆红素、有机磷农药、芳香族氨基酸等。免疫吸附是将特定的高度单一的抗原或抗体物质与吸附材料制成吸附剂，通过抗原抗体的免疫反应或物理化学作用，通过特异性吸附除去与免疫反应有关的致病因子。免疫吸附包括抗原固定型、抗体固定型、补体固定型、蛋白固定型、静电结合型、疏水结合型，分别吸附相应的抗体、抗原、免疫复合物、阳离子基因的 DNA- 抗 DNA 抗体复合物等。

血液灌流装置由灌流器、吸附剂、血泵组成。灌流器要求死腔小、血流阻力低、良好的血液相容性、预充血液容量小、密封性好、易于消毒处理等。

1. 定义：血液灌流（hemoperfusion，HP）是将患者血液引入装有吸附剂的灌流器中，通过吸附剂的吸附作用，清除外源性或内源性毒素；将净化了的血液回输体内的一种血液净化方法（图 3-13）。

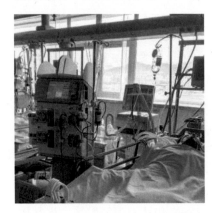
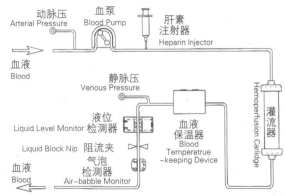

图 3-13　血液灌流治疗示意图

2. 主要原理：根据血液灌流器吸附材料的不同可分为化学吸附、物理吸附、亲和吸附。

（1）化学吸附：化学吸附主要是通过共价键的螯合、配位等价键作用以及离子键的电荷平衡来达到吸附毒素的目的，主要包括离子交换树脂、螯合剂等。离子交换树脂类吸附材料通过材料的定向合成及改性制备出带不同种电荷的交换树脂，根据同种电荷相互排斥、异种电荷相互吸引的原理，对带不同电荷的分子进行选择性吸附。但是离子交换树脂由于选择性低、有效期短、吸附效率低，而且还能吸附人体内的必须带电电解质成分，对人体的电解质平衡产生破坏，因而临床实际应用较少，仅处于理论研究阶段。

（2）物理吸附：物理吸附主要依靠的是吸附树脂与被吸附物质间的范德华力、偶极作用、疏水作用以及氢键等较弱的相互作用力，因而吸附完成后，在一定条件下毒素易脱离，清除效率较低。活性炭类材料、炭化材料、极性和非极性吸附树脂均属于物理性吸附。它们多为多孔微球，通过疏水作用等从血液中吸附一定的疏水性物质；非极性吸附树脂主要是通过范德华力从水溶液中吸附一定的疏水型毒素，极性吸附树脂不仅具有一定的范德华力作用，氢键作用或者偶极作用是其吸附毒素的主要方式。

（3）亲和吸附：亲和类吸附剂多为一些结构复杂的特种免疫吸附材料，既有氢键、范德华力等作用的物理性吸附，也有共价键、阴阳离子作用的化学吸附。由于多重价键的作用使得吸附材料的结构稳定，解决了由于微量抗原或抗体脱落而引发的免疫反应。这类吸附材料一般通过生物亲和设计，引入可以进行特异性吸附的抗体 – 抗原或者或补的 DNA 链等，对目标物质呈现专一性和高选择性，在生化物质的分离、临床检测、血液净化等治疗方面有重要用途。亲和吸附剂成功的案例为治疗系统性红斑狼疮抗 DNA 抗体吸附剂，以小牛胰腺 DNA 为配基，固定在交联聚乙烯醇多孔微球载体上，能够吸附抗 DNA 抗体和免疫复合物。

3. 常见吸附剂的种类和优缺点：如表 3-2 所示。

▶▶ 技术流程 ◀◀

1. 治疗前准备：血液透析管路 1 套、灌流器（一次性湿式树脂 HA130）、连接管、透析器、生理盐水、肝素钠、5% 葡萄糖注射液等、钳若干把、16 号针头。

2. 血管通路：临时通道，要求血流量达 200 ml/min 以上；颈内静脉 / 股静脉双腔留置导管；桡动脉 – 贵要静脉穿刺。

3. 操作过程：

（1）预冲：①检查内外包装有无破损，若灌流器损坏或过期则不可使用。②安装血透管路。③将管路动脉端连接至 5% 葡萄糖注射液，打开血泵，用 5% 溶液充满动脉管路。④动脉管路充满后加密管路，关泵。⑤将吸附柱动脉端朝上，用专用扳手逆时针拧开小帽，然后与动脉管路连接。将附柱翻过来，静脉端朝上，同法拧开小帽与静脉管路连接。⑥将静脉管路流出端放置在下水道内。⑦打开血泵，流量在 100～150 ml/min 开始预冲灌流器。先用 500 ml 5% 葡萄糖

表 3-2　常见吸附剂的种类和优缺点

吸附剂	优　点	缺　点	应用范围
活性炭	孔径较小，孔隙率高，孔径分布较宽，能吸附多种化学物质，特别是药物、毒物，具有很高的清除率	水、电解质、尿素及中分子的清除率低，选择性差。另外，炭微粒的脱落会引起栓塞，使其应用受到限制	肌酐、脂肪酸、胆红素、酚类、尿素、中分子物质、农药等
碳纳米管	纳米管的多中分子毒素的吸附能力是活性炭的 10.8 倍，大孔吸附树脂的 5.5 倍；吸附平衡时间缩短到 10 分钟左右，而活性炭需要 60 分钟，吸附树脂需要 120 分钟	费用较高	中分子毒素的吸附
树脂吸附材料	离子交换树脂是应用最广的品种	耐氧化性差	内毒素、胆红素、胆汁酸等毒素
多糖类	血液相容性好、无毒性的优点，而且由于多糖类结构多富含活性基团，化学修饰容易	吸附量较小、材料本身的强度较低	相对分子质量 1100 左右的肽类物质
免疫吸附	无血浆丢失，无须置换液；能迅速有效去除多种自身抗体；避免非选择性丢失血浆中固有成分，如凝血因子；减少过敏，减少感染	（1）生物相容性较差（2）效果尚不很理想（3）配体部分离解入血可引起过敏反应 / 血清病或使原发病恶化	抗原抗体类

注射液冲洗，然后用 1000 ml 肝素生理盐水（每 500 ml 盐水加 20 mg 肝素）冲洗。再用 500 ml 生理盐水（内加 100 mg 肝素）冲洗，结束后，将动静脉管路连接闭路循环（200 ml/min），不少于 10 分钟，以保证吸附柱充分肝素化。

（2）开始血液灌流：①连接管路，打开管路夹子。②缓慢开泵，血流量 50～180 ml/min，观察患者生命体征平稳的情况下逐渐加流量。③打开肝素泵，按患者需要设定肝素量，一般要比普通透析量大一些。凝血时间必须维持在 20～30 分钟，定时监测凝血时间，肝素应用要个体化。

（3）结束时：①翻转灌流器，立即关泵；②夹闭动脉插管（瘘管）处和动脉管路后取下动脉端，与生理盐水相连接；③打开动脉管路夹子，打开血泵，流量在 100 ml/min，开始回血直至血液颜色变淡。

▶▶ 注意事项 ◀◀

1. 管路在连接至灌流器之前必须将空气排尽，以防止吸附面积减少。

2. 灌流器内已充满生理盐水，连接管路时应防止盐水流出，空气进入。

3. 冲洗所用液体的顺序是先糖后盐，用糖水的目的是使灌流器糖吸附能力和，防止血液中葡萄糖导致低血糖发生，再用盐水冲洗的目的是糖水冲洗后部分糖被吸收，灌流器中余下的渗液若进入患者体内可能会导致溶血。

4. 冲洗过程中，需用手轻拍及转动吸附柱，清除脱落的微粒，排除气泡，同时观察有无树脂粒随液体流出，如有应禁止使用。

5. 抗凝必须用肝素，静脉给肝素 10 分钟后，才能开始血液灌流系统的体外循环。

6. 首次行血液灌流治疗者，必须医生谈话签字。

7. 若与透析并用时，将吸附柱串联在透析器前。

8. 下机时不能敲打灌流器，且血流量维持在 100 ml/min。

▶▶ 临床应用 ◀◀

1. 适应证：①急性药物或毒物中毒；②尿毒症，尤其是顽固性瘙痒、难治性高血压等；③重症肝炎，特别是爆发性肝衰竭导致的肝性脑病、高胆红素血症。脓毒症或系统性炎症综合征。④银屑病或其他自身免疫性疾病；⑤风湿免疫类疾病。

2. 禁忌证：对灌流器及相关材料过敏者。

▶▶ 血液灌流的副作用 ◀◀

1. 低血压：中毒过深、血容量不足、生物相容性不良、过敏等，大多出现于半小时内。

2. 发冷、发抖及发热：生物相容性不良／致热原反应。

3. 血小板及白细胞有不同程度下降。

4. 出血或凝血：凝血因子被吸附、破坏而消耗。

5. 碳粒脱落：冲洗／包裹不良。

6. 空气栓塞：技术事故。

7. 其他：低血钙、低血糖、吸附氨基酸、激素及药物吸附。

▶▶ **并发症及其处理** ◀◀

1. 生物不相容性及其处理：吸附剂生物不相容的主要表现为血液灌流开始治疗后 0.5～1 小时，患者出现发热、寒战、胸闷、呼吸困难、白细胞或血小板一过性下降（可低至灌流前的 30%～40%）。一般不需要中止灌流治疗，可适量静脉注射地塞米松、吸氧等处理；如果经过上述处理症状不缓解并严重影响生命体征且确系生物不相容导致者应及时中止灌流治疗。

2. 颗粒栓塞：患者在治疗开始后出现如进行性呼吸困难、胸闷、血压下降等症状，应考虑是否存在吸附颗粒栓塞。在进行灌流治疗过程中一旦出现吸附颗粒栓塞现象，必须停止治疗，给予吸氧或高压氧治疗，同时配合相应的对症处理。

3. 低血压：血压相对较低或呈休克状态患者需积极补液、抗休克，保持血压稳定，积极争取尽快进行血液灌流。密切观察患者病情变化，持续监测血压、脉搏。出现烦躁、畏寒、疲乏等先兆症状者，应减慢灌流速度（100 mL/min 以内），输入代血浆、10% 葡萄糖注射液等，多数患者可以得到缓解，必要时给予多巴胺等升压药。重度中毒患者不要轻易停止血液灌流，以免丧失抢救时机，但对由心功能不良、重度休克引起的低血压经相应处理未好转者，应及时停止血液灌流，改用其他方法治疗。

4. 血小板减少或凝血功能障碍：活性炭进行灌流吸附治疗时很可能会吸附较多的凝血因子如纤维蛋白原等，特别是在进行肝性脑病灌流治疗时易于导致血小板的聚集而发生严重的凝血现象；而血小板大量聚集并活化后可以释放出大量的活性物质，进而诱发血压下降。在开始操作之前应详细了解病情及凝血时间，对无出血倾向患者，评估患者体重计算肝素用量行全身肝素化；有出血倾向者行体外肝素化，并于静脉端使用等量鱼精蛋白中和肝素，液灌流过程中如发现患者呕血、出现血尿时，应立即调整肝素用量，做好相应抢救措施。

5. 电解质紊乱：由于中毒本身原因或者抢救过程中处理措施可发生电解质紊乱，其中低钾、钠较为常见，采取相应对症治疗措施。

6. 空气栓塞：由于灌流治疗前体外循环体系中气体未完全排除干净、治疗过程中血路连接处不牢固或出现破损而导致气体进入到体内。患者可表现为突发呼吸困难、胸闷气短、咳嗽，严重者表现为发绀、血压下降，甚至昏迷。操作前注意预充液充分排气，随时检查维护管理机器，防止松脱漏气。一旦发生空气栓塞，马上停止灌流治疗，吸入高浓度氧气、必要时可静脉应用地塞米松，严重者及时进行高压氧治疗。

7. 贫血：长期进行血液灌流的患者因每次灌流治疗均导致少量血液丢失，有可能发生或加重贫血现象，尤其是尿毒症患者。

▶▶ 小结 ◀◀

血液灌流器虽然起步晚，但是由于其有效的净化结果、多功能的特异性吸附以及低廉的治疗成本，对于某些血液病患者，血液灌流已逐渐成为最有效的血液净化方式。血液灌流技术需要培训专科护士，规范化操作才能上岗。

〔谢小华　张小明　陈　晖　肖静怡〕

§3.8　连续性肾脏替代治疗

▶▶ 概述 ◀◀

近年来，血液净化技术不仅仅局限在肾脏的替代治疗，还广泛应用在治疗脓毒症、感染性休克、糖尿病酮症酸中毒的救治中。

血液透析是应用半透明渗透和扩散的原理，主要使用于清除水溶性好、难与蛋白质结合、分子质量小的物质，如巴比妥类、安眠酮等。

血液滤过类似肾小球的滤过作用，患者的动静脉通道与体外滤过器相连，体外滤过器相当于肾小球达到清除毒素的目的。血液滤过在 1968 年被 Henderson 首次提出，适用于清除蛋白结合率高、分子质量大等毒物。联合使用血液透析和血液滤过能有效提高血液净化清除效率，已被广泛应用在感染性休克、高脂血症等治疗。

血液灌流是利用吸附作用来去除毒物，适用于清除脂溶性及蛋白结合率高等有毒物质，是百草枯中毒的一线救治方案。

血浆置换是指通过分离技术分离出血浆，清除血浆中的某些致病因子的同时，给机体补充凝血因子及其他生物活性物质。适应证与血液透析和血液灌流相似，但清除速率更高。

腹膜透析是利用人体天然的半渗透膜——腹膜进行体内毒素、代谢产物交换清除的技术，是终末期肾病患者的主要治疗方式之一。过去 10 年间，中国大陆应用腹膜透析的患者增加 10 倍以上，呈快速发展的趋势。

连续性肾脏替代治疗（continuous renal replacement therapy，CRRT）又称连续血液净化，主要利用弥散和（或）对流的原理，将患者血液中有毒物质排出体外，并维持水、电解质及酸碱平衡，以达到替代受损肾功能的效果。该技术被广泛应用在治疗急性肾损伤、慢性肾衰竭、多器官功能障碍综合征、全身炎症反应综合征、急性坏死性胰腺炎、酸中毒、药物或毒物中毒等疾病。

目前，国内的血液净化专科护士培训并无统一的标准，各地对血液净化专科培训的模式不一，我国的血液专科护士发展尚处于初级阶段。而我国血液净化护理硕士专业学位的研究生培养处于起步阶段，有学者提出血液净化护理硕士的培养应包括：①血液净化临床实践能力，其中包括病情观察评估的能力血液透析/滤过/灌流等技术护理能力、透析并发症急救能力等；②临床指导与咨询能力，对患者和家属进行健康教育、带教实习生等能力；③临床组织管理能力；④临床研究能力等。血液净化护理技术的专业性、技术性强，专科护理技术的培训能提高护士的专科能力，本节将详细介绍血液滤过技术的相关概念和主要流程。

1. 定义：CRRT是各种连续或间断清除体内过多水分、溶质方法的总称，该技术是在肾脏替代治疗技术的基础上逐步发展而来。血液净化方法有肾脏替代治疗（RRT）、血液灌流（HP）、免疫吸附、内毒素吸附和血浆置换（PE）等。每一种血液净化方式都各有特点，且各适用于不同疾病或不同疾病状态。

2. 主要原理：

（1）超滤：是一种加压膜分离技术，即在一定的压力下，使小分子溶质和溶剂穿过一定孔径的特制的薄膜，而使大分子溶质不能透过，留在膜的一边，从而使大分子物质得到了部分的纯化（图3-14）。

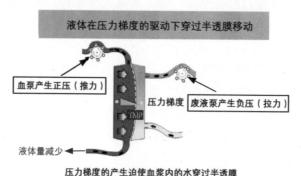

图3-14 超滤

（2）弥散：静止水体中的溶质在溶液浓度梯度的作用下，从浓度高处向浓度低处的运移现象。分子扩散与分子、离子及质点的热运动有关，最终可使溶液浓度达到平衡。溶液中溶质的分子扩散速度服从费克（Fick）定律。（图3-15）

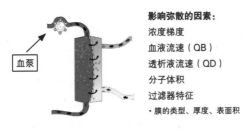

溶质从高浓度区域向低浓度区域的移动

血泵

影响弥散的因素：
浓度梯度
血液流速（QB）
透析液流速（QD）
分子体积
过滤器特征
· 膜的类型、厚度、表面积

图3-15 弥散

（3）对流：对流是在压力作用下，溶液（溶质和溶剂）同时通过半透膜的传递过程，对流效率与压力有关（图3-16）。

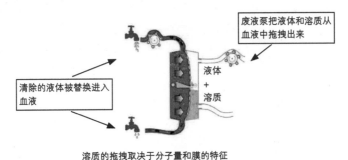

废液泵把液体和溶质从血液中拖拽出来

清除的液体被替换进入血液

液体
+
溶质

溶质的拖拽取决于分子量和膜的特征

图3-16 对流

（4）吸附：当流体与多孔固体接触时，流体中某一组分或多个组分在固体表面处产生积蓄，此现象称为吸附。吸附也指物质（主要是固体物质）表面吸住周围介质（液体或气体）中的分子或离子现象。（图3-17）

3．分类：RRT是利用血液净化技术清除溶质，以替代受损肾功能以及对脏器功能起保护支持作用的治疗方法，基本模式有3类，即血

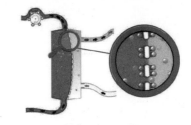

分子黏附在半透膜的表面或内部

图3-17 吸附

液透析（hemodialysis，HD），血液滤过（hemofiltration，HF）和血液透析滤过（hemodiafiltration，HDF）。HD 主要通过弥散机制清除物质，小分子物质清除效率较高；HF 主要通过对流机制清除溶质和水分，对炎症介质等中分子物质的清除效率优于透析；HDF 可通过弥散和对流两种机制清除溶质。滤过膜的吸附作用是 RRT 的第三种溶质清除机制，部分炎症介质、内毒素、药物和毒物可能通过该作用清除。临床上一般将单次治疗持续时间 <24 小时的 RRT 称为间断性肾脏替代治疗（intermittentrenal replacement therapy，IRRT）；将治疗持续时间 ≥24 小时的 RRT 称为连续性肾脏替代治疗（continuous renal replacement therapy，CRRT）。

（1）血液滤过（hemofiltration，HF）模式：血液滤过（HF）模仿正常人肾小球滤过和肾小管重吸收原理，以对流方式清除体内过多的水分和尿毒症毒素（图 3-18）。与血液透析相比，血液滤过具有对血液动力学影响小，中分子物质清除率高等优点。

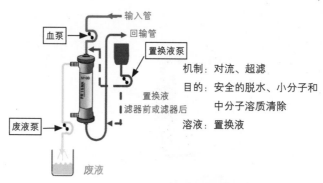

图 3-18　血液滤过模式

（2）血液透析（hemodialysis，HD）模式：血液透析采用弥散、超滤和对流原理清除血液中有害物质和过多水分，是最常用的肾脏替代治疗方法之一，也可用于治疗药物或毒物中毒等（图 3-19）。

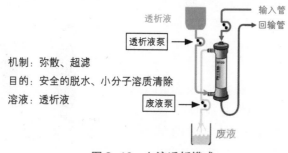

图 3-19　血液透析模式

（3）血液透析滤过（hemodiafiltration，HDF）模式：血液透析滤过（HDF）是血液透析和血液滤过的结合，具有两种治疗模式的优点，可通过弥散和对流两种机制清除溶质，在单位时间内比单独的血液透析或血液滤过清除更多的中小分子物质（图3-20）。

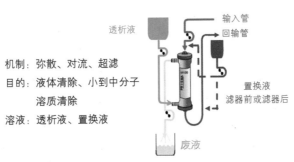

图 3-20　血液透析滤过模式

▶▶ 适应证与禁忌证 ◀◀

1．适应证：

（1）肾脏疾病：①重症急性肾损伤（AKI）。伴血流动力学不稳定和需要持续清除过多水或毒性物质，如AKI合并严重电解质紊乱、酸碱代谢失衡、心力衰竭、肺水肿、脑水肿、急性呼吸窘迫综合征（ARDS）、外科术后严重感染等。②慢性肾衰竭（CRF）。合并急性肺水肿、尿毒症脑病、心力衰竭、血流动力学不稳定等。

（2）非肾脏疾病：包括多器官功能障碍综合征（MODS）、感染性休克（脓毒症休克）、急性呼吸窘迫综合征（ARDS）、挤压综合征、乳酸酸中毒、急性重症胰腺炎、心肺体外循环手术、慢性心力衰竭、肝性脑病、药物或毒物中毒、严重液体潴留、需要大量补液、电解质和酸碱代谢紊乱、肿瘤溶解综合征、过高热。

2．禁忌证：无绝对禁忌证，但下列情况应慎用。①颅内出血或颅内压增高；②药物难以纠正的严重休克；③严重心肌病变并有难治性心力衰竭；④活动性出血和严重凝血功能障碍。⑤无法建立合适血管通路。

▶▶ CRRT 处方的主要元素 ◀◀

1．血管通路的建立：重症患者CRRT的疗程较晚期肾病患者的血液透析疗程短得多，因此，静脉通路一般选择中心静脉导管而不是动静脉瘘。为满足RRT血流量的要求，置管部位可选择股静脉、锁骨下静脉或颈内静脉，动脉导管因并发症较多已较少采用。锁骨下静脉导管的优点是发生导管相关感染（catheter-related bloodstream infection，CRBI）的概率较低，缺点是易受锁骨压迫而致管腔狭窄，因此，血栓形成风险较其他部位的导管高；压迫止血法效果差、出血并发症较多，因此，CRRT 应尽可能避免锁骨下静脉置管。颈内静脉导管没有上述缺点，且对患者活动限制少，因而一直是血透患者中心静脉导管的首选，但缺点是 CRBI 发生率相对较高。股静脉导管的优点是压迫止血效果好，血肿发生率低，且其 CRBI 的发生率并不比颈内静脉高，穿刺方便、技术要求低；可为 ICU 患者血流动力学监测和治疗需要的血管通路让出锁骨下静脉、颈内静脉。因此，ICU 患者应首选股静脉导管。颈内静脉、股静脉和锁骨下静脉的优缺点，建议首选股静脉。导管宜选择生物相容性好的材质，如聚氨酯和硅酮。直径 10～14 F、长度 25～35 cm 的股静脉导管可提供充足的血流量。如采用双腔导管可避免多部位穿刺，而较为困难的穿刺可在超声导引下进行，有助于降低穿刺相关的并发症。

2. 置换液配方选择：目前置换液主要是厂家生产统一的产品，部分医院也可以自己配置置换液。临床上一般有 3 种配方。

（1）碳酸氢盐配方：碳酸氢盐配方直接提供 HCO_3^-，但 HCO_3^- 易分解，故需临时配制。由于钙离子和碳酸根离子易发生结晶，故钙溶液不可加入碳酸氢盐缓冲液内，两者也不能从同一静脉通路输注。重症患者常伴肝功能不全或组织缺氧而存在高乳酸血症（>5 mmol/L），宜选用碳酸氢盐配方。研究证明，碳酸氢盐配方还具有心血管事件发生率较低的优点。

（2）乳酸盐配方：乳酸盐配方经肝脏代谢产生 HCO_3^-，间接补充 RRT 过程丢失的 HCO_3^-，乳酸盐配方仅适用于肝功能正常患者。正常肝脏代谢乳酸的能力为 100 mmol/h，故在高流量血液滤过时仍可能导致高乳酸血症，干扰乳酸监测对患者组织灌注的评估。

（3）柠檬酸盐溶液：柠檬酸盐溶液经肝脏代谢产生 HCO_3^-，间接补充 RRT 过程中丢失的 HCO_3^-，可作为置换液用于高出血风险患者的 RRT 治疗。

3. 滤器的选择：滤膜的材料是决定滤器的性能。滤膜分为未修饰纤维素膜、修饰纤维素膜和合成膜 3 大类型。纤维素膜的价格低廉，但通量低、生物相容性较差，经修饰的纤维素膜生物相容性略有改善。合成膜具有高通量、筛漏系数高、生物相容性良好的优点，成为目前重症患者 CRRT 治疗中应用最多的膜材料。在市售商品中有多种合成膜滤器，如聚丙烯腈膜（PAN）、聚砜膜（PS）、聚酰胺膜（PA）、聚甲基丙烯酸甲酯膜（PMMA）、聚碳酸酯膜（PC）等，应用较多的为聚丙烯腈和聚砜材料。

4. 滤膜的分类、特点和常见类型：通透性是滤器性能的重要指标之一。同样采用 PA 滤膜，通透性高、滤过面积小的滤器与通透性低而滤过面积大的滤器相比，前者更能有效清除炎症介质，显著恢复脓毒症患者外周血单核细胞增殖；高通透性滤器还可显著降低感染性休克患者去甲肾上腺素的用量，其作用与高通透性滤器清除循环 IL-6 和 IL-1 受体拮抗物的效率明显高于低通透性滤器有关。

▶▶ 操作流程（以金宝牌为例）◀◀

1. 操作流程：金宝牌 CRRT 操作流程如图 3-21 所示。

2. 操作步骤：

（1）物品准备：血液滤过器、血液滤过管路、安全导管（补液装置）、穿刺针、无菌治疗巾、生理盐水、一次性冲洗管、消毒物品、20 ml 注射器、5 ml 注射器，一次性手套、置换液，医用三通。

（2）开机自检：①检查透析机电路连接是否正常；②打开机器电源总开关；③按照要求进行机器自检。

（3）血液滤过器和管路的安装：①检查血液滤过器及管路有无破损，外包装是否完好；②查看有效日期、型号；③按照无菌原则进行操作；④安装管路顺序按照体外循环的血流方向依次安装；⑤置换液连接管安装按照置换液流向顺序安装。

4. 密闭式预冲：①金宝机器自行密闭式预充排空气体；②血滤机自检，检查各项指标通过后才可准备上机。

5. 建立体外循环（上机）：

（1）血管通路准备与中心静脉留置导管连接：①准备聚维酮碘消毒棉签和医用垃圾袋。②打开静脉导管外层敷料。③患者头偏向对侧，将无菌治疗巾垫于静脉导管下。④取下静脉导管内层敷料，将导管放于无菌治疗巾上。⑤分别消毒导管和导管夹子，放于无菌治疗巾内。⑥先检查导管夹子处于夹闭状态，再取下导管肝素帽。⑦分别消毒导管接头。⑧用 5 ml 注射器回抽导管内封管肝素，推注在纱布上检查是否有凝血块，回抽量为动、静脉管各 2 ml 左右。再用 20 ml 注射器分布回抽导管内的血，检查动静脉导管是否通畅，如果导管回血流不畅时，认真查找原因，严禁使用注射器用力推注导管腔。⑨使患者动、静脉导管分别与滤器动静脉管路连接，启动血滤，开始进行体外血液净化治疗。⑩依据医嘱来调节血滤机各参数，一般血流速度为 150～200 ml/min。置换液速度为 2000 ml/h，前后置

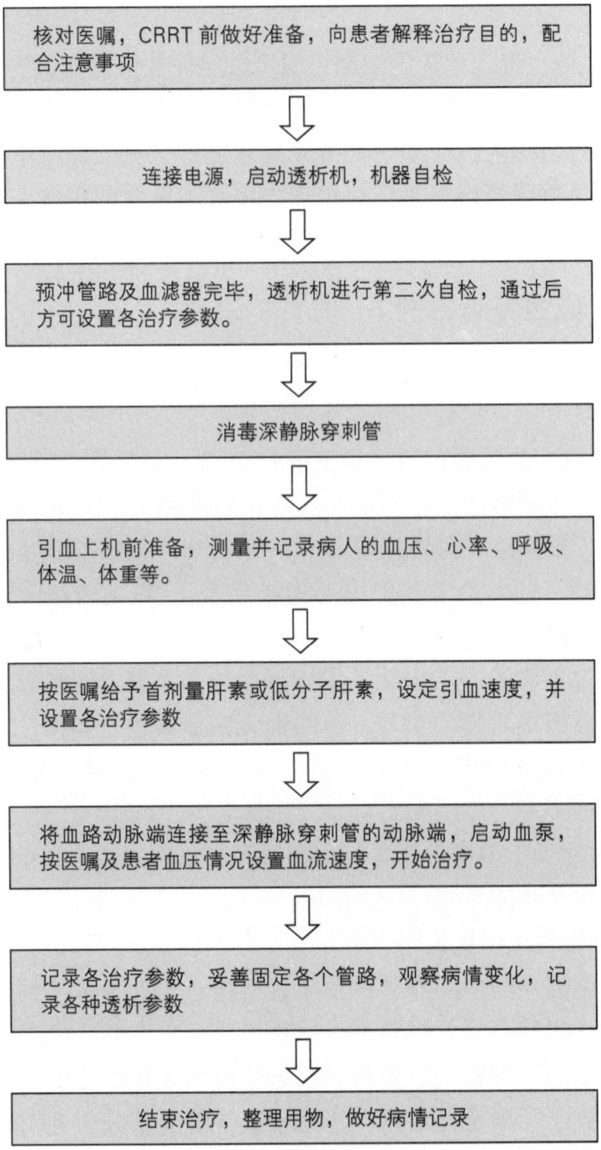

核对医嘱，CRRT 前做好准备，向患者解释治疗目的，配合注意事项

连接电源，启动透析机，机器自检

预冲管路及血滤器完毕，透析机进行第二次自检，通过后方可设置各治疗参数。

消毒深静脉穿刺管

引血上机前准备，测量并记录病人的血压、心率、呼吸、体温、体重等。

按医嘱给予首剂量肝素或低分子肝素，设定引血速度，并设置各治疗参数

将血路动脉端连接至深静脉穿刺管的动脉端，启动血泵，按医嘱及患者血压情况设置血流速度，开始治疗。

记录各治疗参数，妥善固定各个管路，观察病情变化，记录各种透析参数

结束治疗，整理用物，做好病情记录

图 3-21　金宝牌 CRRT 操作流程

换比例各为 50%，脱水速度为 150～300 ml/h。医生根据病情来制定医嘱处方，根据患者实验室检查的指标来动态调节各个参数。

（2）血液滤过中的监测：①体外循环建立后，立即测量血压、脉搏，询问患者的自我感觉，详细记录在血液滤过记录单上。②自我查对。按照体外循环管路

走向的顺序，依次查对体外循环管路系统各连接处和管路开口处，未使用的管路开口应处于加帽密封和夹闭管夹的双保险状态；根据医嘱查对机器治疗参数。③双人查对。自我查对后，与另一名护士同时再次查对上述内容，并在治疗记录单上签字。④血液滤过治疗过程中，持续心电监护，记录患者生命体征，同时动态观察血滤机上各参数指标，观察穿刺部位有无渗血、穿刺针有无脱出移位，并准确记录。

6. 回血下机：当血滤器提示凝血指示，或者跨膜压 >300 mmHg 时，说明血滤器已经不能再使用了，这时候需要回血。①调整血液流量至 50～100 ml/min。②打开动脉端医用三通，使得患者段动脉管路处于关闭状态，同时夹闭血透管动脉端，取而代之的是打开生理盐水端口，用生理盐水将残留在动脉侧管内的血液回输到患者体内。③当回血达到一定量的时候，按滤器上的停止键，同时夹闭患者静脉端管路，撤离整个血滤管路。④分别消毒动静脉管路，并用 1 ml 的肝素钠：1 ml 的盐水配成混合液，按照管路的标示的计量分别封动、静脉管路，一般静脉管路为 1.3 ml，动脉管路为 1.2 ml。结束后用无菌敷料妥善固定。

▶▶ 常见报警信息识别与处理 ◀◀

1. 动脉压：动脉压为血泵前的压力，由血泵转动后抽吸产生，通常为负压，主要反映血管通路所能提供的血流量与血泵转速的关系，血流不足时负压值变大，正常情况下 >-200 mmHg，低于此值时需要干预。

（1）高动脉压报警：

1）常见原因：报警界限设置不当；血泵前输入液体，血泵前管路渗漏。

2）处理方法：重新设定报警界限；停止血泵前输液、输血；确保管路连接紧密，有渗漏及时更换管路。

（2）低动脉压报警：

1）常见原因：报警界限设置不当；动脉血管路梗阻；导管位置异位，如血管内导管紧贴血管壁，动脉血流量不足或血泵速度太高；动脉压力传感器放置不当、进水或者进血。

2）处理方法：重新设定报警界面；解除管路打折、扭曲或者动脉夹夹闭等梗阻因素，排除导管内形成的血栓，避免患者躁动和肢体过度屈伸；检查并调整导管位置；冲洗导管或调整血泵速率；调整压力传感器或者更换压力传感器。

2. 静脉压：静脉压为血流流回体内的压力，是反应静脉入口通畅与否的良好指标；通常为正值。

（1）高静脉压报警：

1）常见原因：报警界面设置不当；血泵后管路受压打折、管路夹子未打开；静脉管路凝血、堵塞；压力传感器放置不妥；体位改变导致深静脉导管受压或者堵塞；患者腹部压力高等自身因素。

2）处理方法：重新设置报警界限；确保管路连接紧密，有渗漏及时更换管路；更换压力传感器；补充血容量、调整血泵速度或者调整管路位置；检查管路系统，更换滤器。

（2）低静脉压报警：

1）常见原因：报警界面设置不当，静脉管路系统渗漏，管路与导管连接松动脱落；静脉压力传感器进水或进入血液，患者本身血容量不足、血流量过低；滤器阻塞。

2）处理方法：重新设定报警界限；确保管路连接紧密，有渗漏及时更换管路；更换压力传感器；补充血容量、调整血泵速度或者调整管路位置；检查管路系统，更换滤器。

3. 跨膜压（TMP）：TMP是计算值，反应滤器要完成目前设定超滤所需的压力，为血泵对血流的挤压作用及超滤液蹦的抽吸作用之和。TMP过大，可能反映滤器凝血，也可能反映设定超滤率过大，超过滤器的性能。滤器前压、静脉压及超滤液侧压构成计算TMP的三大元素。（图3-22）

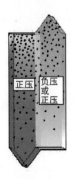

血液腔与液体腔之间的压力差

$$TMP = \frac{过滤器压 + 回输压}{2} - 废液压$$

由软件进行计算

用于测量过滤器性能的一种安全指标

最大TMP约为 +450 mmHg

TMP增高→蛋白质沉积或纤维凝血

图3-22　跨膜压

（1）高跨膜压：

1）常见原因：滤器后血路不畅；快速升高提示滤器凝血。废液引流不畅；血流速度和超滤比例失衡。

2）处理方法：调整血路管路；冲洗或更换滤器；调整废液出口接头及废液管路；调整血流速度及超滤速度，降低超滤量。

（2）低跨膜压：

1）常见原因：管路系统渗漏或滤器前管路打开、阻塞；滤出液压力传感器或滤器前压力传感器进水。

2）处理方法：确保管路连接紧密，有渗漏及时更换管路；更换压力传感器。

4. 空气报警：由于体外循环并非完全封闭，体外循环中本身存在较多空气。因此，血液在回到体内时必须经空气捕捉器消除空气，同时必须经过空气探测器，以保证血液中不含空气才能回到体内。

（1）常见原因：管路中有空气；静脉回路安装未到位；静脉壶中血平面低；监测器故障。

（2）处理方法：正确排除空气，正确放置静脉管路，释放管路压力，调整液面。

5. 漏血检查报警：滤器由多个空心纤维组成，只要有一根纤维破裂，血细胞即可持续进入超滤液中，导致机体失血。

（1）常见原因：漏血存在；漏血壶不在位置，漏血壶不清洁或检测器镜面污染；废液浓度高或有气泡、沉淀物干扰（如溶血、高血脂所致的血浆混浊）；漏血检测器故障。

（2）处理方法：检查压力情况，确保 TMP 在安全范围内，必要时更换滤器；正确安装漏血壶；清洁壶壁及检测器镜面；清除气泡。

▶▶ **并发症及其处理** ◀◀

1. 凝血：常见的原因有患者高凝状态、抗凝剂用量不足、体外循环血液温度低、血流缓慢、机器报警血泵停转等，好发的部位是滤器、静脉壶、静脉导管。滤器内凝血还与血液滤过具有低压力、低流量的特点有关，静水压低，加上滤器内越近出口端胶体压越高，以至于跨膜压在某点为零，血黏度高，血流缓慢，从而引起凝血。运用的肝素盐水预充滤器和血路，使其肝素化，预防体外凝血；保证足够的血流量，注意排查导管扭曲、导管紧贴血管壁等原因、静脉壶滤网有无凝血块形成；及时解除机器报警，预防血泵停止转动造成凝血；必要时反向连接动静脉端；注意室温不能过低，室温应维持在 24 ℃左右。

2. 低血压：由于超滤量较大、血容量减少、血管收缩功能障碍、心脏舒张功能障碍等原因导致收缩压下降 >20 mmHg 或平均动脉压降低 >10 mmHg，并出现低血压症状。

3. 高血糖：输入置换液的葡萄糖仅一部分被滤除，容易导致血糖升高。应加强对血糖的监测，监测血糖高时可使用胰岛素治疗。

4. 致热原反应和败血症：血液滤过时需输入大量置换液，如置换液被污染可发生发热和败血症。应定期检测反渗水、透析液及置换液的细菌和内毒素，定期更换内毒素过滤器，严格监测置换液、血滤器及管道的包装和有效期。配制置换液过程注意无菌操作，出现发热者应同事检测血液和置换液的细菌培养，适当使用抗生素治疗。

▶▶ 连续血液净化在临床上的应用 ◀◀

血液净化在临床上应用广泛，不仅局限于肾衰竭的治疗，也可以用于 MODS、重症胰腺炎、严重感染、肝功能衰竭、中毒、自身免疫等疾病的治疗。血液净化不仅仅是"肾脏替代治疗"，还可以对患者器官功能起到支持与保护作用，例如，通过调整容量平衡，可以降低心脏前负荷及后负荷；通过稳定血流动力学，可以改善脑、肾等器官的血流灌注；通过清除多余的水分，减轻组织水肿，可保护脑、肝、肺等器官，并减少肺水肿的发生，缩短机械通气时间。血液净化还可以用于调控机体全身炎症反应综合征、代偿抗炎反应综合征平衡，进而有助于改善各器官的功能，改善预后。

〔谢小华　张小明　陈　晖　肖静怡〕

§3.9　有创血压监测

▶▶ 概述 ◀◀

血压是指血管内的血液对档位上面积血管壁的侧压力，通常用毫米汞柱（mmHg）或千帕（kPa）来表示。在一个心动周期内，心室收缩时主动脉血压上升达到的最高值为收缩压，心脏舒张时，主动脉血压下降的最低值为舒张压，收缩压与舒张压的差值为脉压差。

血压监测方法可概括为直接测量和间接测量：有创血压监测、间歇式血压监测法和连续无创血压监测法。有创血压监测是血压测量的金标准，由动脉导管、延长管、三通、冲洗装置、传感器、放大器和记录器等组成。有创血压监测是通过将穿刺导管置入动脉血管内，由测压管连接压力传感器直接测量动脉腔内压力的一种监测手段，目前被广泛应用在重症监护室、手术室、心脏导管室。在重症监护室，对重症患者实施持续动脉有创血压监测有助于医护人员实时、准确、动态掌握血压的变化情况。有创血压监测是抢救中血压监测的重要手段，同时也可以作为采集血液标本的重要通道，以减少患者因反复穿刺带来的痛苦，具有重要的临床价值。但动脉导管置入也有可能导致许多并发症，如血肿、感染、神经损伤、动静脉瘘等。因此，有创血压监测一般仅在大手术或危重患者中进行。

不同的血压测量方式和动脉穿刺部位测量的血压各不相同。有创血压测量较无创血压测量高 5～20 mmHg（1 mmHg=0.133 kPa）。有创血压的监测数值不仅包括血液的净水压，同时包括血流产生的动能转化的动压力，故而高于无创血压监测。研究结果显示，当无创血压监测收缩压达到 160 mmHg 时，有创血压监测已经超过 180 mmHg，医务人员应对此类"高血压"加以判断，避免过度、快速的降压，造成重要脏器灌注不足的危险。

可根据不同的需要选择经皮股动脉穿刺或经皮桡动脉穿刺，一般选择桡动脉作为有创血压的穿刺部位，也可选择股动脉、尺动脉、颞动脉和足背动脉。穿刺部位的选择应根据患者的病情和自身条件来决定。与桡动脉相比，股动脉收缩压高 10～20 mmHg，舒张压低 15～20 mmHg；足背动脉收缩压约高 10 mmHg，舒张压低 10 mmHg。新生儿患者为特殊人群，其动脉置管位置与成人有所不同。研究发现在新生儿监护室，肱动脉穿刺成功率高于桡动脉，并且经肱动脉行有创血压监测比经桡动脉者留置的时间长。此外，颞浅动脉的穿刺成功率也高于桡动脉，并且颞浅动脉发生留置针移位或脱出的发生率低于桡动脉。影响有创血压测压的因素包括：①导管、压力传感器和心电监护仪的连接；②压力传感器摆放的位置；③穿刺针的固定；④测压管的长度、气体；⑤管路阻塞；⑥患者自身的因素，如性别、年龄、心理因素等。

1. 定义：有创血压监测（invasive blood pressure，IBP）方法是一种经动脉穿刺置管后直接测量的方法，能够反映每一个心动周期的血压变化情况。早期的水银或弹簧血压计直接测量只能测出平均动脉压，而目前应用的血压换能器可直接显示收缩压、舒张压和平均动脉压，并可根据动脉压波形初步判断心脏功能。其优点是对于血管痉挛、休克、体外循环转流的患者其测量结果更可靠。①监测数据全面，不仅可测量多部位动脉血压，还可测量中心静脉压、肺动脉楔压、左房压、颅内压等 10 余项生理参数；②连续动态测量，可获得连续的动脉血压波形和动态的数值变化，能及时发现危急重病患者的病情变化，是围手术期血流动力学监测的主要手段；③指导抢救，在严重烧伤患者休克期时，可通过有创法测量中心静脉压和肺动脉楔压，防止输液过多导致心脏前负荷过度，对液体复苏多指标的监测具有重要意义。其缺点是操作不当会引起血肿、血栓形成等并发症。

2. 监测原理：有创血压测量的实现过程主要如下。①信号传递通道的建立；②传感器与信号的连接；③信号放大与压力波形的数字化处理（包括滤波、特征识别与参数计算）；④测量参数和压力波形的动态显示与存储。首先在患者的测量部位建立直接的通道，将导管、植入式无线压力传感器装置或皮下包埋的体内控制器经微电缆连接的传感器置于心脏或动静脉血管内，前者借助液体连通将血压传递到外部的压力传感器上，有创血压电缆将电信号传输到生理记录仪或带有创血压模块的监护仪中，然后通过无线射频技术将测量的数据、压力波形传输到体外的接收控制装置，计算出相关的参数值（图3-23）。

▶▶ 技术流程图 ◀◀

有创血压监测流程图如图3-24所示。

▶▶ 测量技术 ◀◀

1. 测量方法：

（1）器材及仪器：成人与小儿应选用相应的套管针。测压装置包括配套的测压管道系统、肝素稀释液等；压力检测仪包括压力换能器或弹簧血压计等；用换能器还需有感应装置和显示器。

（2）动脉穿刺置管术：动脉穿刺前固定肢体，摸清动脉搏动，需要时于局部麻醉下进行穿刺。套管针与皮肤呈30°，朝动脉向心方向进针，拔出针芯，若套管已进入动脉，则有血向外喷出或接上空针回抽血流通畅，将套管向前推进，若置管顺利和血流通畅表示穿刺成功。之后，接上测压管道系统。用肝素稀释液冲洗动脉套管以防止凝血，将测压管道系统与压力监测仪相连，即可显示压力的数值和（或）动脉压波形。

2. 测压途径：

（1）桡动脉：为首选途径。因动脉位置表浅并相对固定，穿刺易于成功且管理方便。在桡动脉穿刺前一般需行Allen试验，以判断尺动脉循环是否良好，是否会因桡动脉插管后的阻塞或栓塞而影响手部的血流灌注。Allen试验的方法是：将穿刺侧的前臂抬高，用双手拇指分别摸到桡、尺动脉后，让患者作3次握拳和

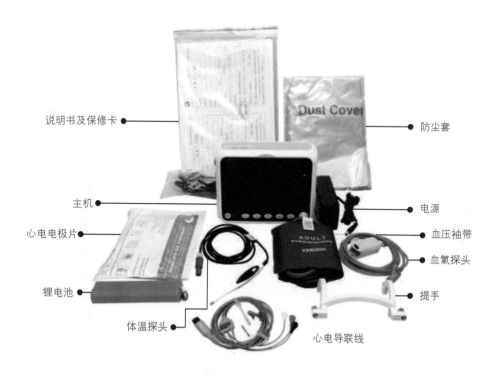

说明书及保修卡　　防尘套

主机　　电源

心电电极片　　血压袖带

　　血氧探头

锂电池　　提手

体温探头　　心电导联线

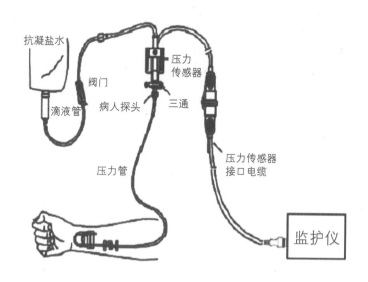

抗凝盐水

压力传感器

阀门

滴液管　　病人探头　　三通

压力管　　压力传感器接口电缆

监护仪

图 3-23　有创血压监测示意图

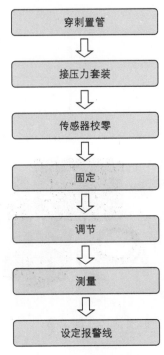

穿刺置管

↓

接压力套装

↓

传感器校零

↓

固定

↓

调节

↓

测量

↓

设定报警线

图 3-24　有创血压监测流程图

放拳动作，接着拇指压迫阻断桡、尺动脉的血流，待手部变白后将前臂放平，解除对尺动脉的压迫，观察手部的转红时间，正常 <5～7 秒，平均 3 秒，8～15 秒为可疑，>15 秒系供血不足，一般 >7 秒为 Allen 试验阳性，不宜行桡动脉穿刺。

（2）肱动脉：常在肘窝部穿刺，肱动脉的外侧是肱二头肌腱，内侧是正中神经。肱动脉远端的尺动脉、桡动脉之间有侧支循环，遇有侧支循环不全，肱动脉的阻塞会影响前臂和手部的血液供应。

（3）尺动脉：特别是经 Allen 试验证实手部供血以桡动脉为主者，选用尺动脉可以提高安全性，但成功率低。

（4）足背动脉：是下肢胫前动脉的延伸，并发症少，但该动脉较细，有时不能触及。

（5）股动脉：遇其他动脉穿刺困难时可选用。

（6）腋动脉：腋窝部腋动脉远近之间有广泛的侧支循环，故其引起远端肢体血流障碍的情况较少。腋动脉管径粗，靠近主动脉，压力大，易于穿刺。一般在腋窝最高点，摸清动脉搏动，直接经皮穿刺。缺点：冲洗时应谨慎预防凝血块及空气等进入血管以免引起栓塞。如局部发生血肿，容易压迫神经，应紧急探查手术清除。

3. 适应证：①各类重症患者和复杂的大手术及有大出血的手术；②体外循环的心内直视手术；③严重低血压、休克等需反复测量血压的手术；④需反复采取动脉血样作血气等检查的患者；⑤需要用血管扩张药或收缩药治疗的患者；⑥呼吸、心搏骤停后复苏的患者。

▶▶ **评估结果** ◀◀

1. 正常动脉压波形：可以分为收缩相和舒张相。主动脉瓣开放和快速射血入主动脉时为收缩相，动脉压波迅速上升至顶峰，即为收缩压。血流从主动脉到周围动脉，压力波下降，主动脉瓣关闭，直至下一次收缩开始，波形下降至基线为舒张相，最低点即为舒张压。动脉压波下降支出现的切迹称重波切迹。身体各部位的动脉压波形有所不同，脉冲传向外周时发生明显变化，越是远端的动脉，压力脉冲到达越迟，上升支越陡，收缩压越高，舒张压越低，但重波切迹不明显。

2. 异常动脉压波形：

（1）圆钝波：波幅中等度降低，上升支和下降支缓慢，顶峰圆钝，重搏切迹不明显，见于心肌收缩力下降或血容量不足。

（2）不规则波：波幅大小不等，期前收缩波的压力低平，见于心律失常患者。

（3）高尖波：波幅高耸，上升支陡，重搏切迹不明显，舒张压低，脉压宽，见于高血压及主动脉关闭不全。主动脉瓣狭窄者下降支缓慢及坡度较大，舒张压偏高。

（4）低平波：上升和下降缓慢，波幅低平，严重低血压，见于低血压休克和低心排血量综合征。

▶▶ **注意事项** ◀◀

IBP测量精度取决于传感器和监护仪的精度，影响IBP测量结果的的外部因素较少，仅与测量部位、系统校零、导管口方向、测压装置校验等有关。

1. 直接测压与间接测压之间有一定的差异，一般认为直接测压的数值比间接测压高出5～20 mmHg。

2. 不同部位的动脉压差，仰卧时，从主动脉到远心端的周围动脉，收缩压依次升高，而舒张压逐渐减低，如足动脉的收缩压较桡动脉高而舒张压相对较低。

3．肝素稀释液冲洗测压管道，防止凝血的发生。

4．校队零点，换能器的高度应与心脏同一水平，同样用弹簧血压计测压装置时，应使连接管的肝素液面与心脏在同一水平。

5．采用换能器测压，应定期校队侧压仪。

6．压力传感器零水平的调节，一般选择和右心房所处水平作为压力的零点。调零是在测压管与室内空气相通条件下，让放大器平衡并输出零伏信号为基准点，使信号与记录系统的已知输入信号一致，如一个已知标准的 150 mmHg 压力通过压力传感器后产生 150 mmHg 的读数。在零点调节过程中，必须仔细排查整个压力监测系统中是否存在气泡和血块填塞在导管内，因为气泡或血块不仅影响监测压力而且可能被误输入至患者体内产生栓塞事件。

►► 相关链接 ◄◄

1．ICU 患者有创血压的监测及临床护理方法的应用：通过动脉导管对于患者的血压进行监测，其数值通常会高于患者袖带式测量血压的 2～8 mmHg，使用袖带式无创血压监测出的血压通常存在不准确性，其通常会受到患者的运动、手臂的位置以及袖带捆绑的松紧等因素的影响，存在不确定性，而采用有创血压监测则能够对于以上的问题进行避免。该过程只需要对于患者的动脉进行一次穿刺即可，不仅对于患者所造成的创伤小，还能够良好地对于患者的血压进行准确的测量，实现患者血压的动态监测，并且该操作简单、安全性高，费用也较低，有效地降低了患者的经济负担。对 ICU 患者采用有创血压的监测及临床护理方法具有较好的疗效，其出现并发症的概率较低，对患者的身体健康有显著的积极意义。

2．有创血压监测在休克早期患者的应用：IBP 作为一种持续的血压监测方法，准确度非常高，监测过程中很少受外界因素的影响，并且可以随时获取血压，还可以进行动脉血气分析的采血。对于及时调整患者的治疗方案十分有帮助，能极大限度地提高危重患者的抢救成功率，在休克患者的血压监测中应作为首选的方法。在失血性休克患者的抢救治疗中，能及时准确地观察血压变化，可根据动脉波形变化来判断分析心肌的收缩能力，给予及时治疗和护理，更能提高患者的抢救成功率。

3．并发症的预防及护理：

（1）栓塞与血栓形成：密切关联于置管时间过长、导管过粗过硬或血管受损等，因此穿刺前一定要将合适的穿刺针选出，轻柔操作，避免穿刺反复损伤血管壁。确保测压管处于通畅状态，测压管道用肝素盐水持续冲洗，如在测压管处将动脉血取出后快速用肝素盐水对测压管予以冲洗，避免血压凝固将管道堵塞后导致血栓形成。及时抽出测压管内堵塞物或回血，不可将其用力推入，避免血栓栓塞，若无法疏通需即刻拔管并重新置管。取血或调零时严禁空气进入导致空气栓塞。对术侧远端肢体缺血征象如肢体疼痛、皮肤苍白及皮肤温度降低等异常变化予以密切观察，若难以触摸远端动脉搏动时可对患侧肢端血氧饱和度予以监测，便于对肢端血运予以了解。穿刺测肢体疼痛肿胀时可湿敷 50% 硫酸镁，若有必要可行手术将血栓取出。动脉置管时间长短正相关于血栓形成，待循环功能处于稳定状态后需尽早拔管。

（2）血肿与局部出血：穿刺部位出血主要有皮下血肿及局部渗血等表现，需将穿刺成功率提升，避免粗暴操作与反复穿刺，诱发血肿或出血。将穿刺侧肢体及测压管妥善固定，避免导管脱出诱发血肿及出血。拔管后持续加压时间需超过10 分钟，若患者有抗凝血药应用史或合并凝血功能障碍需延长 10 分钟，确保无渗血后用弹力蹦带或无菌纱布加压包扎，时间为 24 小时，定期观察，了解肢体末梢循环、局部是否出血或渗血等。密闭保存测压管且牢固连接，防止接口处出血。

（3）感染：将无菌操作技术严格执行到位，在无菌治疗巾中放置三通管及压力传感器避免污染。每日用聚维酮碘消毒 1 次穿刺处皮肤，每日将无菌敷贴更换。用透明贴对穿刺口周边皮肤状况予以观察，若患者出汗多或敷贴松动将无菌敷贴随时更换掉。若局部皮肤红肿需即刻将导管拔除，将穿刺部位更换。每日更换 1 次肝素帽及三通管，每次抽动脉血标本或冲管后需严格消毒。控制好留管时间，尽量在 3 日以内。对体温变化予以密切观察，每次监测体温，4 次 /d，定时开展血常规检查。若患者出现发热、寒战现象时需及时将感染源找出，若有必要可开展血培养或创面物培养协助诊断，并合理使用抗生素。

▶▶ 小结 ◀◀

有创血压测量技术不断发展，今后的研究方向是开发经济、高效、微功耗的自动化测压器件，优化软件算法设计，提升抗运动干扰和抗复杂电磁环境的能力，创新自主降压治疗技术，从而提高患者的生存质量，提高其应用的安全性和可靠性，降低制造和使用成本。ABP 监测过程为持续动态改变过程，反复测量、袖带宽松度及人工加压不会对其产生影响，可随时取值，直观且准确，在经由压力传感器在监护仪上显示波形与数值，可对平均动脉压、收缩压、舒张压予以持续监测。心脏术后患者心血管功能多处于不稳定状态，且药物会影响血压水平，继而导致其稳定性缺乏，有创血压监测可将动脉压变化尽早找出，对药物剂量予以调整，且动脉置管便于监测血气，无须反复穿刺，可将患者痛苦减少，并争取抢救时间，但受到患者自身、医护人员及压力监测系统等因素影响手术还是存在一定风险。

〔谢小华　汪云云　谭　薇〕

§3.10　中心静脉压监测

▶▶ 概述 ◀◀

　　中心静脉压（central venous pressure，CVP）是指上腔静脉和下腔静脉进入右心房的压力，通过中心静脉置入导管测量。导管位于上、下腔静脉或右心房，平卧时位于腋中线第4肋间，与压力传感器连接将信号实时传至心电监护仪。CVP主要反映右心房前负荷，并间接反映体内循环血量、静脉回流量、右心功能，作为反映心血管系统充盈压的重要指标广泛应用于临床，是指导重症患者液体复苏最常用的血流动力学变量。CVP的大小取决于心脏射血能力和静脉回心血量之间的关系。成人CVP的正常范围为5～12 cmH$_2$O，CVP<5 cmH$_2$O提示右心房血容量不足或右心房充盈不足；CVP>12 cmH$_2$O则提示心功能不全、肺循环阻力增加或静脉血管床过度收缩；若CVP>20 cmH$_2$O提示存在充血性心力衰竭。CVP与补液的关系可通过补液试验来测试。取等渗盐水250 ml经静脉注入，在5～10分钟内输注完毕。若血压升高而CVP不变，提示血容量不足；若血压不变而CVP升高3～5 cmH$_2$O，提示心功能不全。

　　CVP的监测影响因素众多，除了受心脏功能、血容量和血管张力、呼吸运动等内部因素影响外，还受一些外部因素的干扰，如零点校准、机械通气、腹腔压力、中心静脉导管、药物等。临床上为患者测量CVP时，应先将患者体位调整为平卧位，调节零点与右房（右侧腋中线与第4肋间的交点）在同一水平线上，在患者安静、平卧、脱机、管道通畅的条件下进行。在ICU，一些机械通气患者由于病情限制不允许平卧位测量，如急性左心衰、哮喘、食管下段憩室等患者，强行短暂的平卧会增加患者的不适，可致患者呼吸困难、缺氧以造成病情变化。

　　有研究表明，健康人体位改变对CVP测量无明显影响。健康人在仰卧位、俯卧位还是直立位，其CVP测量值相差1～2 cmH$_2$O。而另有研究表明，ICU危重症患者 CVP 测量值与患者的体位相关，患者体位角度越高与 CVP 测量值呈负相关，随着卧位角度的增加，患者的 CVP 测量值逐渐减少。学者提出，患者在平卧位时，身体处于水平位置，心脏射血功能相对减弱，右心房回心血量相对增加，且膈肌上抬导致胸腔容积减小以致胸腔内压力增高，所以 CVP 在平卧位的测量值较高。CVP 是临床上重要的血流动力学评估指标，但其受众多因素影响，故护理人员应将 CVP 与其他指标相结合，更好地指导临床治疗。

1. 定义：CVP 是指腔静脉与右房交界处的压力，是反映右心前负荷的指标。CVP 由 4 个部分组成：右室充盈压；静脉内壁压即静脉内容量产生的压力；静脉外壁压，即静脉收缩压和张力；静脉毛细血管压。因此，CVP 的大小与血容量、静脉压力和右心功能有关。临床实践中，通常进行连续测定，可动脉观察血容量的变化趋势，判断心脏对补液的耐受能力，是调节输液治疗的一个重要参考指标。

监测是将中心静脉导管由颈内静脉或锁骨下静脉插入上腔静脉，也可经股静脉或肘静脉插入到上腔或下腔静脉，之后将导管末端与测压装置相连，从而获得连续的中心静脉压力波形及数值，在临床上常被用于出血、术后、意外创伤、败血症及其他一些怀疑有血容量不足或过多的急诊情况指导治疗。由于其操作简单，较为安全，因此，成为临床上危重患者抢救治疗的方法之一。

2. 监测原理：CVP 测量的实现过程主要如下。①经锁骨下静脉或右颈内静脉穿刺插管至上腔静脉，插管前将连接管及静脉导管内充满液体，排空气泡，测压管内充液，使液面高于预计的静脉压上。②通过中心静脉搏压测定装置。用一直径 0.8～1.0 cm 的玻璃管和刻有 "cmH$_2$O" 的标尺一起固定在输液架上，接上三通开关与连接管，一端与输液器相连，另一端接中心静脉导管。③通过换能器，放大器和显示仪，显示压力波形与记录数据。

3. 适应证：①严重创伤、各类休克及急性循环衰竭等重症患者；②各类大众手术尤其是心血管、头颅和腹部大手术的患者；③需长期输液器或完全胃肠外营养治疗的患者；④接受大量、快速补液的患者。

4. 测压途径及方法：

（1）测压途径：目前多采用经皮穿刺的方法放置导管至中心静脉部位。常用的穿刺部位有锁骨下静脉、颈内静脉，在某些特殊情况下也可用贵要静脉或股静脉，但应该将导管的顶端置入上腔静脉。

（2）器材及装置：中心静脉穿刺的器材主要包括套管针、穿刺针、引导钢丝、深静脉导管等，市场上常供应配备完全的一次性的中心静脉穿刺针包。测压装置采用多功能生理监测仪，也可用简易的测量装置。

（3）测压方法：用三通接头连接好测压装置，三通的前端与导管相连，侧道连接测压管，并将测压管垂直固定在有刻度的标尺上，或测压管连接压力传感器，通过监测仪测压，同时可以观察到中心静脉的波形变化。三通的尾端与输液器相连，不测压时可作输液用。将测压管刻度上的"0"调到与右心房相平行（相当于平卧时腋中线第4肋间）水平处，或者用水平仪标定右房水平在测压管上的读数，该读数就是零点。确定管道通畅，转动三通，使输液管与测压管相通，液面在测压管内上升，液面要高于患者实际的CVP值，同时不能从上端管口流出。调节三通，关闭输液通路，使测压管与静脉导管相通，测压管内液面下降，当液面不再下降时读数。调节三通，关闭测压管，开放输液通路。如用采用压力传感器测压，则应将压力换能器的高度调到与心脏同一水平，按调零钮，监护仪自动调定零后，调节三通，关闭输液通路，使测压管与静脉导管相通，随时观察CVP曲线变化和CVP的值。（图3-25）

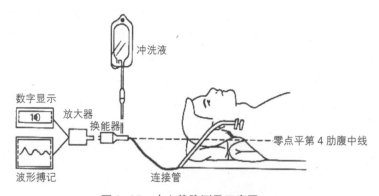

图 3-25 中心静脉测量示意图

▶▶ 技术流程图 ◀◀

中心静脉压监测流程图如图 3-26 所示。

▶▶ 注意事项 ◀◀

1. 中心静脉导管可作为输液途径，因此，不测压时可持续输液以保持通畅。

2. 只能通过液面下降测压，不可让静脉血回入测压管使液面上升来测压，一面影响测量值。

3. 防进气：管道系统连接紧密，测压时护士不要离开，因为当CVP为负值时，很容易吸入空气。

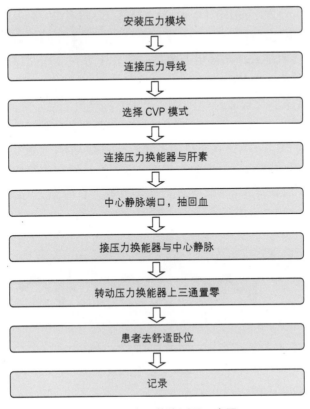

图 3-26 中心静脉测量示意图

4．**防感染**：穿刺部位每日消毒换敷料 1 次，测压管每日更换，有污染时随时换。以平卧位测压为宜，患者改变体位要重新调节零点。

5．使用呼吸机正压通气，PEEP 治疗，吸气压 >25 cmH$_2$O 时胸膜腔内压增加，影响 CVP 值，侧压时应充分考虑并结合临床尽量予以减小这些影响。

6．咳嗽、吸痰、呕吐、躁动、抽搐均影响 CVP 值，应在安静后 10～15 分钟测。

7．疑有管腔堵塞时不能强行冲注，只能拔除，以防血块栓塞。

▶▶ **评估结果** ◀◀

1．监测正常值范围：CVP 是上、下腔静脉进入右房处的压力，通过上、下腔静脉或右房内置管测得，可反映右房压水平，一般受心功能、循环血容量和血管张力 3 个因素的影响。测定 CVP 对了解有效循环血容量和心功能有重要意义。

CVP 正常值为 50～120 mmH$_2$O（0.49～1.18 kPa）。若 CVP＜5 cmH$_2$O（0.49 kPa），为右房充盈不足或血容量不足；CVP＞15 cmH$_2$O（1.47 kPa）时，提示心功能不全、静脉血管过度收缩或肺循环阻力增高；若 CVP 超过 20 cmH$_2$O（1.96 kPa）时，则表示存在充血性心力衰竭。

2．CVP 正常波形及意义：

（1）正常波形：有 3 个正相向波 a、v、c 和两个负向波 x、y，a 波在舒张末期，由心房收缩产生，c 波在收缩早期，代表三尖瓣关闭，v 波在收缩末期，由右房主动充盈和右房收缩时三尖瓣向右房突出形成，x 波在收缩中期，反映右房舒张时容量减少，y 波在舒张早期，表示三尖瓣开放，右房排空（图 3-27）。

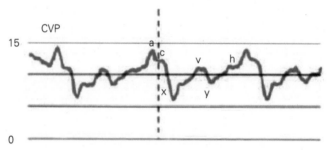

图 3-27　CVP 正常波形

（2）异常波形：

1）a 波消失：心动过速时 PR 间期短，a 波和 c 波融合；心房颤动时心房收缩欠佳，收缩期开始时心房容量较多，a 波消失，c 波明显（图 3-28）。

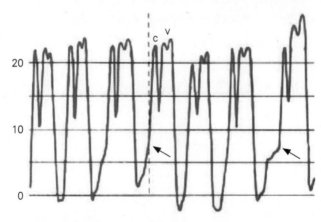

图 3-28　CVP 异常波形（a 波消失）

2）a波抬高和扩大：见于右心衰，三尖瓣狭窄及反流，缩窄性心包炎等疾病（图3-29）。

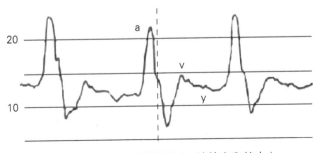

图3-29 CVP异常波形（a波抬高和扩大）

3）V波抬高和扩大：见于三尖瓣反流。

4）呼吸对CVP同样存在影响，如自主呼吸在吸气时压力波幅降低，呼气时增高。

3. CVP监测的优缺点：监测CVP有助于判断和处理心、肺功能障碍。在神经外科危重患者发病早期，心、肺都承担着巨大的压力，年老体弱或心肺功能较差的患者发生心、肺功能衰竭的不在少数，这也是导致不少危重患者预后不佳或死亡的原因之一。而监测CVP能够早期发现心力衰竭，并能为对症治疗提供重要信息。随着治疗时间的延长，患者颅内压增高的问题逐渐改善，此时机体血容量不足的问题逐渐严重，需要及时补充血容量。而补液过多、过快容易导致心肺功能衰竭，尤其是高龄患者。根据CVP补充液体，使血容量逐渐达到正常，能最大可能避免发生心、肺功能衰竭等并发症。

▶▶ **相关链接** ◀◀

1. 监测CVP在神经外科危重患者治疗中的应用：通过监控CVP，能有效地解决神经外科危重患者治疗过程中脱水程度与循环血量稳定的矛盾，能作为强力脱水情况下保持液体平衡的客观量化指标，还有利于及时发现内脏大出血、心力衰竭、休克等并发症。当然CVP也受胸腔压力、心肌收缩力、血管顺应性、呼吸机等的影响，可能影响对血容量的判断，但CVP的监控技术操作简单、监控时间长、并发症较少、不易污染、成本低，可为危重患者的临床救治提供很大帮助。

2. 在全身麻醉患者容量反应性中的应用：CVP作为反映心血管系统充盈压的经典指标，曾广泛应用于临床，尽管近10年来其评估价值受到质疑，目前CVP监测仍广泛应用于危重患者。其监测的结果受到各种因素如体位、机械通气、胸内压力、腹内压、跨胸壁压以及血管壁的张力等的影响。有研究显示，在麻醉患者中，其作为每搏输出量的辅助指标，在指导判断是否对下一次的容量负荷有反应性的准确性有一定意义。

3. 常见并发症及其防治：经皮穿刺中心静脉导管是盲穿，创伤性损伤难以完全避免，若操作失误或管理不当，可造成各种严重的并发症，甚至致命。

（1）心脏压塞：应用较硬的导管尖端顶住新房或心室壁，随着每个心脏收缩，导管损伤心壁导致心脏穿孔。当液体或血液在心包腔或纵隔中积聚达 300～500 ml 时，就足以引起致命的心脏压塞。留置中心静脉导管的患者可出现发绀、胸骨后和上腹部疼痛、不安和呼吸困难、恶心、心动过速、心音低远、脉压变窄、奇脉、面颈部静脉怒张等症状和体征，可提示心脏压塞的可能。紧急情况时采取以下措施：立即中断静脉输液；降低输液容器的高度至患者的心脏水平以下，利用重力作用吸出心包腔或纵隔内积血或液体，然后缓慢地拔出导管，若上述措施没能改善病情，应考虑做心包穿刺减压。

（2）气胸：是比较常见的并发症，肺尖在穿刺时被损伤发生局限性气胸，患者可无临床症状，小的穿刺破口可自行闭合。但存在肺部受损应用机械通气则有可能引起张力性气胸，可通过胸部拍片排查。若穿刺难度大或穿刺后患者出现呼吸困难、同侧呼吸音减低应考虑气胸，及早做胸腔减压。

（3）空气栓塞：空气经穿刺针或导管进入血管，多发生咋经穿刺针插入导丝前或插入套管推出钢丝后，一般可取头低位穿刺避免此意外。

（4）血肿：由于动静脉紧邻，操作误伤动脉的概率存在，压迫可减小明显的血肿，对凝血功能异常或抗凝治疗的患者穿刺时应格外小心。

（5）感染：无菌操作不严格或多次穿刺导致感染的机会增加，局部组织损伤、血肿等也可增加局部感染的机会。在导管留置期间，每日应用 2.5% 的碘酊和乙醇消毒换药，更换敷料，可达到预防感染的目的。当临床上出现不能解释的寒战、发热、白细胞升高、局部压痛和炎症时，应考虑拔除导管并做细菌培养。

▶▶ **小结** ◀◀

CVP 是目前临床常用的血流动力学监测指标，与容量、脉压力及右心功能有关。连续动态 CVP 监测对危重症患者容量管理尤其具有重要的价值。操作简单易行，数据直观，CVP 仍是临床常用的血流动力学指标，被指南推荐为危重患者液体管理的指标之一。

〔谢小华　汪云云　谭　薇〕

§4 创伤急救技术

§4.1 止血术与包扎术

§4.1.1 止血术

▶▶ **概述** ◀◀

成人全身血液约占体重的 8%，一次出血超过全部血量的 20% 时，会出现脸色（肤色）苍白、脉搏细弱等，当出血量达到总血量的 40% 时，可出现意识丧失甚至死亡。因此，快速估计失血量并采取有效的止血措施非常重要。其主要目的是暂时控制出血，覆盖保护伤口，将伤口与外界隔离以减少感染机会，为伤口清理创造良好的创面条件。自然灾难现场以及特大事故现场如塌方、台风、泥石流、台风、地震、严重交通伤、恐怖袭击、战时火器伤等可在短时间内出现大批伤员，需要快速及时地止血包扎。此外，外科手术止血或局部脏器出血，也需要止血包扎来改善患者情况。止血时公众应掌握的一项重要的现场急救技能，根据损伤部位和伤情严重程度，可采取直接压迫、点状压迫、使用止血带或止血敷料等止血措施。止血是抢救生命的方法之一，下面就几个常见部位止血方法——描述。

1. 定义：止血术（hemostasis）指外伤流血时通过一定方式处理，快速让血停止向外流动的技术。

2. 适应证：有外伤出血的伤口均需止血。

3. 禁忌证：无绝对禁忌证。

4. 原理：加压包扎止血是以一定的压力使血管破口缩小或闭合，继之由于血流减慢，血小板、纤维蛋白、红细胞可迅速形成血栓，使出血停止。止血带止血原理是阻断血流从而使出血停止。

5. 物品准备：常用的止血材料有无菌敷料、各种止血带（橡皮止血带、卡式止血带、充气式止血带、旋压式止血带等）、三角巾、绷带等。紧急情况下可就地取材，使用如纸巾、毛巾、手绢、布料、衣服等。

6. 分类和方法：常用的止血方法有指压止血法、包扎止血法、加垫屈肢止血法、填塞止血法和止血带止血法。使用时要根据具体情况，可选用一种，也可以把几种止血法结合一起应用，以达到最快、最有效、最安全的止血目的。

（1）指压止血法：适用于头部和四肢某些部位的大出血。是用手指、手掌或拳头压迫伤口近心端动脉，将动脉压向深部的骨头，以阻断动脉血运，达到临时止血的目的。这是一种不要任何器械、简便、有效的止血方法。因动脉血液供应往往会有侧支循环，指压止血发效果有限，止血时间短暂，属于应急止血措施，常需要与其他方法结合进行。实施指压止血法是应准确掌握按压部位，压迫力度适中，以伤口不出血为宜，有条件者应同时抬高伤处肢体，且压迫时间不宜过长。

1）头面部指压动脉止血法：①指压颞浅动脉。适用于一侧头顶、额部的外伤大出血。在外侧耳前，一只手的拇指对准下颌关节压迫颞浅动脉，另一只手固定伤员头部（图4-1）。②指压面动脉。适用于颜面部外伤大出血。用一只手的拇指和示指或拇指和中指分别压迫双侧下额角约1 cm的凹陷处，阻断面动脉血流。因为面动脉在颜面部有许多小支相互吻合，所以必须压迫双侧。③一指压耳后动脉。适用于一侧耳后大出血。用一只手的拇指压迫伤侧耳后乳突下凹处，阻断耳后动脉血流，另一只手固定伤员头部（图4-2）。④指压枕动脉。适用于一侧头后枕骨附近外伤大出血。用一只手的四指压迫耳后与枕骨粗隆的凹陷处，阻断枕动脉的血流，另一只手固定伤员头部（图4-3）。

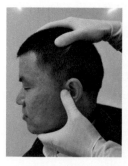
图4-1　指压颞浅动脉

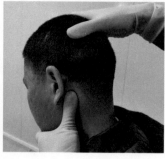
图4-2　指压耳后动脉

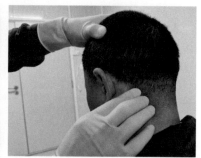
图4-3　指压枕动脉

（2）四肢部指压动脉止血法：①指压肱动脉。适用于一侧肘关节以下部位的外伤大出血。用一只手的拇指压迫上臂中段内侧，阻断肱动脉血流，另一只手固定伤员手臂（图4-4）。②指压桡、尺动脉。适用于手部大出血。用两手的拇指和示指分别压迫伤侧手腕两侧的桡动脉和尺动脉，阻断血流（图4-5）。因为桡动脉和尺动脉在手掌部有广泛吻合支，所以必须同时压迫双侧。③压指（趾）动脉。适用于手指（脚趾）大出血。用拇指和示指分别手指（脚趾）两侧的指（趾）动脉，阻断血流（图4-6）。④指压股动脉。适用于一侧下肢的大出血。用两手的拇指用力压迫伤肢腹股沟中点稍下方的股动脉，阻断股动脉血流。伤员应该处于坐位或卧位。⑤指压胫前、后动脉。适用于一侧脚的大出血。用两手的拇指和示指分别压迫伤脚足背中部搏动的胫前动脉及足跟与内踝之间的胫后动脉（图4-7）。

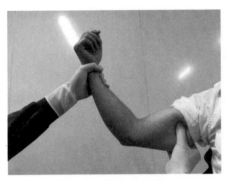

图4-4 指压肱动脉

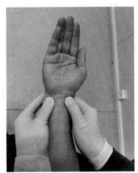

图4-5 指压桡、尺动脉

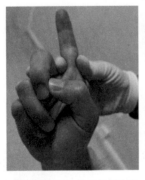

图4-6 指压指（趾）动脉

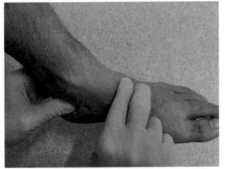

图4-7 指压胫前、后动脉

（2）包扎止血法：对于伤口表浅，仅有小血管或毛细血管损伤，出血量少时可采用包扎止血法。对于体表及四肢的小动脉，中、小静脉或毛细血管出血，可采用加压包扎止血法，同时抬高出血部位肢体可提高止血效果。

1）加压包扎止血法：适用于各种伤口，是一种比较可靠的非手术止血法。用无菌敷料或衬垫覆盖在伤口上，覆盖面积要超过伤口周边至少3 cm，用手或替他材料（如绷带、三角巾、网套等）在包扎伤口的辅料上施加一定压力，直接压迫伤口，从而达到止血的目的。

2）间接加压止血法：对于伤口内有异物（如玻璃片、金属等）残留时，应保留异物，并在伤口边缘用敷料等将异物固定，然后用绷带、三角巾等对伤口边缘的敷料进行加压包扎。

3）加垫屈肢止血法：适用于四肢出血量较大、肢体无骨折或无关节脱位者。在肘窝或腘窝处放纱布垫、棉花团、毛巾或衣服等物，屈曲关节，用三角巾或绷带（现场或户外可用衣服做成三角巾、头巾布条）将屈曲的肢体紧紧缠绑起来，达到止血的目的（图4-8）。但应每隔40～50分钟缓慢放松3分钟左右（在放松时采用指压止血法止血），同时注意观察肢体远端的血液循环，防止肢体缺血坏死。①上臂出血：在腋窝加垫，前臂屈曲于胸前，用三角巾或绷带将上臂固定在胸前；②前臂出血：在肘窝加垫，屈曲肘关节，用三角巾或绷带将屈肘位固定；③小腿出血：在腘窝加垫，屈曲膝关节，用三角巾或绷带将屈膝位固定；④大腿出血：在大腿根部加垫，屈曲髋关节和膝关节，用三角巾或绷带将腿与躯干固定。

4）填塞止血法：适用于四肢大、中静脉损伤出血，或有较深、较大的伤口或盲管伤、穿透伤，还可用于不能采用指压止血法或止血带止血法的出血部位。用等无菌纱布填塞在伤口内，再用加压包扎法包扎（图4-9）。躯干部出血禁用此法。

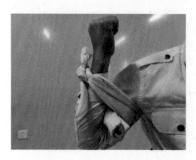
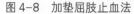

图4-8　加垫屈肢止血法

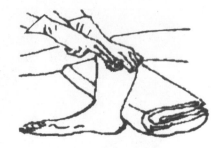

图4-9　填塞止血法

5）止血带止血法：适用于四肢有较大血管损伤或伤口大、出血量多，采用其他止血法不能止血时才用此法。止血带有橡皮止血带、卡式止血带、充气式止血带和旋式止血带等，在紧急情况下也可使用绷带、三角巾、布条等代替止血带。注意止血带不能直接扎在皮肤上，应先在止血带下放好衬垫。①橡皮止血带：左手拇指、示指和中指持止血带的头端，手背向下放在扎止血带的部位，右手持带尾端绕肢体两圈，用左手示指与中指夹住尾端后将尾端从两圈止血带下拉出，形成一个活结（图4-10）。②充气式止血带（气囊止血带）：依据血压计袖带原理，有显示止血带压力大小的装置，压力均可调节，有手动充气和电动充气等种类。使用时将止血带缠在衬垫上，充气后起到止血作用。③旋式止血带：由摩擦带扣、旋棒、固定带、自粘带和C形锁扣组成，使用时将止血带环套于肢体，拉紧旋棒加压并固定于C形锁扣内。旋压止血带通过旋转绞棍增加布带局部压力以达到止血目的。④布制止血带：在没有上述止血带的紧急情况下可临时使用布制止血带（绞棒止血带）。原理与旋压止血带类似。将三角巾、围巾或领带折成带状，绕伤肢一圈，打个蝴蝶结，取绞棒（小木棍、笔等）穿在布带的外圈内，提起绞棒拉紧，将绞棒按顺时针拉紧，将绞棒一端插入蝴蝶结环内，最后拉紧活结并与另一头打结固定（图4-11）。

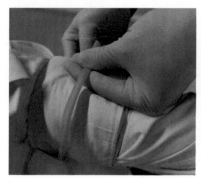
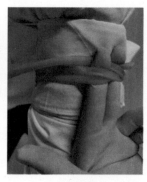
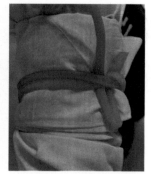

图4-10 橡皮止血带

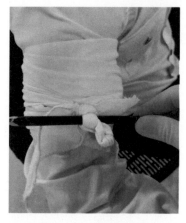

图4-11 布制止血带

▶▶ 技术流程图 ◀◀

本文主要介绍外伤急救止血的方法，急救止血流程图如图4-12所示。

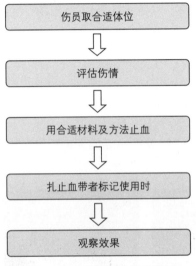

图4-12　急救止血流程图

▶▶ 注意事项 ◀◀

止血带使用不当可造成神经、软组织或肌肉的损伤，甚至危及伤员生命，因此，使用止血带应掌握使用的注意事项。

1. 材料选择：能显示压力的充气式止血带止血效果较好。禁止使用铁丝、电线等代替止血带。

2. 部位恰当：止血带应扎在伤口的近心端，并尽量靠近伤口，但不强调"标准位置"的限制（以往认为上肢出血应扎在上臂上1/3处，前臂或手大出血应扎在上臂下1/3处，不能扎在上臂的1/3处，该处神经走行贴近肱骨，易被损伤。下肢应扎在股骨的1/3处）也不受前臂和小腿"成对骨骼"的限制。

3. 压力适当：扎止血带松紧度要适宜，以出血停止、远端摸不到动脉搏动、止血带最松状态为宜。有测压装置时一般的压力标准为上肢250～300 mmHg，下肢为300～500 mmHg。

4. 标记明显：使用止血带者应在其前额或胸前易发现部位做明显标记，注明止血带使用的时间（24小时制），以便后续医护人员继续处理。

5. 时间：扎止血带时间越短越好，总时间不应超过5小时。使用过程中每隔

0.5～1 小时放松一次，每次放松 2～3 分钟，放松止血带期间需用其他方法临时止血，放松后再在稍高的平面上扎止血带。

6. 做好松解准备：在松止血带前应补充血容量，做好抗休克和止血用器材的准备。

▶▶ 评估 ◀◀

1. 使用止血材料、方法恰当，伤口无出血或出血量减少。
2. 使用止血带者明显标记使用时间，部位和压力适当。

▶▶ 相关链接 ◀◀

1. 传统的伤口止血材料主要由急救包、止血带、绷带、四头带、无菌敷料等组成。弹性黏性绷带可在局部创伤伤口保持一定的压力，起到适当的支撑作用。无菌敷料适用于开放性伤，保护经抗菌溶液清洗后的擦伤或裂伤、水疱等。三角巾及方巾可用于包扎和提供持续压力。随着科学技术发展，一些新型止血材料也逐渐问世。一种医用包扎材料"Gemmf"由俄罗斯纺织材料科学院研制，可固定两种或两种以上的药剂，具有良好的吸血、止血效果。实验证明 Gemmf 能加快伤口愈合，愈合时间能缩短 1/2。

2. 随着介入技术的不断成熟，冠状动脉造影以及经皮穿刺冠状动脉介入术在冠心病的诊疗中广泛开展，术后压迫止血的方法日益受到医护人员的重视。临床上常选择经股动脉和桡动脉行冠状动脉介入术。术后局部压迫止血的效果影响患者的术后康复，良好的止血装置有助于有效止血并减少血肿、出血、动静脉瘘、假性动脉瘤等并发症的发生。术后压迫止血装置由开始的纱布绷带加压，逐步发展为纱布弹力带加压、气囊加压、压迫器加压。气囊压迫、压迫器加压的止血效果较好，但器材费用较高。

▶▶ 小结 ◀◀

出血是创伤后的主要并发症。正常成人全身血量占体重的 7%～8%。体重 60 kg 的人，血量为 4200～4800 ml，失血量≤10%（约 400 ml），可能有轻度的头昏、交感神经兴奋症状或无任何反应；失血量达 20% 左右（约 800 ml），会出现失血性休克的症状，如血压下降、脉搏细速、肢端厥冷、意识模糊等；失血量≥30%，患者发生严重的失血性休克，不及时抢救，患者很快死亡。因此，出血是最需要紧急处理的情况，止血术是外伤急救首要技术。

§4.1.2 包扎术

▶▶ 概述 ◀◀

　　包扎是创伤现场急救的重要措施之一。有出血时应首先止血再行包扎，包扎本身也是有效止血的措施。包扎的主要目的是止血、防止伤口感染、固定骨折、支持受伤的肢体、合理制动、减轻疼痛，通过保护受伤部位避免再发生类似关节损伤、肌肉萎缩等并发症，给受伤部位提供更好的保护和支持，以帮助患者及早进行早期功能锻炼，是一些运动损伤首选的处理方法。包扎时不可忽略内在的损伤，如骨折时，应考虑骨折部位的固定；发生肝脾破裂、腹腔内出血、血胸等脏器损伤时，应优先考虑内脏损伤的救治，不能因外伤包扎而延误；伴有颅脑损伤的患者，还应加强监护伤员的意识。现场处理时要仔细检查伤口，注意判断伤口的位置、大小、污染程度、血管、神经、肌肉、肌腱损伤的情况，根据不同的伤口进行处理。例如，伤口内有大而易取得异物时，可酌情取出；刺入较深不易取出的异物切不可强行取出；刺入体腔内的异物，不可轻易拔出，以免损伤内脏；肠管从创口处膨出可用干净的碗装物将其覆盖，在不造成挤压得前提下包扎，切勿将膨出肠管回纳到体内。包扎时应谨慎选择材料和包扎方法，准确评估伤情并操作得当，包扎者应准确掌握包扎方法和注意事项，我们将在这一节对此加以概述。

　　1. 定义：包扎术是外伤现场应急处理的重要措施之一。及时准确的包扎，可以达到压迫止血、减少感染、保护伤口、减轻疼痛；固定敷料和骨折部位；保护内脏和血管、神经、肌腱等重要解剖结构等目的。有利于转运和进一步治疗。

　　2. 适应证：体表各部位的伤口，除外需采用暴露疗法者（如厌氧菌感染、犬咬伤等）。

　　3. 禁忌证：需采用暴露疗法者，如厌氧菌感染、犬咬伤等。

　　4. 原理：加压包扎止血是以一定的压力使血管破口缩小或闭合，继之由于血流减慢，血小板、纤维蛋白、红细胞可迅速形成血栓，使出血停止。

　　5. 物品准备：常用的材料有无菌敷料、三角巾、各种绷带、尼龙网套、四头带或多头带、胸带、腹带、胶布、别针或夹子等。紧急情况下可就地取材，如床单、毛巾、领带、围巾、手绢、干净的衣服等。

　　6. 分类和方法：常用的包扎方法有尼龙网套包扎法、绷带包扎法、三角巾包扎法、胸带包扎法、腹带包扎法等。

（1）尼龙网套包扎法：适用于头部及四肢包扎。尼龙网套具有较好的弹性，使用方便。包扎前先用敷料覆盖伤口并固定，在将尼龙网套套在敷料上，使用过程中应避免尼龙网套移位。

（2）绷带包扎法：绷带有纱布绷带、弹力绷带、自粘绷带、石膏绷带等种类。纱布绷带有利于伤口渗出液的吸收，弹力绷带适用于关节部位损伤的包扎。绷带包扎是包扎技术的基础，有固定敷料和夹板、加压止血、制动止痛、减少组织液的渗出和促进组织液的吸收、促进静脉回流等作用。操作要点：①将伤口用无菌敷料覆盖，左手将绷带头端展平固定在敷料上，右手持绷带卷由伤员肢体远端向近端包扎；②开始包扎时先环绕2圈，将绷带头折回一角在绕第二圈时将其压住，环形绕4~5圈，绷带缠绕范围要超过敷料边缘；③包扎完毕后应在同一平面环绕2~3圈，然后将绷带末端用胶布固定或剪成两股绕体打结固定（图4-13）。

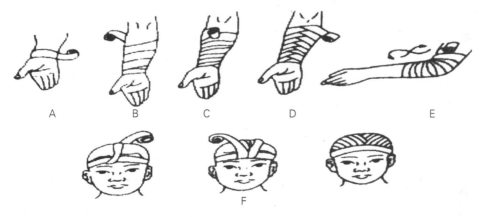

图4-13　常用绷带包扎法

绷带包扎的常用方法、适用范围如表4-1所示。

（3）三角巾包扎法：常用的三角巾为底边130 cm，两边各85 cm的等腰三角形，顶角上有一长约45 cm的带子。把三角巾的顶角折向底边中央，然后根据需要可将三角巾折叠成3横指或4横指宽窄的条带状。燕尾式是指将三角巾的两底角对折并错开，形成夹角。将2块三角巾顶角打结在一起可成蝴蝶式。进行三角巾包扎前，应在伤口垫上敷料。常用三角巾包扎方法如下：

1）头面部：①头顶部包扎法。适用于头顶部外伤。将三角巾基底折叠成2横指宽，正中置于伤员前额齐眉处，顶角经头顶垂于枕后，将三角巾的两底角经耳上拉向头后部交叉，压住顶角后在绕回前额打结。最后将顶角拉紧，折叠后嵌入底边内。②风帽式包扎法。在顶角、底边中点各打一结，将顶角结放在前额，底

表 4-1　绷带包扎的常用方法、适用范围

名　称	包扎方法	使用范围
环形包扎法	将绷带做环形重叠缠绕	多用与颈、腕、胸、腹等肢体粗细相等的部位
蛇形包扎法	以环形包扎法起始，再以绷带宽度为间隔斜形向上或向下，各周互不遮盖	固定夹板、简单固定或需要有一处迅速延伸至另一处
螺旋包扎法	以环形包扎法起始，再斜形螺旋向上缠绕，环绕时每周压住上一周的 1/3～1/2	包扎直径基本相同的部位如四肢、躯干等
螺旋反折包扎法	以环形包扎法起始，再螺旋向上缠绕时每一圈均将绷带向下反折，覆盖上一周的 1/3～1/2，反折时，以左手拇指按住绷带上面的正中处，右手将绷带向下反折，向后绕并拉紧。反折部应位于同一轴线上并避开伤口或骨突处	肢体上下直径不等部位的包扎，如小腿、前臂等
8 字形包扎法	在伤处上下，将绷带自下而上、再自上而下，重复做"8"字形缠绕，每周覆盖上一周的 1/3～1/2	直径不一致的部位或屈曲的关节处，如肘、手掌、踝、膝盖的等。选用弹力绷带最佳。
回返式包扎法	由助手或自己一手在后面将绷带固定住，反折后绷带由后部经肢体顶端或截肢残端向前，也由助手或自己一手在前面将绷带固定住，再反折向后，如此反复包扎，每一来回均覆盖前一周的 1/3～1/2，直至包住整个伤处顶端，最后将绷带在环绕数周把反折处压住固定	头顶部、肢体末端或断肢部位

边结放在枕后，然后将两底边拉紧并向外反折数道后，交叉包绕下颌部后绕至枕后打结。③面具式包扎法。适用于颜面部外伤。三角巾顶角打结放在头正中，两手拉住底角罩住面部及头部，然后双手持两底角两端拉紧至枕后交叉，最后绕回前额打结。在眼、鼻、口部提起三角巾各剪一小口。④双眼三角巾包扎法。适用于双眼外伤。将三角巾折成 3～4 横指宽的带状，中段放在头后枕骨上，两旁分别从耳上拉向眼前，在双眼之间交叉，在持两端分别从耳下拉向头后枕下部打结固定。⑤下颌部包扎法。适用于下颌、耳部、前额、颞部小范围伤口。将三角巾折

成3~4横指宽的带状，留出顶角的带子，置于枕后，两端分别经耳下绕向前，一段拖住下颌，至对侧耳前与另一端交叉后在耳前向上绕过头顶，另一端交叉后向下绕过下颌经耳后拉向头顶，然后两端和顶角的带子一起打结。此方法也可用于下颌骨骨折的临时固定。

2）颈部：适用于颈部外伤。嘱伤员健侧手臂上举抱住头部，将三角巾折叠成带状，正中压紧覆盖的纱布，两端在健侧手臂根部打结固定。

3）肩部：①单肩燕尾巾包扎法。适用于一侧肩部外伤。将三角巾折叠成燕尾式，燕尾夹角约90°，燕尾夹角对准伤侧颈部，巾体紧压住伤口敷料，大片在后压住小片，燕尾底部两角包绕上臂上部打结，拉紧燕尾两尾角，分别经熊、背部至对侧腋下打结。②双肩燕尾巾包扎法。适用于双侧肩部外伤。将三角巾折叠成燕尾式，燕尾夹角约100°，燕尾夹角对准颈后正中部，燕尾披在双肩上，两燕尾角分别经左右肩拉到腋下与燕尾底角打结。

4）胸、背部：适用于胸背部外伤。①胸部三角巾单侧包扎法：将三角巾顶角越过伤侧肩部，垂于背后，使三角巾底边正中位于伤部下方，底边反折约2横指，将两底角拉至背后打结，在将顶角上的带子与底角结打在一起。②胸部燕尾式双侧包扎法：将三角巾折叠成燕尾式，燕尾夹角约100°，在底边反折一道后横放于胸前，夹角对准胸骨上凹，两燕尾角向上过肩，分别放在两肩上并拉到颈后打结，再用顶角带子绕至对侧腋下打结。③背部三角巾包扎：方法与胸部包扎相似，只是前后相反。

5）臀部：适用于臀部外伤。①单臀（腹部）三角巾包扎法：将三角巾折叠成燕尾式，燕尾夹角约60°朝下对准外侧裤线，伤侧臀部的大片在后，压住前面的小片，顶角与底边中央分别过腹腰部到对侧打结，两底角包绕伤侧大腿根部打结。侧腹部包扎时，将三角巾的大片置于侧腹部，压住后面的小片，其余操作方法与单侧臀部包扎相同。②双臀蝴蝶巾包扎法：用两块三角巾连接成蝴蝶结（将两三角巾顶角打结），将打结部放在腰骶部，底边的上端在腹部打结后，下端由大腿后方绕向前，与各自的底边打结。

6）四肢：①上肢三角巾包扎法。将三角巾一底角打结后套在伤侧手上，结的余头留长些备用，另一底角沿手臂后方拉至对侧肩上，顶角包裹伤肢后，顶角带子与自身打结，将包好的前臂屈到胸前，拉紧两底角打结。②上肢悬吊包扎法。将三角巾底边的一端置于健侧肩部，屈曲伤侧肘80°左右，将前臂放在三角巾上，然后将三角巾反向上折，使底边另一端到伤侧肩部，在颈后与另一端打结，将三角巾顶角折平打结或用安全别针固定，此为大悬臂带。也可将三角巾折叠成带状，悬吊伤肢，两端于颈后打结，即为小悬臂带。③手（足）三角巾包扎法。将手（足）放在三角巾上，手指或脚趾对准三角巾顶角，将顶角折回盖在手背或足背上，折叠手（足）两侧三角巾使之符合（足）的外形，然后将两底角绕腕（踝）部打结。④足与小腿三角巾包扎法。将足放在三角巾的一端，足趾朝向底边，提起顶角和较长的一底角包绕小腿后于膝下打结，再用短的底角包绕足部，于足踝处打结。

（4）腹带包扎法：适用于腹部外伤。腹带的构造为中间有包腹布，两侧各有一条带脚相互重叠。操作方法：伤员平卧，把腹带从伤员腰下递至对侧的助手，将包腹布紧贴伤员腹部包好，在左右带脚依次交叉重叠包扎，最后在中腹部打结或以别针固定。注意创口在上腹部时应由上向下包扎，创口在下腹部则应由下向上包扎。

（5）胸带包扎法：胸带比腹带多两根竖带。包扎时先将两根竖带从颈旁两侧下置于胸前，再交叉包扎横带，最后固定于胸前。

▶▶ 技术流程图 ◀◀

本文主要介绍创伤急救包扎的方法，包扎术流程图如图 4-15 所示。

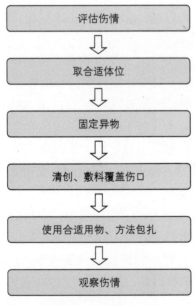

图 4-15　包扎术流程图

▶▶ 注意事项 ◀◀

1. 伤口先处理在包扎：伤口包扎前应先检查，简单清创并盖上无菌敷料，再包扎。

2. 包扎效果确切：包扎要牢固，松紧适宜。包扎部位要准确、严密，不遗漏伤口。有包扎过紧的表现时应立即松解，重新包扎。

3. 包扎时做好防护：禁止用未戴手套的手直接触及伤口，避免用水冲洗伤口（有特殊处理要求的伤口除外），禁止将脱出体外的内脏还纳。包扎时伤员取舒适体位，伤肢取功能位、皮肤皱褶处与骨隆凸处要用棉垫或纱布做衬垫。

4. 包扎应利于血液循环：包扎方向应从远心端向近心端，以利于静脉血液回流。包扎四肢时，应将指（趾）端外露，以便于观察血液循环。

5. 打结位置恰当：绷带固定时结应放在肢体外侧面，严禁在伤口、骨隆凸处和易于受压部位打结。

6. 松解包扎方法得当：解除包扎时应先解开固定结或取下胶布，然后以两手相互传递松解。必要时可用剪刀或刀片剪开。

▶▶ 评估 ◀◀

1. 伤口包扎前先检查，简单清创并盖上无菌敷料，再包扎。
2. 包扎牢固，松紧适宜。

▶▶ 相关链接 ◀◀

新型、高效、可靠的止血包扎材料的研发是研究的热点，国内外相关机构研制批准了部分新型止血包扎产品。我国军制式包扎器材种类较多，如炸伤急救包、烧伤急救包、弹性止血绷带、四头带等，所采用的材料包括合成或天然高分子材料如医用硅胶、壳聚糖等。我国 63 型三角巾急救包常用于较大创面以及不便上绷带的伤口进行包扎和止血。美国最新批准止血材料 XSTAT 利用仿生原理和技术，能在 15 秒内形成凝胶网络将伤口覆盖，并产出足够的压力止血。此外，还有水凝胶、无机－有机复合止血等新型止血材料。

▶▶ 小结 ◀◀

伤口是细菌侵入人体的门户，如果伤口被细菌污染，可能会引起相应细菌的感染，危害伤员健康甚至危及生命。快速、准确地将伤口用纱布、绷带、三角巾或其他现场可以利用的布料等包扎，是创伤急救的重要环节，应用广泛。

〔谢小华　唐红梅　谭　薇〕

§4.2　固定术与搬运术

§4.2.1　固定术

▶▶ **概述** ◀◀

固定术是对骨折的一种急救措施，能有效防止骨折断端移动造成血管损伤、神经受损等严重并发症。急救固定的目的是防止骨折断端移动，而不是让骨折复位，因此，不应把刺出伤口的骨折端送回。固定伤口时，动作应轻巧，尤其要注意两端骨突和空隙处，在皮肤和夹板间垫以软物，固定时要牢靠、松紧适度，以防局部受压导致缺血坏死。固定材料包括木制夹板、钢丝夹板、充气夹板、负压气垫、塑料夹板等。院外急救固定的目的是为了保护伤口，防止骨折移位带来的二次伤害，为进一步救治创造良好条件。院内固定是为了治疗骨折，骨折复位，恢复患者患处的功能。

现场骨折固定是创伤救护的一项基本任务。对骨折伤员进行正确良好的固定，可以减少伤员的疼痛，避免损伤周围组织、血管和神经，减少出血和肿胀，防止闭合性骨折转化位开放性骨折，便于搬运伤员。应根据现场条件和骨折部位选择固定方式，肢体制动可用夹板，躯体制动可借助担架和束带。包扎时，应在皮肤和夹板之间加衬垫，加强固定和防止皮肤损伤；先固定骨折的近心端，再固定远心端，两端至少采用两条固定带分别固定，避免绑带在骨折处打结。

桡骨远端骨折是急诊骨科常见的骨折，好发于绝经后的中老年女性。其保守治疗方式主要是闭合复位或 C 型臂透视下复位，并用小夹板、石膏等外固定。手术治疗则采用经皮克氏针固定、切开复位内固定或腕关节外固定架固定等治疗方式。

股骨粗隆间骨折临床上多见于骨质疏松的老年人。保守治疗主要适用于稳定型、无明显移位的骨折，通过克氏针张力弓和托马氏架固定，让患肢保持外展位。

手术治疗可选择动力性髓内钉固定、伽马型带锁髓内钉固定术或人工股骨头置换术等治疗方式。

移位或粉碎性髌骨骨折，临床建议行切开复位内固定术。常用的固定方法有钢丝环扎、张力带系统、Cable-pin 系统等。

Rockwood Ⅲ～Ⅴ型肩锁关节脱位的患者，基本予以手术治疗，所采取的内固定术主要包括肩锁固定和喙锁固定 2 种。

临床上还有许多骨折类型及其固定方法，由于木制夹板、颈托和三角巾固定法在临床上使用较为广泛，并且简便快速且有效，本节主要对此方法进行概述。

1. 定义：固定术是指用夹板、石膏绷带等物将骨折部位固定起来的急救措施。

2. 适应证：所有四肢骨折均应进行固定，锁骨、脊柱、骨盆等出现骨折时也应进行相应的固定。

3. 禁忌证：无绝对禁忌证。

4. 原理：使用固定材料使骨折部位相对固定，减少伤部活动，避免骨折断端因摩擦而损伤血管、神经；减少疼痛防治休克。

5. 物品准备：常用的固定材料有夹板、石膏绷带、绷带、无菌敷料、三角巾、锁骨固定带、颈托、脊柱板等。紧急情况下可就地取材，使用如健侧肢体、树枝、竹片、木棒、厚纸板、报纸卷、毛巾、布料、衣服等。

6. 分类及方法：

（1）四肢固定：

1）上臂固定：无夹板时，上臂自然下垂用三角巾固定在胸侧，用另一条三角巾将上臂呈 90°悬吊于胸前。有一块夹板时，夹板放在上臂外侧，有两块夹板时，夹板分别放在上臂的后外侧和前内侧。用带子固定骨折的上、下端。屈曲肘关节90°，用上肢悬吊包扎发将上肢悬吊于胸前。（图 4-16A）

2）前臂骨折：无夹板时，将伤侧前臂屈曲，手端略高，用三角巾悬挂于胸前，再用一条三角巾将伤臂固定于胸前。夹板固定时，使伤侧肢体屈曲 90°，拇指在上。只有一块夹板时，置于前臂外侧，有两块夹板时，分别置于前臂内外侧，用绷带固定骨折的上下端和手掌部，在用大悬臂带将上肢悬吊于胸前。若使用充气式夹板，可将夹板套于前臂，通过充气孔固定方法。（图 4-16B）

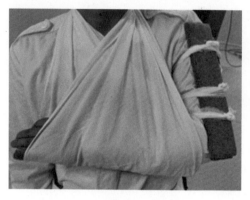
A. 上臂骨折夹板固定

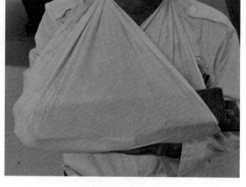
B. 前臂骨折夹板固定

图 4-16　上肢骨折固定

　　3）大腿骨折：取两个夹板，长夹板置于腋窝至足跟，短夹板置于大腿根部至足跟；在腋下、膝关节、踝关节等骨隆凸处放棉垫保护，空隙处用柔软物品填实；用绷带固定 7 个部位，先固定骨折上下两端，再固定腋下、腰部、髋部、小腿及踝部；足部用绷带"8"字形固定，使脚掌与小腿成直角功能位。如只有一块夹板则放于伤腿的外侧，从腋下至足部，内侧夹板用健肢代替，固定方法同上。若无夹板，可将两下肢并紧，中间加衬垫，将健侧肢体与伤肢分段固定在一起。（图4-17）

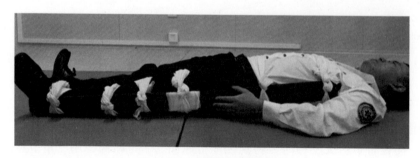

图 4-17　大腿骨折夹板固定

　　4）小腿骨折：取两个夹板，长夹板置于患腿外部从髋关节至外踝，短夹板从大腿内侧至内踝；在膝关节、踝关节等骨隆凸处放棉垫保护，空隙处用柔软物品填实；用绷带固定 5 个部位，先固定骨折上下两端，再固定髋部、大腿及踝部；足部用绷带"8"字形固定，使脚掌与小腿成直角功能位。无夹板时，也可用大腿无夹板固定的方法。

　　5）脊柱骨折：①颈椎骨折。颈托与脊柱伴联合固定，适用于颈椎损伤者。

②颈托的使用。用手固定伤员头部为正中位；将五指并拢，测量伤员锁骨至下颌角之间的宽度（颈部高度），根据伤员颈部的高度选择合适的颈托或调解颈托至合适的宽度；将颈托上固定红点对准一侧下颌角，固定颈托于下颏部，另一侧从颈后环绕，两端粘贴固定（图4-18）。③脊柱板固定。伤员仰卧，双手牵引伤员头部恢复颈椎轴线位后上颈托；保持伤员身体呈一直线轴线翻身，放置脊柱固定板，将伤员平移至

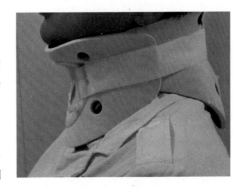

图4-18 颈托的使用

脊柱固定板上；将头部固定，双肩、骨盆、双下肢及足部用宽带固定在脊柱板上，避免运送途中颠簸或晃动。④胸腰椎骨折。单纯胸腰椎骨折时，禁止伤员站立、坐起或脊柱扭曲，以免加重损伤。固定方法同颈椎骨折的脊柱板固定术。

6）骨盆骨折固定：伤员仰卧位，在双侧膝下放置软垫，膝部屈曲以减轻骨盆骨折引起的疼痛，将三角巾中段放于腰骶部，顶角对准两股之间，持两底角绕骨盆至下腹部打结固定，再将顶角带子拉紧至下腹部打结处一起固定打结；双膝间放置衬垫，用绷带捆扎固定。

▶▶ 技术流程图 ◀◀

本文主要介绍外伤急救固定的方法，固定术流程图如图4-19所示。

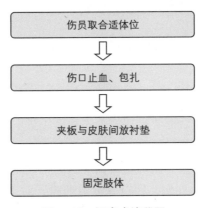

图4-19 固定术流程图

▶▶ 注意事项 ◀◀

1. 伤口先处理再固定：如有出血和伤口，应先止血和包扎，再行骨折固定术；露出的骨折断端在未清创时不可还纳伤口内。

2. 加必要的衬垫：夹板不可直接接触皮肤，其间要加衬垫，尤其在夹板两端、骨隆凸处和悬空部位应加厚垫。

3. 夹板长度合适：夹板长度与宽度要与骨折的肢体相适应。下肢骨折夹板长度超过骨折上、下两个关节，即"超关节固定"原则；固定时除骨折部位上、下两端外，还要固定上、下两关节。

4. 固定效果确切便于观察：固定应松紧适度，牢固可靠，但不影响血液循环。固定肢体时，要将指（趾）端露出，以便观察末梢血液循环情况。

5. 注意保护患肢：固定后应尽量避免不必要的活动。

▶▶ 评估 ◀◀

1. 伤口无出血，固定松紧适度，牢固可靠，但不影响血液循环。
2. 肢体无活动，便于搬运。

▶▶ 小结 ◀◀

固定术主要用于骨折的伤员，是骨折急救处理中最重要的一项。及时、准确的固定有助于减少骨折部位活动，减轻疼痛，避免血管、神经、骨骼及软组织的进一步损伤，预防休克，为伤员的进一步搬运提供有利条件。

§4.2.2 搬运术

▶▶ 概述 ◀◀

危重伤员经现场救治后需要迅速安全送往医院进一步抢救，若搬运方法不得当，将造成伤员的二次损伤，导致终身残疾甚至死亡。因此，应采取正确的搬运方法，避免伤员的伤情加重。搬运伤员前应首先检查生命体征和受伤部位，评估其头部、脊椎、胸部是否外伤，保持呼吸道通畅，对受伤部位进行止血、包扎、固定后才能搬动。在搬运过程中要注意随时观察伤员的病情变化，一旦发生紧急情况如窒息、呼吸停止、抽搐等，应停止搬运立即进行急救处理。如怀疑颈椎损伤的患者上好颈托；对尚未明确是否存在脊椎损伤的患者按照脊椎损伤的原则搬运处理；开放性气胸者要迅速填塞和覆盖伤口。

搬运伤员的常用工具有升降担架、铲式担架、负压充气垫式固定担架等。应根据伤员病情调整伤员体位，仰卧位可以避免颈部和脊椎的过度弯曲，可防止椎体错位，适用于大部分重伤员。侧卧位可以防止伤员呕吐时食物进入器官，适用于意识障碍的伤员。半卧位适用于疼痛、血气胸导致呼吸困难的伤员，排除合并胸椎、腰椎损伤及休克，有助于伤员呼吸。主要适用于胸腔积液和心力衰竭患者。

1．定义：搬运是指将不能自行移动的伤员从一个地方移动到另一个地方的过程。

2．适应证：转移活动受限的伤员。

3．禁忌证：无绝对禁忌证。

4．原理：使用各种方式及工具，及时、安全、迅速地转移活动受限的伤员。

5．物品准备：常用的搬运工具有担架，转运平车、轮椅、过床易、脊柱固定板等。紧急情况下可就地取材，使用如毛毯、绳索、门板等自制简易担架用于搬运。

6．分类：

（1）伤员的移动：

1）从驾驶室移出伤员：一名救护者双手抱住伤员头部两侧，向上轴向牵引颈部，有条件者带上颈托；另一名救护者轴向牵引伤员双踝部，使双下肢伸直；第三、第四名救护者双手托伤员肩背部及腰臀部，使伤员脊柱保持中立位，平稳将伤员搬出。

2）从倒塌物下移出伤员：迅速清除压在伤员身上的泥土、砖块、水泥板等倒塌物，清除伤员口腔、鼻腔中的泥土及脱落的牙齿，保持呼吸道通畅；一名救护者双手抱紧伤员头部两侧并向上轴向牵引颈部，另一名救护者轴向牵引伤员双踝部，使双下肢伸直；第三、第四名救护者双手托伤员肩背部及腰臀部，使伤员脊柱保持中立位，四人同时用力，平稳将伤员搬出。

3）床至平车之间的转移：根据伤员具体情况，可使用单人、双人或多人搬运法。目前临床上有过床易（医用过床器）的使用。过床易是以中部可折叠的长方形支架为中心，长轴的两端有把手，外面有一层光滑、防水的布类材料。防水布的表面光滑，能够来回拉动。滑布由质地硬度强，承受力大、韧性好、不易变形的材料制成。操作方法：将平车与床平行靠拢，并处于同一水平面，固定平车，床侧（甲）和平车侧（乙）各站一人。由甲两手扶持伤员的肩部和臀部，将伤员侧搬向甲侧30°左右，乙将过床易滑入伤员下方身体下方1/3或1/4处，甲托住伤员的肩部和臀部向上45°左右用力慢慢将伤员推向乙侧，先向上用力，再向对侧轻推，同时乙托住伤员的肩部和臀部，并向自己侧轻拉。当伤员完全过到平车上时，乙两手扶持伤员的肩部和臀部，将伤员侧搬向乙侧，并侧卧30°左右，甲将过床易由伤员身体取出。

（2）常用搬运方法：

1）徒手搬运法：适用于转运路程较近、病情较轻的伤员。

2）单人搬运法：包括扶持法、抱持法、爬行法、侧身匍匐法、牵拖法和背负法等。

3）双人搬运法：有椅托式搬运法、拉车式搬运法、平抬（平抱）搬运法和轿式搬运法等。

4）多人搬运法：三人可并排将伤员抬起，齐步向前。第四人可负责固定头部。多于四人时可面对面，将伤员平抱进行搬运。

5）担架、平车搬运法：是最常用的搬用方法，适用于病情较重、转移路途较长的伤员。担架移动时，伤员头部向后，足部向前，以便后面的担架员能随时观察病情变化；平车推行中，平车小轮端在前，转弯灵活；速度要平稳，不可过快；上下坡时，患者头部应位于高处，减轻患者不适。颅脑损伤、颌面部外伤以及昏迷伤员，应将头偏向一侧。

（3）特殊伤员搬运方法：

1）腹腔脏器脱出伤员的搬运法：将伤员双腿屈曲，腹肌放松，防止内脏继续脱出。已脱出的内脏严禁回纳腹腔，以免引起感染。取腰带或三角巾做成略大于脱出物的环形圈，围住脱出的内脏，再用大小合适的碗或其他合适的替代物将内脏和环形圈一并扣住，最后用腹部三角巾包扎法包扎。包扎后伤员取仰卧位，下肢屈曲，膝下垫枕，注意腹部保暖，然后再进行搬运。

2）骨盆骨折伤员的搬运法：搬运前先固定伤员骨盆，三名救护者位于伤员的同侧下蹲，一人位于伤员胸部，一人位于腿部，一人专门保护骨盆。三人同时双手平伸，同时用力，抬起伤员，放于硬板担架并固定，膝微屈，膝下加垫，骨盆两侧用沙袋或衣物等固定，防止途中晃动。

3）脊柱、脊髓损伤伤员的搬运法：搬运此类伤员时，应保持伤员脊柱伸直，严禁颈部与躯干前屈或扭转。对于颈椎伤的伤员，一般由四人一起搬运，四人均单膝跪地，一人在伤员的头部，双手掌抱于头部两侧轴向牵引颈部，另外三人在伤员的同一侧（一般为右侧），分别在伤员的肩背部、腰臀部、膝踝部。双手掌平伸到伤员（身体下）的对侧，四人同时用力，保持脊柱为中立位，平稳将伤员抬起，放于脊柱板上，上颈托后再用带子将伤员胸部、腰部、下肢固定于脊柱板上。对于胸腰椎伤的伤员，可由三人于伤员身体同侧搬运，方法与颈椎损伤伤员相同，如图4-20所示。

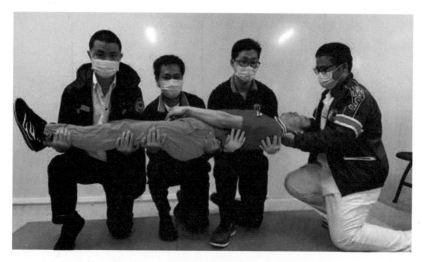

图4-20 脊柱、脊髓损伤伤员的搬运

4）身体带有刺入物伤员的搬运法：应先包扎伤口，妥善固定好刺入物后方可搬运。搬运途中避免震动、挤压、碰撞，防止刺入物脱出或继续深入。刺入物外露部分较长时，应有专人负责保护。

▶▶ 技术流程图 ◀◀

本文主要介绍创伤急救搬运的方法，创伤急救搬运术如图4-21所示。

▶▶ 注意事项 ◀◀

1. 搬运方法得当：根据不同的伤情和环境采取不同的搬运方法，搬运动作应轻巧、敏捷、步调一致，避免强拉硬拽、震动等。

2. 注意保护脊柱：疑有脊柱骨折时应注意适中保持脊柱的轴线位。

3. 搬运途中注意安全：搬运过程中应注意观察伤员的伤势与病情变化，防止皮肤压伤或缺血坏死。将伤员妥善固定在担架上，防止头颈部扭动和过度颠簸。

▶▶ 评估 ◀◀

1. 搬运前全面体检，并做急救处理。

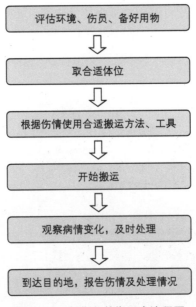

图 4-21 创伤急救搬运术流程图

2. 选用最恰当的搬运方法。

3. 搬运动作准、轻、稳、快。

4. 搬运中，应观察伤情，做必要处理。

5. 到目的地，应报告伤情及处理情况。

▶▶ **相关链接** ◀◀

近年来出现了多种设计新颖、结构轻巧的新式急救搬运装备，如国外的真空固定担架，各国的军事强国卫生设备日新月异，海上伤员急救搬运装备如罗宾逊担架，以竹片、帆布和毛毡为材料，附有固定伤员头、躯干和四肢的襻带，能在在舰艇上吊、拖、抬，但脊柱伤和骨折伤伤员用此担架时，若搬运方法不妥，会加重伤情。斯托克斯担架，该担架构造着眼于急救的特殊性，包括山区、空中或海上救援。吊篮式结构简便可靠，操作人员可手持搬运，亦可通过钩悬与飞机上挂钩连接，实现吊运救援。担架配有可调节的脚部安全机械装置，安全带等，还可方便加装漂浮块组建漂浮式担架。漂浮担架正面为平面，适合于骨折伤员固定，尤其是脊柱骨折和下肢骨折伤的固定；反面有 3 条纵向沟槽，可增加漂浮担架强度，也可减小漂浮担架在水中的侧移。漂浮担架前部比后部宽，符合人体比例。板四周有数对孔洞，可作为手孔，用于搬运伤病员时抓握，孔洞中嵌有卡针，可用于连接固定系带，挂钩或其他附件。

►► 小结 ◄◄

创伤急救术中的搬运其目的是使伤员尽快脱离危险环境，防止病情加重或再次损伤，尽快使伤员获得专业的救护以最大限度地挽救生命，减少伤残。搬运过程中要求救护人员掌握正确的救护搬运知识和技能。

〔谢小华　唐红梅　谭　薇〕

§4.3　胸膜腔闭式引流术

►► 概述 ◄◄

胸膜腔闭式引流术是治疗创伤性气胸、胸部手术后排除胸膜腔积气积液的重要治疗手段。美国胸外科医师协会认为，当肺压缩体积 >20% 时，建议行胸膜腔闭式引流术。胸膜腔闭式引流术是将引流管的一段放在胸膜腔内，另一端连接位置更低的水封瓶形成引流通路。正常情况下，胸膜腔内压力为负压，正常为 $-0.49\sim-0.98\,kPa$。气胸、剖胸或外伤、胸部疾病术后等异常情况使胸膜腔内积气积液，使胸膜腔内压力大于大气压强，促使气体或液体通过引流管排入引流瓶。当胸膜腔内恢复负压时，引流管端吸引水封瓶内液体形成负压水柱，阻止空气再进入胸膜腔。胸膜腔引流术有助于肺组织复张，促进肺功能恢复，适用于血气胸或液气胸、张力性或交通性气胸、恶性胸膜腔积液、脓胸或支气管胸膜瘘、开胸术后等治疗。胸膜腔引流装置的设计随着临床需求在不断改进发展。有学者指出三腔胸瓶要通过测压瓶与水封瓶的水位差来调节负压，无法方便、精准地调节负压，四腔胸瓶的问世弥补了这个缺陷。为了方便患者早期下床活动，便携式胸膜腔引流瓶固定架应运而生。

胸膜腔闭式引流术的护理可总结为固定、通畅、观察和拔管。据统计，胸膜腔引流管脱管率为 4.8%，非计划拔管可造成严重损伤，甚至危及患者生命，妥善固定最为关键。非计划性拔管的原因包括术后谵妄、导管连接处舒适度改变、医护宣教不当等。定时查看固定敷料的牢固性、患者体外引流管长度是否变化、街头连接处衔接是否牢固、引流管是否完整无损等护理措施来评价管道的密闭性和固定情况。引流过程，胸瓶应低于引流切口 60～100 cm。

JBI 循证卫生保健中心指出可通过评估患者深呼吸或咳嗽时监测胸膜腔引流管内流体是否摆动和是否有气泡来评估引流管是否通畅。引流管通畅时，水封瓶内玻璃管水柱会随呼吸的运动而上下波动，如波动停止，提示引流管堵塞。常见的原因有血块、脓块或纤维素块堵塞引流管；引流管侧壁紧贴脓腔壁；安装引流管的胸壁切口太小而压迫引流管；引流管安放的位置过低；引流管与水封瓶长玻璃管的连接处打折或插入过深或太浅等。

胸膜腔引流管的观察要点包括：引流管是否妥善固定；伤口敷料是否渗血渗液；胸膜腔引流瓶内液体是否满 2/3，超过即更换；引流瓶内水柱波动和是否有气泡溢出；引流液的量是否逐渐减少。

胸膜腔引流管的拔管指征为胸部 X 线摄片显示肺复张良好，无积气积液，患侧肺部听诊呼吸音清，24 小时内引流量 <100 ml，胸膜腔颜色清晰透亮无浑浊。

胸膜腔闭式引流术是胸部术后常规留置的重要导管，创伤性气胸、血气胸等的重要治疗手段，医护人员应掌握对闭式胸膜腔引流导管留置的操作和护理，确保胸膜腔引流的各个环节的安全性，以保障患者安全。

1. 定义：胸膜腔闭式引流术是胸膜疾病常用的治疗措施。通过水封瓶虹吸作用，使胸膜腔内气体或液体及时引流排出，避免外界空气和液体进入胸膜腔，从而维持胸膜腔内负压，保持纵隔的正常位置，促进肺膨胀，并有利于控制胸膜腔感染，预防胸膜粘连。

2. 适应证：①适用于急性脓胸、外伤性或自发性气胸、肺及其他胸膜腔大手术后；②胸膜腔大量积液（积液量≥1000 ml）或积气（肺组织压缩≥50%），需排出积液或积气，以缓解肺组织压迫症状者；③支气管胸膜瘘、食管吻合口瘘、食管破裂者；④胸腔积血较多，难以通过穿刺抽吸解除者；⑤脓胸积液量较多且黏稠者，或早期脓胸，胸膜、纵隔尚未固定者；⑥开放性胸外伤、开胸术后或胸膜腔镜术后须常规引流者。

3. 禁忌证：①体质衰弱、病情危重难以耐受穿刺术者；②凝血功能障碍，严重出血倾向患者在未纠正前不宜穿刺；③有精神疾病或不合作者；④疑为胸腔棘球蚴病患者，穿刺可引起感染扩散；⑤穿刺部位或附近有感染；⑥非胸膜腔内积气、积液，如肺大疱、肺囊肿、结核性脓胸等禁用。

4. 原理：通过水封瓶虹吸作用，使胸膜腔内气体或液体及时引流排出，避免外界空气和液体进入胸膜腔，从而维持胸膜腔内负压，保持纵隔的正常位置，促进肺膨胀，并有利于控制胸膜腔感染，预防胸膜粘连。

5. 术前准备：

（1）认真了解病史，根据 X 线胸片、CT 等影像学资料以及超声检查等协助定位，尤其是局限性或包裹性积液的引流。

（2）物品准备：缝合包或胸膜腔穿刺包（目前临床上也使用套管针或中心静脉导管穿刺）；直径合适的引流管（一般以外径 1～2 cm 的透明塑料管或硅胶管为好，也可用商用的穿刺套管）；闭式引流袋或水封瓶（瓶中盛无菌生理盐水约 500 ml，并标记零位线）；皮肤消毒剂；1%～2% 利多卡因；无菌生理盐水，急救药品及物品等。

（3）患者准备：

1）知情同意：胸膜腔闭式引流术是一种有创操作，术前应确认患者已签署知情同意书。特别紧急的情况，可获取患者的口头同意，意识丧失者默认已获取知情同意。

2）体位：病情较重、体质衰弱者，协助取半卧位，患侧前臂上举抱于头枕部，充分暴露胸部或背部；病情稳定、一般情况较好的患者，协助患者坐于坐于椅子上，面向椅背，两前臂置于椅背上，前额伏于前臂上。

6. 操作步骤及分类：

（1）穿刺部位：通常在手术室置管，紧急情况下可在急诊室或患者床旁进行，可根据体征和 X 线胸片、CT 等影像学资料以及超声检查等协助定位。胸膜腔积液者：一般在肩胛线或腋后线第 7～第 8 肋间隙、腋中线第 6～第 7 肋间隙或腋前线第 5 肋间隙，取叩诊呈实音处。包裹性积液者：穿刺部位应根据胸部 X 线或超声检查并结合叩诊定位。胸膜腔积气者：穿刺点取患侧锁骨中线第 2 或第 3 肋间隙。穿刺点用标记笔在皮肤上标记。

（2）皮肤消毒：以穿刺点为中心进行螺旋消毒 2 次，消毒范围直径≥15 cm。

（3）局部浸润麻醉：麻醉穿刺点应选择在拟穿刺部位的下位肋骨上缘，以免损伤肋间血管和神经。术者抽取利多卡因 5 ml。枕头在穿刺点先斜形进针形成皮丘，再垂直进针进行逐层浸润麻醉，直至到达胸膜。在穿刺过程中应边缓慢进针边回抽，观察有无血液抽出，以免误入血管。紧急情况如张力性气胸，可不做局部麻醉。

（4）插管方法：

1）肋间切开插管法：打开缝合包，戴无菌手套，铺洞巾，持手术刀沿肋间做 2～3 cm 的切口，用 2 把弯止血钳交替钝性分离胸壁肌层，于肋骨上缘穿破壁层胸膜进入胸膜腔。此时有明显的突破感，同时切口中有液体溢出或气体喷出。用止血钳撑开扩大创口，用另一把血管钳沿长轴夹住引流管前端，顺着撑开的血管钳将引流管送入胸膜腔，其侧孔应在胸内 3 cm。引流管远端接水封瓶或闭式引流袋，嘱患者咳嗽或做深呼吸运动，观察水柱波动是否良好，必要时调整引流管的位置。缝合皮肤，固定引流管，同时检查各接口是否牢固，避免漏气。

2）胸膜腔穿刺法：打开胸膜腔穿刺包，戴无菌手套，铺洞巾，用 50 ml 注射器抽取生理盐水，连接穿刺针，检查是否通畅及漏气。穿刺前关闭穿刺针尾端三通接头或用止血钳夹闭尾端软管，术者用左手拇指和示指固定穿刺部位的皮肤，右手持穿刺针在穿刺点垂直缓慢进针，当有落空感时，表明已经进入胸膜腔，这时助手用止血钳固定穿刺针，以免穿刺过深损伤组织，连接 50 ml 空注射器，打开三通接头或开放止血钳，抽取胸膜腔积液或积气。当患者有张力性气胸、外伤性血气胸、胸膜腔大量积液（积液量 ≥ 1000 ml）或积气（肺组织压缩 ≥ 50%）时，在紧急胸膜腔穿刺减压后宜行胸膜腔闭式引流术进行持续引流。

（5）急救：对开放性气胸者，立即用敷料（最好是凡士林纱布）封闭胸壁伤口，使之成为闭合性气胸，阻止气体继续进入胸膜腔。张力性气胸患者行紧急处理时，如现场无其他抽气设备，可用 16～18 号粗针头在患侧锁骨中线第 3 或第 4 肋上缘迅速垂直刺入胸膜腔，以避免损伤血管神经束。通过穿刺排气，可达到暂时减压的目的。亦可用粗针头在针柄外接橡胶手套、气球等，将其顶端剪 1 cm 开口，可起到单向活瓣作用。针头留置于胸膜腔内（针尖入胸膜腔 1～2 cm），用胶布固定于胸壁皮肤，然后迅速转至有条件的医院处理。

（6）术后处理：嘱患者平卧或半卧位休息，观察患者生命体征及胸部体征的变化，根据需要将标本及时送检，做好穿刺记录。

（7）拔管：拔管指针：置管引流 48～72 小时后，临床观察引流瓶中无气体溢出且颜色变浅、24 小时引流液 < 50 ml、脓液 < 10 ml，胸部 X 线摄片显示肺膨胀良好无漏气，患者无呼吸困难，即可终止引流，考虑拔管。拔管时：嘱患者先深吸一口气，在其吸气末屏气时拔出引流管，并立即用凡士林纱布和厚敷料封闭胸壁伤口并包扎固定。拔管后观察：拔管后 24 小时内应密切观察患者是否有胸闷、呼吸困难、发绀、切口漏气、渗液、出血和皮下气肿等，若发现异常及时处理。

▶▶ 技术流程图 ◀◀

本文主要介绍胸膜腔闭式引流术的方法，胸膜腔闭式引流术流程如图 4-22 所示。

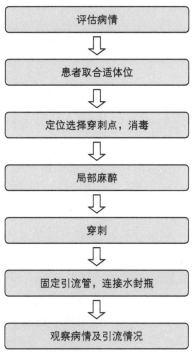

图 4-22　胸膜腔闭式引流术流程图

▶▶ **注意事项** ◀◀

1. 操作前应向患者说明穿刺目的，消除顾虑，取得配合，同时签好知情同意书；对精神紧张者，可于术前半小时给以镇静止痛处理。

2. 操作前后测量患者生命体征；操作中应密切观察患者反应，如出现穿刺并发症，应及时准确处理；操作后嘱患者卧位休息 30 分钟。

3. 严格无菌操作，操作中要始终保持胸膜腔负压，防止空气进入胸膜腔。

4. 每次抽液、抽气不宜过多、过快，以防止胸膜腔内压力骤降，而导致复张性肺水肿、循环障碍等。首次抽液量不宜超过 700 ml，抽气量不宜超过 1000 ml，以后每次抽吸量不应超过 1000 ml。若为诊断性胸膜腔穿刺，满足诊断及化验需求量即可；若为脓胸，每次尽量抽尽。

5. 穿刺针进入胸膜腔不宜过深，以免损伤肺组织，一般以针头进入胸膜腔 0.5～1.0 cm 为宜。在抽吸过程中，如患者突然咳嗽，如患者突然咳嗽，应将针头迅速退至胸壁内，待患者咳嗽停止后再进针抽吸；如抽出鲜红色液体，应立即停止抽吸。

6. 观察穿刺并发症：

（1）气胸：为最多见的并发症。常见原因是穿刺针刺入过深损伤肺组织或穿刺装置漏气，穿刺过程中患者咳嗽亦可引起。处理：气胸量少时不必处理；明显气胸按气胸常规处理。

（2）出血、血胸：穿刺针刺伤可引起胸壁、胸膜腔内或肺内出血。少量出血多见于胸壁皮下出血，一般无须处理。如损伤肋间血管可引起较大量出血，形成胸膜腔积血，需立即停止抽液抽气，遵医嘱予以止血治疗，密切观察患者生命体征变化，必要时手术治疗。肺损伤可引起咯血，少量咯血可自行停止，无须处理，较严重者按咯血常规处理。

（3）复张性肺水肿：因抽出胸腔积液或积气过快过多，使肺组织迅速复张，而导致出现肺组织水肿。一般愈后良好，3～4 日即可自行消退。应合理控制抽液抽气量，防止此类并发症的发生。

（4）胸膜反应：发生于胸穿早期，因患者紧张、恐惧、疼痛或者麻醉不充分、麻醉药过敏等导致迷走神经兴奋，引起患者头晕、心慌、出汗、面色苍白、脉搏细弱、四肢发凉、血压下降、心跳加快或减慢、虚脱甚至意识障碍等症状。若患者出现上述症状，应立即停止穿刺，使患者平卧，必要时遵医嘱皮下注射 0.1% 肾上腺素 0.5 ml，并采取其他对症处理措施。

（5）胸膜腔内感染：主要见于反复多次胸膜腔穿刺者。与患者抵抗力低下、操作者无菌观念不强、消毒不彻底、操作过程中污染有关。一旦发生应合理使用抗生素，形成脓胸者应行胸膜腔闭式引流术，必要时外科处理。

7. 引流部位的选择：

（1）气体引流：锁骨中线外侧第 2 肋间。

（2）液体引流：腋中、腋后线第 8 肋间或第 9 肋间。

（3）引流气体和液体：锁骨中线外侧第 2 肋间，早期血气胸随着肺膨胀，气体和液体均可顺导管排出。

（4）包裹性积液（血胸和脓胸）或积气，可根据胸部 X 线正侧位像确定引流部位，包裹性积气应选择气胸的稍高位，包裹性积液选择低位，注意引流管方向。

▶▶ **评估结果** ◀◀

水封瓶闭式引流：水封瓶的瓶塞上有两个孔，分别插入长、短管。瓶中盛有无菌生理盐水约 500 ml，长管的下口插至液面下 3～4 cm，短管下口则远离液面，使瓶内空气与外界大气相同。使用时，将长管上的接口与患者的胸膜腔引流管相连接，接通后即可见长管内水柱升高，高出液平面 8~10 cm，并随着患者呼吸上下移动，若不动，则提示引流管道不通畅，有阻塞。

▶▶ 相关链接 ◀◀

1. 套管针在胸膜腔穿刺术中的应用：将套管针作为胸膜腔穿刺工具，穿刺时将套管针刺入胸膜腔，拔出穿刺针芯，使套管留在胸膜腔内，适用于胸腔积液少、位置低，离膈肌、肝脏等脏器近的患者。

2. 中心静脉导管的应用：将中心静脉导管穿刺针作为胸膜腔穿刺工具，穿刺后进入胸膜腔内的中心静脉导管质地非常柔软，管径较细，创伤小，不需要缝针，固定牢固，患者痛苦小，无后遗症，易于接受。中心静脉导管引流技术具有可留置、反复引流或注药、不易折断或阻塞等优点，适用于顽固的结核性、恶性胸膜腔积液等患者。

3. 影响胸膜腔闭式引流术引流效能的因素众多，其中有胸膜腔引流管的材质和硬度、医务人员的经验、置管位置的选择、导管的固定、体位等。引流管的种类繁多，有硅胶胸膜腔引流管、中心静脉导管、螺旋式胸膜腔引流管等。胸膜腔引流管应当是柔软有弹性、组织相容性好、软硬适度。胸膜腔引流管过硬可导致肋间神经压迫性障碍和增加患者的疼痛，过软不能抵抗肋间肌肉的紧张性，可在肋间隙中被完全压瘪。体位引流、有效咳嗽、呼吸锻炼等可以促进胸膜腔内积气、积液的排出。

▶▶ 小结 ◀◀

胸膜腔闭式引流术是将引流管一端放入胸膜腔内，而另一端接入比其位置更低的水封瓶，以便排出气体或收集胸膜腔内的液体，使得肺组织重新张开而恢复功能。作为一种治疗手段广泛地应用于血胸、气胸、脓胸的引流及开胸术后，对于疾病的治疗起着十分重要的作用。

〔谢小华　唐红梅　谭　薇〕

§4.4 抗休克裤的应用

▶▶ 概述 ◀◀

据统计，全球有 >500 万人由于各种原因所致的创伤导致死亡，血容量的急剧丢失及气诱发的多器官功能障碍综合征（MODS）是早期最严重的并发症和创伤患者的主要致死原因。

失血量 <500 ml 时，减少的血容量可通过组织液或体内藏血补充，循环血量可在 1 小时内即可得到改善，通常无自觉症状。当急性失血 >500 ml 时，可出现头晕、心慌、冷汗、乏力、口干等症状。当失血量 >1000 ml 时，可出现晕厥、四肢冰冷、烦躁不安，若出现量得不到有效控制，则可出现失血性休克。失血性休克是由于机体大量失血导致有效循环血量急剧减少，器官组织持续低灌注，无氧代谢增加，乳酸堆积以及再灌注损伤，最终导致 MODS。研究指出创伤失血性休克从发病到死亡自然进程的中位时间仅为 2 小时，早期识别是挽救生命的前提。早期诊断创伤性失血性休克主要的无创血流动力学指标，包括精神状态改变、烦躁不安、脸色苍白、口干口渴、皮肤湿冷、心率 >100 次 /min、尿量 <0.5 ml/（kg·h）、收缩压下降（低于 90 mmHg 或较基础血压下降 >40 mmHg）或脉压差减少（<20 mmHg）等指标。有创血流动力学指标包括中心静脉压降低至 5 cmH$_2$O 以下，肺动脉楔压下降至 <8mmHg。休克时，特别是创伤出血性休克，血容量急剧丢失，造成生命器官的灌注不足，严重失血性休克救治存在救治时间窗，一旦延误将失去最佳的救治机会，并发症和死亡发生率将明显增加。有学者认为创伤后的 1 小时为黄金 1 小时，在此期间以抢救生命为原则，完成诊断评估和止血。但在休克时表浅静脉萎陷，穿刺困难，即使静脉穿刺成功，也会因为血液淤滞，补液难以通畅，患者的躁动以及救护车的颠簸也难以保证静脉通道一直顺畅。其次，仅仅输液难以满足大量失血患者机体最基本的携氧能力，而输血也要经过采血、血型检验、配血、运送、静脉输入等多个环节。另外，补液扩容和输血均需要一定时间才能补给机体所需的容量。因此，在短时间内及时充分的扩容是难以很快实现。抗休克裤能压迫双下肢和腹部的血管床，血液即转移到人体的上部，能使心、肺、脑等重要器官得到有效灌注。

抗休克裤（military antishock trousers，MAST）是一种新型急救设备，在尚无良好的救治条件及需转运时，抗休克裤可使血管内血液重新分配，以保证生命器官得到有效灌注，迅速纠正休克。其具有体积小、质量轻、操作简便、便于携带等特点，是一种适用于现场抢救较为理想的急救机械。抗休克裤适用于休克、腹部及下肢活动性出血的止血及包裹部位骨折的固定等，是现场抗休克急救转运和院内急救复苏不可或缺的装置。抗休克裤是根据充气压迫驱血原理设计而成，主要由特种布料外套、充气球、充气囊、压力指示表、管路和开关阀、尼龙扣等部分组成。其工作原理是对休克患者肢体进行包绕充气加压，增加血管外周阻力和心脏后负荷，从而使血液重新分配维持有效的中心静脉压，以保证心、脑、肺、肾等器官的血液供应。使用抗休克裤人为加压，可使血液转移量达 600～1000 ml。此外，抗休克裤对骨盆、股骨及下肢部位的骨折、创伤后活动性出血有一定的固定作用。

1. 原理：抗休克裤是指通过充气包绕性加压，可人为地增加血管外阻力和心脏后负荷，使腹部和下肢的静脉池收缩，血液在短时间内转移至中枢循环系统（指人体血液循环中的肺动脉、主动脉、冠状动脉、劲动脉、脑动脉、心脏静脉、上下腔静脉），首先保证重要生命器官的灌注，从而升高血压，增加心排血量，将足够的血液供给心、肺、脑。现场穿休克裤，仅需要 1～2 分钟，由于自身血液再分配，自身输血量可达 750～1000 ml，从而升高血压起到抗休克的作用。

2. 目的：①减缓和制止腹内及下肢的活动性出血；②固定骨折部位，减轻疼痛。

3. 适应证：①有休克临床征象和收缩压低于 90 mmHg 成年患者；②需要直接压迫、控制的无休克性出血者。

4. 禁忌证：①心源性休克患者；②显著脑水肿或脑疝患者；③横膈以上的活动性出血灶尚未止血时。

▶▶ 技术流程 ◀◀

1. 操作前准备：

（1）患者评估：①了解患者的全身情况，意识状态及生命体征，有无开放性伤口；②观察患肢有无血运障碍，神经损伤等情况；③了解患者有无应用性抗休克裤的禁忌证，如脑水肿、肺水肿、充血性心力衰竭及心源性休克、腹部损伤伴内脏外露等。

（2）患者准备：①使患者了解抗休克裤应用的目的及注意事项；②稳定情绪，取舒适体位；③严密包扎开放伤口，妥善安置引流管。

（3）环境准备：①环境清洁、安静，关闭门窗，光线充足，温度适宜，隔帘遮挡；②护士准备，如衣帽整洁，洗手、戴手套。

（4）用物准备：抗休克裤、充气管、氧气、测压表。

2．操作步骤：

（1）核对医嘱，携用物至患者旁，将充气管与氧气连接。

（2）核对患者姓名，做好解释，取得合作。

（3）展开抗休克裤（必要时平铺于担架上），可从患者的一侧垫入身后，左侧下肢囊包裹左下肢，右侧下肢囊包裹右下肢，然后将腹囊包裹腹部，腹囊上缘必须达到剑突水平，紧闭尼龙搭扣。

（4）接氧气筒充气，接压力表监测，先充双下肢气囊，再充腹部气囊，充气达 40 mmHg（5.32 kPa）时，即可监测患者的血压及其他生命体征的变化。一般充气压力达到 20～40 mmHg（2.67～5.33 kPa）时即可获得良好的救治效果，若收缩压达到 100～110 mmHg（13.3～14.7 kPa），其他生命体征也有所改善，自动减压阀打开，停止充气；若患者无任何反应，可继续充气达到 100～104 mmHg（13.3～13.83 kPa）时再监测；若仍无反应，则需维持此压力，并立即进行其他急救治疗。

（5）用物处理：抗休克裤使用后用含有效氯 500 mg/L 的消毒液浸泡 30 分钟（血液污染时消毒液浓度为 1000～2000 mg/L），用软毛刷刷净，洗净晾干，检查不漏气后备用。

6．洗手，做好记录，如生命体征、充气时间及压力等。

▶▶ **注意事项** ◀◀

1．穿着正确，抗休克裤的上缘必须达到剑突水平以便充分发挥作用，但充气压力的部位不能超过肋弓，以防呼吸受限。

2．使用过程中应每隔 3～4 分钟监测生命体征，并观察囊内压的变化、患者皮肤及双足颜色并及时补充血容量。

3．较长时间应用抗休克裤时，应适当降低囊内充气压力，并适量输入 5% 碳酸氢钠，及时预防和纠正酸中毒。

4．不需要抗休克裤时，应先保障一条有效静脉通路，抢救工作就序，再打开开关阀逐渐放气，并迅速行扩容治疗，若收缩压达 100 mmHg（13.3 kPa），继续放气。放气过快可至血压骤降，应注意避免，待休克症状缓解后遵医嘱脱抗休克裤。

5．脱休克裤时应加快输液、输血的滴速，并在血压监护条件下缓慢放气，先缓慢放掉腹囊气体，再放双下肢囊气体。监测患者生命体征，如收缩压下降

5 mmHg（0.67 kPa），则应停止放气，补充血容量，避免突然放气造成血压骤降。

▶▶ **相关链接** ◀◀

　　抗休克裤仅是抗休克的应急措施，虽然能迅速逆转休克，填补治疗空白时间窗，甚至暂时阻止急性肾衰竭的发生。但不能代替休克的其他治疗法及病因治疗，包括扩容、输血、药物及手术，这些措施都必须迅速跟上。由于抗休克裤的"自我输血"建立在减少或阻断下半身组织供血为代价，所以手术时应尽可能撤下抗休克裤，以防发生下肢坏死、血栓形成及筋膜间隔压力升高综合征，如非下半身手术可待病情稳定、出血停止或血容量补足后及时撤下抗休克裤。

〔谢小华　唐红梅　谭　薇〕

§5

其他急危重症护理技术

§5.1　洗胃术

▶▶ **概述** ◀◀

　　洗胃术是急诊科对口服毒物中毒患者常用的急救措施，包括催吐洗胃、胃管洗胃以及剖腹洗胃，其目的是彻底清除自服或误服的胃内毒物，最大限度地减少有毒物质的吸收。吞服毒物患者（除腐蚀剂如强酸、强碱等）应在服毒后 6 小时内迅速彻底洗胃，超过 6 小时也应争取洗胃。洗胃的方法可分为口服催吐法和胃管洗胃法。呕吐是人体排除胃内毒物的本能自卫反应。催吐是现场抢救由消化道进入的毒物引起急性中毒最及时且方便易行的办法。对服入毒物不久且意识清醒的急性中毒患者（腐蚀性毒物、石油制品及上消化道出血和食管静脉曲张等患者除外）可通过催吐洗胃术自救、互救，是一种有效现场抢救的方法。胃管洗胃法又包括注射器抽吸洗胃法、漏斗胃管洗胃法、电动洗胃机，胃管从口腔或鼻腔插入经食管达到胃，吸出毒物后注入洗胃液，经反复清洗将胃内容物排除，以达到消除毒物的目的。

　　洗胃采取的体位将直接影响洗胃质量。传统洗胃术患者一般取坐位或半坐位，患者配合好，人为因素造成的口腔出血、胃管脱出等现象较少，但是取此体位，胃底位于上方，常规灌洗量不足以将胃部毒物洗净，毒物可随重力及胃蠕动进入十二指肠，加快毒物吸收。平卧位洗胃可降低胃小弯和幽门窦的位置，有助于清除胃内皱襞毒物，但平卧位时，胃、食管、十二指肠处于同一水平线上，这容易造成胃内容物的反流，增加患者发生吸入性肺炎和窒息的风险。左侧卧位是临床上最常用的体位，可利用重力作用使胃大弯处于左侧。灌注时，水流方向与胃的方向一致，有助于胃内容物与洗胃液混合，有效稀释并清除胃大弯和胃体的毒物。其次，十二指肠和幽门位置升高，有利于减少水分和毒物进入肠道，减少水中毒和低钠血症的发生。左侧卧位的缺点使洗胃液在胃小弯的停留时间相对短暂，容易导致毒物滞留在胃小弯。头低足高左侧卧位时，胃底处于最低为，胃蠕动相对较弱，并且幽门保护性痉挛收缩，能有效阻止胃内毒物进入十二指肠。与其同时，重力和体位引流使胃液流速加快，排液更加彻底。右侧卧位使患者心脏位于上方，可减轻对心脏的压迫。但学者指出由于幽门和十二指肠在右侧卧位时处于最低，易致大量洗胃液直接流入小肠，很不利于洗胃抢救的成功。近几年，较多学者采取变换体位洗胃，体位变换可使洗胃液到达胃内各个部位，使洗胃液与为内容物充分混合，有效清除胃内毒物，减轻对胃黏膜的刺激。

　　洗胃液的温度与人体温度相近，一般选择 30 ℃～38 ℃。洗胃胃管置入的深度通常为发际到剑突的距离，为 45～55 cm。洗胃的方法包括间断洗胃法、切开洗胃法、渐增加洗胃液量法。间断洗胃法是指洗胃后保留胃管，每隔 2 小时再次洗胃，间断反复进行直至洗出液澄清无味，适用于有机磷中毒等患者。切开洗胃法能迅速彻底清除胃内容物，是抢救急性重症口服患者的有效方法。渐增加洗胃液量法从小量开始逐渐增加，开始每次注入 150～200 ml，反复冲洗 20 余次后，增加至 200～300 ml/ 次，最后改为 400～500 ml/ 次，直至洗出液澄清无味。

　　行洗胃术是应注意选择洗胃液种类、量及温度，以及患者体位和洗胃机工作程序等多个环节，保证洗胃的效果及安全，提高患者的救治成功率。

　　1. 定义：洗胃（gastric lavage）是将胃管插入患者胃内，反复注入和吸出一定量的溶液，以冲洗并排出胃内容物，减轻或避免吸收中毒的胃灌洗方法。

　　2. 适应证：

　　（1）解毒：清除胃内毒物或刺激物，减少毒物吸收，还可利用不同灌洗液进行中和解毒，用于急性食物或药物中毒。一般在服毒后 6 小时内洗胃效果最好，但当服毒量大、所服毒物吸收后可经胃排出、服用吸收缓慢的毒物、胃蠕动功能减弱或消失时，由于部分毒物仍残留于胃内，即使超过 6 小时，多数情况下仍需洗胃。

　　（2）减轻胃黏膜水肿：幽门梗阻患者饭后常有滞留现象，引起上腹涨满、不适、恶心、呕吐等症状，通过洗胃，减轻潴留物对胃黏膜的刺激，减轻胃黏膜水肿、炎症。

　　（3）手术或某些检查前的准备：如胃部、食管下段、十二指肠手术前。

　　3. 禁忌证：①强腐蚀性毒物（如强酸强碱）中毒；②正在抽搐、大量呕血者；③原有肝硬化伴食管胃底静脉曲张，胸主动脉动脉瘤，近期内有上消化道出血或胃穿孔，胃癌等。

4. 原理：全自动洗胃机洗胃法以电磁泵为动力源，通过自控电路使电磁阀自动转换动作，分别完成冲入和吸出胃内容物的过程。

5. 操作前准备：

（1）评估患者：年龄、病情、医疗诊断、意识状态、生命体征等；口鼻黏膜有无损伤，有无活动义齿；心理状态以及对洗胃的耐受能力、合作程度、知识水平、既往经验等。清醒患者应向其说明洗胃目的、方法、注意事项及配合要点，取舒适体位。

（2）物品准备：根据不同的洗胃方法进行用物准备。

（3）口服催吐法：①治疗盘内置量杯、压舌板、水温计、弯盘、塑料围裙或橡胶单（防水布）；②水桶2只，一盛洗胃液，一盛污水；③按医嘱根据毒物性质准备洗胃溶液（表5-1），一般用量为10000～20000 ml，温度25℃～38℃为宜。

表5-1　常见毒物中毒洗胃液的选择

毒物种类	常用溶液	禁忌药物
酸性物	镁乳、蛋清水、牛奶	
碱性物	5%醋酸、白醋、蛋清水、牛奶	
氰化物	3%过氧化氢溶液引吐后，（1∶15000）～（1∶20000）高锰酸钾	
敌敌畏	2%～4%碳酸氢钠，1%盐水，（1∶15000）～（1∶20000）高锰酸钾	
1605、1059、4049（乐果）	2%～4%碳酸氢钠	高锰酸钾
敌百虫	1%盐水或清水，（1∶15000）～（1∶20000）高锰酸钾	碱性药物
DDT（灭害灵）、666	温开水或生理盐水洗胃，50%硫酸镁导泻	油性药物
酚类、煤酚类	用温开水、植物油洗胃至无酚味为止，洗胃后多次服用牛奶、蛋清保护胃黏膜	液状石蜡
苯酚（石炭酸）	（1∶15000）～（1∶20000）高锰酸钾	
巴比妥类（安眠药）	（1∶15000）～（1∶20000）高锰酸钾，硫酸钠导泻	硫酸镁
异烟肼	（1∶15000）～（1∶20000）高锰酸钾，硫酸钠导泻	
灭鼠药（抗凝血类）	催吐、温水洗胃，硫酸钠导泻	碳酸氢钠溶液

（4）胃管洗胃法：①治疗盘内置无菌洗胃包（内有胃管、镊子、纱布）、塑料围裙或橡胶单、治疗巾、检验标本容器或试管、量杯、压舌板、水温计、弯盘、棉签、50 ml 注射器、听诊器、手电筒、液状石蜡、胶布，必要时备张口器、牙垫、舌钳放于治疗碗内；②水桶 2 只，一盛洗胃液，一盛污水；③洗胃溶液同"口服催吐法"。

6. 操作方法及步骤：

（1）口服催吐法：

1）体位：坐位。

2）准备：围好围裙，取下义齿，置污物桶于患者座位前或床前。

3）方法：患者自饮灌洗液，每次饮液量 300～500 ml，用压舌板、匙柄或指甲不长的手指等刺激舌根催吐。如此反复进行，直至吐出的灌洗液澄清无味。

（2）全自动洗胃机洗胃法：

1）操作前检查：通电，检查机器功能完好，并连接各种管道，将 3 根橡胶管分别与机器的进液管、胃管、出液管相连。

2）体位：取左侧卧位；昏迷患者可取平卧位头偏向一侧并用压舌板、开口器撑开口腔，置牙垫于上、下磨牙之间，如有舌后坠，可用舌钳将舌拉出。

3）插胃管：①用液状石蜡润滑胃管前端，润滑插入长度的 1/3；由口腔插入 55～60 cm，插入长度为前额发际至剑突的距离。②检测胃管的位置。通过抽吸胃液（吸出物送检）、听气过水声、清水检验是否有气泡 3 种方法确定胃管确实在胃内。③固定胃管。用胶布固定胃管。

4）准备洗胃液，将胃管与患者连接，将已配好的洗胃液倒入水桶内；进液管的另一端放入洗胃液桶内，管口需在液面下；出液管的另一端放入空水桶内，胃管的另一端与已插好的胃管相连，调节药量流速。

5）灌洗：按"开关"键，机器即开始对胃进行自动冲洗，直至洗出液澄清无味为止。

6）观察：洗胃过程中，随时注意洗出液的性质、颜色、气味、量及患者面色、脉搏、呼吸和血压的变化。如患者有腹痛、休克、洗出液呈血性，应立即停止洗胃，采取响应度急救措施。

7）拔管：洗毕，反折胃管、拔出。

8）整理：协助患者漱口、洗脸、帮助患者取舒适卧位；整理床单位、清理用物。

9）清洁：自动洗胃机三管（进液管、胃管、出液管）同时放入清水中，按

"开关"键，清洗各管腔后，将各管同时取出，待机器内水完全排尽后，按"开关"键关机。

10）记录：灌洗液名称、量，洗出液的颜色、气味、性质、量，患者的全身反应。

▶▶ **技术流程图** ◀◀

本文主要介绍全自动洗胃机洗胃的方法，全自动洗胃机洗胃技术流程如图5-1所示。

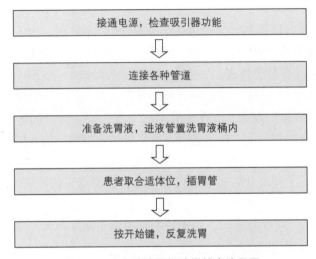

图 5-1　全自动洗胃机洗胃技术流程图

▶▶ **注意事项** ◀◀

1. 洗胃术多用于急性中毒，急性中毒的特点是发病急骤、来势凶猛、进展迅速、病情多变。延误时间毒物吸收增多，会危及生命，医护人员必须分秒必争，迅速准备物品，立即实施洗胃术。

2. 注意评估者中毒情况，如中毒时间、途径、毒物种类、性质、量等，来院前是否已有呕吐。

3. 严格掌握洗胃的适应证、禁忌证。

4. 洗胃前做好各项准备工作。洗胃时严格规范操作，插胃管动作轻柔、快捷，并确认胃管已进入胃内后开始灌洗，切忌将胃管误入呼吸道而进行灌洗，插管深度要适宜。

5. 选择洗胃液时：当中毒物质不明时，洗胃溶液可选用温开水或生理盐水。待毒物性质明确后，再采用对抗剂洗胃。

6. 洗胃过程中随时观察患者的面色、生命体征、意识、瞳孔边、口、鼻腔黏膜情况及口中气味等。防治洗胃并发症，包括心搏骤停、窒息、急性胃扩张、胃穿孔、上消化道出血、吸入性肺炎、急性胰腺炎、急性水中毒、水及电解质紊乱、虚脱及寒冷反应、中毒加剧等。

7. 拔胃管时，要先将胃管胃部反折或夹住，以免拔管过程中管内液体反流如气管；拔管后，立即嘱患者用力咳嗽，或用吸引器抽吸出患者口咽部或气管内的分泌物、胃内容物。

8. 洗胃后整理用物，严格清洗和消毒洗胃机。观察并记录洗胃液的量、颜色及患者的反应，记录患者的基本生命体征。注意患者胃内毒物清除状况，中毒症状有无得到缓解或控制。

▶▶ 评估结果 ◀◀

患者胃内毒物清除状况，中毒症状有无得到缓解或控制。

▶▶ 相关链接 ◀◀

洗胃是抢救口服毒物中毒患者临床上常用且有效的急救措施，但洗胃过程中的失误会导致严重的并发症。

1. 洗胃液种类、温度、容量选择不当：洗胃液的种类选择不合适会增加毒物毒性加重中毒，如乐果、对硫磷、内吸磷等中毒时，若使用高猛酸钾溶液洗胃，会氧化为毒性更强的毒物，敌百虫使用碱性溶液则会转化为毒性更强的敌敌畏，加重中毒。洗胃液选择清水，大量的清水短时间内进入胃肠道，因水分大量吸收可致稀释性低钾。低钠血症，且可导致脑、肺水肿。或中毒后出现的恶心、呕吐，禁食丢失了钠和钾以及临床上用利尿药加速钠、钾的丢失、中毒时机体处于应激状态等，采用清水洗胃，能加速稀释性低钠低钾血症形成。此外，胃内注入大量清水，失误残渣堵塞胃管不易抽出，机体大量吸收水分，超过了肾脏排泄能力，血浆渗透压下降，可导致水中毒。患者可表现为意识不清、躁动，重者昏迷抽搐。

洗胃液的温度不当，如温度过高会使胃壁血管扩张加快毒物的吸收。洗胃溶液量使用不当，如一次灌入过多容易导致急性急性胃扩张，使胃内压上升，加速毒物的吸收。胃管和洗胃液的刺激或灌入量过多可导致急性胃扩张而引起迷走神经兴奋、反射性心搏骤停。

2. 插胃管操作不当：由于胃管过粗、患者不合作、胃管前端涂石蜡油不够、操作动作粗暴或反复地插管均可造成食管和胃黏膜机械性损伤出血或喉头痉挛与水肿。如胃管不小心误入气管，患者可出现烦躁不安、发绀、呛咳和呼吸困难，若胃管卷曲在口腔或咽部则极易引起误吸呕吐物而窒息。

3. 洗胃过程中可能出现的并发症：由于胃管和洗胃液的刺激，昏迷患者容易误吸呕吐物而窒息。若患者在洗胃过程中出现腹痛且洗出液位血性液体，血压下降，可提示患者因胃出血出现休克症状。洗胃液的温度过低以及灌入抽出过程带走机体大量的热量，同时洗胃液浸湿衣服和被褥而又未加强保暖，可刺激温度调节中枢，使机体出现剧烈升温效应，出现寒战高热。

4. 违反禁忌证引起的并发症：误食强酸、强碱等腐蚀性毒物洗胃的患者，可由于严重的强酸强碱强烈的腐蚀作用以及因洗胃术增加食管或胃内压力而造成急性穿孔；患有食管静脉曲张和消化道溃疡以及近期有消化道出血或胃穿孔的患者极易造成上消化道出血或胃穿孔。

患有严重心脏病患者可因洗胃术带来的不适、恶心、呕吐等，加重心脏负担，加重或诱发心力衰竭；胃管的机械刺激也引起迷走神经兴奋反射性引起心搏骤停。抽搐、惊厥未控制之前，患者处于抽搐持续状态时，洗胃可导致呼吸停止。

▶▶ 小结 ◀◀

经口腔摄入毒物后，洗胃术是清除毒物，防止其吸收的主要方法之一。最常用的是胃管洗胃术，即经鼻或口腔插入洗胃管，先吸除毒物注入洗胃液并将胃内容物排出体外以达清除毒物的目的。凡毒物进入后应尽早洗胃，不受时间的限制，尤以大量中毒或延迟胃排空者，即使超过 6 小时亦应洗胃。

〔谢小华　唐红梅　谭　薇〕

§5.2　超声在急救护理中的应用

▶▶ 概述 ◀◀

超声是一种显像手段，超声技术能够细致地显示患者脏器的机构形态，并借助多普勒效应观察血流情况，还可以对血流及组织运动速度进行测量，计算出相关部位和腔道的压力、阻力等参数。其呈现的结果细节化、跨维度及动态实时，可辅助临床医护人员全面获取患者组织器官的结构、形态、血流等多维度信息，有助于临床医护人员决策或者引导操作。其优点为无创、无伤害检查，在临床实践中广泛应用。近年来，实时临床超声概念日益成熟，其通过快速床旁超声筛检提供实时脏器结构功能可视化信息，为临床诊疗带来许多便利，实现"发现即治疗"的优势。

超声在重症病房的应用最为广泛。重症超声的临床应用可总结为显像和无创测量两个方面。显像是指脏器及组织的形态结构、血流等，用于发现重要脏器急性受损情况。显像可辅助筛查出血部位、脓肿、心瓣膜赘生物、胃潴留、深静脉血栓、体腔积液等异常情况，有助于协助制定适宜的治疗方案、评判治疗风险、尽早采取预防措施，减少医疗差错发生。显现还能作为可视化有创操作的辅助工具，如超声引导深静脉置管、桡动脉穿刺等。

无创测量是指对显像的内容进行量化和细化，获取数据指标以指导重症患者的精细化管理。重症超声无创测量能实现检查心排血量、心脏收缩功能、容量反应性等评估。同时，无创测量还能实现床旁重复监测脑血流调节额能力、肺水肿及肺的失充气程度、胃窦横截面积及胃窦运动情况、左心舒张功能、肌肉厚度等项目。

一些特殊的临床救治情景也需要运用超声技术，如俯卧位通气、体外膜氧合治疗状态、心肺复苏状态。俯卧位通气时，医护人员关注双肺背部区域的充气改善情况以及右心血流动力学等指标，联合经食管超声监测血流动力学与俯卧位肺超监测能检测俯卧位状态下重力依赖区的充气改善情况。复苏超声在心肺复苏时能实时监测心脏的结构、运动及血流情况。传统洗胃方法由于反复插管、用力过猛或者洗胃过程中盲插造成空吸、负压过大及反复冲洗同一个部位，易导致胃黏膜损伤。而超声引导洗胃能定位和保证插管的深度，避免由于胃管插入过长或胃管在胃内扭曲或打折导致的急性胃扩张或胃破裂。同时，还可以通过超声监测评估胃残余量，减少因胃液的潴留引起的中毒症状加重、反射性腹痛、呼吸心搏骤停等严重并发症。超声定量可有效判断胃管前端是否堵塞，必要时可在洗胃过程中不断转动胃管位置，以减少胃管侧孔堵塞所致的洗胃不畅，超声定位定量还可缩短洗胃时间，降低洗胃风险性，提高洗胃效率。

此外，超声技术以其可视化的特点指导重症护理技术的开展，如超声引导下血管穿刺技术、超声引导下空肠营养管置入技术、超声引导外周中心静脉导管（PICC）、超声辅助评估压力性损伤与预防等。本节将主要阐述超声在重症护理邻域中的应用。

重症超声是在重症与医学理论指导下运用超声针对重症患者，问题导向的多目标整合的动态评估过程，是确定重症治疗，尤其血流动力学治疗方向及指导精细调整的重要手段，由于超声具有动态、实时、可重复的特点，不仅可以用于病情评估，还可以进行动态监测，与其他的监测手段共同获得重症患者相关的重要监测和评估数据，为诊断和治疗调整提供及时、准确的指导，近年来在临床护理工作中得到了广泛应用，将超声医学与护理专业跨学科结合，以其独特可视化的视角，定性和（或）定量的评估肉眼无法观察的护理指标，有助于解决临床中护理工作的难题，为临床护理工作的开展起到了一定的辅助作用，促进了护理专业的发展。当前，然而超声技术在重症护理领域应用并不广泛，主要包括超声引导下血管穿刺技术、超声引导下空肠营养管置入技术、超声在肺脏护理评估中的应用以及超声在压疮评估与预防中的应用（图 5-2）。

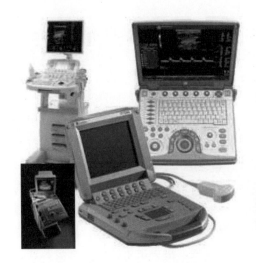
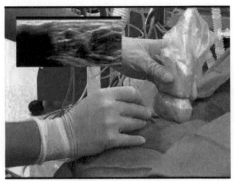

图 5-2　超声设备及引导穿刺图

▶▶ 超声在临床中的应用 ◀◀

1. 超声在动脉穿刺中的应用：

（1）超声引导下桡动脉置管技术：重症患者的病情瞬息万变，对于血流动力学不稳定的患者应持续测量血压。动态监测有创血压比无创血压测量更能及时、准确地反应患者的实际血压状况，指导血流动力学治疗。通常情况下，桡动脉是动脉置管的首选，然而肥胖、解剖异位、低灌注（低血压、低心输出量）、动脉搏动极弱、动脉痉挛、桡动脉置管失败均可导致动脉置管的失败。2011 年美国麻醉协会和超声协会制定的超声引导血管穿刺指南建议，超声引导桡动脉置管可以明显提高首次穿刺的成功率（推荐级别 A，level 1）。在《急诊超声医学》一书中提出了 4P 的操作方法：prescan（预扫查）、preparation（准备）、poke（进针）、path（路径），操作建议使用 7.5 MHz 或 10 MHz 的线阵探头穿刺前，超声对组织和血液有较高的分辨率，可以辨别动、静脉血管。穿刺时，根据皮肤表面定位进行皮肤穿刺；短轴引导时，穿刺导管与皮肤呈 45°～60° 进针（图 5-3）；长轴引导时，穿刺导管与皮肤呈 15°～30° 进针（图 5-4）。通过振铃伪差观察到穿刺针，适时调整穿刺方向提高穿刺成功率。穿刺者可以联合超声图像、回血状况或者动脉压力波形进行判断。

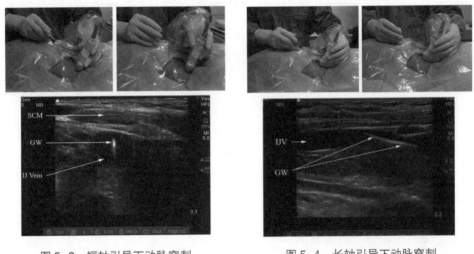

图 5-3　短轴引导下动脉穿刺　　　　图 5-4　长轴引导下动脉穿刺

（2）操作步骤：①根据解剖标志定位，确定平面内或平面外穿刺；②探头包裹无菌套，严格无菌操作，超声引导下穿刺；③置管成功后超声确认导管位置；④血管多普勒确认桡动脉通畅（长轴）；⑤实时观察到穿刺针进入桡动脉；⑥置管成功后，超声确认导管位于桡动脉内（图 5-5）、（图 5-6）。

2. 超声引导下置入空肠营养管技术：经鼻置入空肠营养管通过幽门进入十二指肠或空肠，适用于胃排空障碍的患者，可降低反流与误吸的发生率，增加患者对肠内营养的耐受性。超声引导下置入空肠营养管，可以在床旁操作，置管过程中动态观察空肠营养管的位置；此外，超声为无放射性损伤，无创、患者痛苦小，并发症少。Hernán dezSocorro 等对盲法置入空肠营养管失败的患者使用超声引导，结果发现超声引导可以改善肠营养管置入的成功率（84.6%）。腹部超

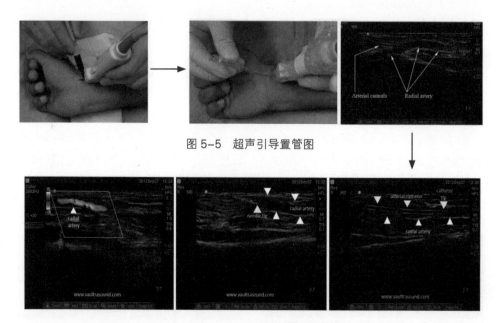

图 5-5　超声引导置管图

图 5-6　超声引导置管显像图

声可以判断营养管尖端在十二指肠中的位置。郑红雨等研究发现，与超声引导下经鼻空肠管相比，超声引导液囊空肠管，标志物回声明显，置入成功率更高（93.4%），在重症患者肠内营养中具有重要的应用价值。X 线可以观察空肠营养管的位置，但 X 线会使患者受到辐射的伤害。Gubler 等研究发现，与 X 线相比，腹部超声确定空肠营养管位置敏感度为 96%，特异度为 50%，阳性预测值为 94%。Vigneau 等研究报道，超声确定空肠管所需时间平均需要 5（2.5～12.5）分钟，但是 X 线整个过程需要 118（113～240）分钟。因此，超声在确定空肠营养管位置方面，操作简单省时，敏感度高（图 5-7）。

　　3. 超声在压疮评估及预防中的应用：重症患者可能因为全身或局部氧合或灌注不佳，或病情受限无法翻身，容易发生压疮。研究报道，ICU 压疮患病率为 18%～39%，发病率为 3%～53%。美国、欧洲压疮顾问小组和中华护理学会均对压疮进行临床分级。然而护士对压疮前期和深度未知的压疮，无法做到有效的评估。超声可以探查深部组织的变化，诠释压疮的进展原理。研究报道，部分压疮起源于深部组织，发生在骨组织表面，由外及内进展，直到肉眼观察到。Helvig 等对 100 例患者足跟进行超声检查时发现，低回声病变是压疮前期的表现，与肉眼观察相比，有助于提前预知并采取预防措施。Higashino 等研究发现，超声在压疮评估方面具有很好的相关度，便于早期发现深部组织损伤。Aoi 等研究报道，根据压疮

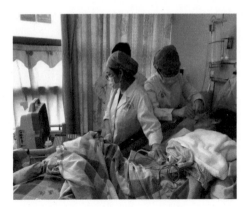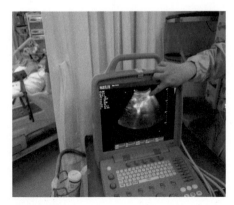

图 5-7 超声引导置管操作图

的超声图像，主要分为 4 种情况：结构分层不清、低回声病变、筋膜不连续性和不均匀的低回声区域。不同分级的压疮都会存在结构分层不清及低回声病变。对于压疮进展的诊断性试验表明，"筋膜不连续性"敏感度为 83.3%，特异度为 100%，阳性预测值为 85.7%；"不均匀的低回声区域"敏感度为 100%，特异度为 83.3%，阳性预测值为 100%。因此，临床中遇到肉眼观察仅为 Ⅰ 或 Ⅱ 级压疮，但是出现"筋膜不连续性"或"不均匀低回声区域"，护士必须高度注意，采用多种方式处理压疮，避免进一步恶化。目前研究中，超声可以探查压疮前期的皮肤变化，进一步解释了压疮形成的机制，但是仍需要大量的动物实验和临床研究进行验证。ICU 护士可以通过 4 种压疮的回声表现，目标导向性的采取预防护理措施，减少重症患者的痛苦和经济负担。

▶▶ 小结 ◀◀

随着护理学科及重症医学亚专业的发展，重症护理专科领域不断地发展、成熟。重症超声作为重症医学一个重要的亚专业，为重症患者多系统、多器官的评估带来更有力的证据。虽然超声技术在重症护理领域仍处于起步阶段，但是经过综述发现，超声技术被广泛运用于血管穿刺、肺部评估及空肠营养管的置入中，为重症患者带来很大的优势，减少了患者在治疗护理过程中的痛苦经历；超声技术可以探测压疮前期的组织皮肤变化，定性或半定量的评估患者压疮，弥补了护理评估的局限性。随着超声设备在重症医学科中普及，超声主导的护理评估和超声引导的护理操作将会应用越来越广泛，为重症患者的护理带来更大的优势，极具应用前景。

〔谢小华　潘　璐　肖静怡〕

§5.3　急危重症患者亚低温治疗及护理

▶▶ **概述** ◀◀

　　亚低温治疗是利用物理或化学方法使局部组织或全身降温，让患者体温处于一定范围内的低温状态，具有降低代谢率、减少乳酸堆积、减少自由基产生、稳定细胞钙离子浓度、减轻炎性级联反应等作用。亚低温治疗广泛应用于脑卒中、颅脑损伤、心肺复苏及新生儿缺血缺氧性脑病等方面。亚低温治疗的脑保护机制包括降低脑代谢、抑制细胞凋亡、影响离子泵和抑制兴奋性神经毒性、抑制免疫反应和炎症反应、减轻氧化应激损伤、保护血-脑屏障和减轻脑水肿、改善酸中毒和脑对缺氧的耐受性等。亚低温治疗期间，脑代谢随体温的变化而变化，体温每降低 1 ℃，脑代谢下降 6%～10%，当体温降至 32 ℃时，代谢率已下降至正常的50%～65%。临床上亚低温治疗的核心温度范围控制在 28 ℃～35 ℃。亚低温能减少细胞凋亡，主要影响凋亡的早期阶段及启动阶段，如抑制天冬氨酸特异性激活，潜在机制可能是亚低温减轻线粒体功能障碍，抑制线粒体释放促凋亡物质。缺血再灌注 1 小时后机体可出现严重而持久的炎症反应，亚低温可通过抑制脑缺血后白细胞黏附、聚集和浸润，阻断脑缺血后的炎症级联反应，还可以减少自由基的产生，从而起到脑保护作用。低温可以减少凋亡诱导因子的核移位，抑制聚腺苷酸二磷酸核糖转移酶 1 的过度激活，减少氧糖剥夺后聚腺苷酸二磷酸核糖转移酶 1 活化引起的聚腺苷酸二磷酸核糖聚合物的产生，从而提高神经元存活率、减轻 DNA 损伤。

　　近年来，亚低温治疗范围逐渐扩大。20 世纪 90 年代有学者在病例对照研究中发现亚低温治疗能改善脓毒症伴急性呼吸窘迫综合征（ARDS）的治疗。其潜在保护机制可能是通过降低肺组织的新陈代谢速率，平衡氧和糖正负平衡以及抑制炎症失控反应。研究表明短期亚低温治疗可降低肺顺应性及肺血管阻力。

　　降温技术也在逐步发展。传统的降温方法主要是把冰块等低温物品放置在头部、腋窝、腹股沟等大动脉搏动处，该方法降温效果欠佳且并发症多，已逐渐被淘汰。目前，可以通过控温毯、亚低温治疗仪、低温灌注液等方法降温。临床上较普遍采用镇静镇痛药或肌肉松弛药联合冰帽、冰毯来降温。亚低温治疗仪的工作原理是通过冰毯与人体表面皮肤直接接触，形成温度差，并通过治疗仪监测温度差，使患者处于亚低温状态。

　　亚低温治疗过程中，末梢循环不良，镇静药等作用下活动减少，免疫功能下降等因素容易导致并发症的发生。常见的并发症有肌肉震颤、亚低温相关性感染、凝血功能障碍、血栓形成、免疫抑制、消化功能减退、压疮、冻伤、心律失常、酸碱平衡紊乱等。因此，在实施亚低温治疗过程中，应规范掌握治疗的时间窗，严格控制治疗时间，并采取适当措施预防并发症，如及时使用气垫床，加强保暖，使用衬垫保护耳朵等。

1. 定义：亚低温治疗是近年来逐渐引起国内外重视的一种脑保护手段，它是通过降低患者核心体温的方法对患者进行治疗。亚低温治疗的由来可追溯到公元前5000年，然而人们对其关注始于2002年的两项大型临床随机对照试验的发表，它的研究结果直接促使2005年美国心脏协会心肺复苏与心血管急救指南将亚低温治疗列为心搏骤停者心肺复苏后的必要手段，确立了亚低温治疗应有的地位。目前，国际上将低温治疗分为轻度低温（33 ℃～35 ℃）、中度低温（28 ℃～32 ℃）、深度低温（17 ℃～27 ℃）和超深低温（2 ℃～16 ℃）。而亚低温概念的提出源于我国江基尧教授团队，他们将28 ℃～35 ℃的轻中度低温称为亚低温。

2. 作用机制：亚低温治疗具有多效性和潜在性，其重点在于防止神经元细胞的死亡，即通过提高神经组织在急性脑损伤后的功能性输出，从而起到保护作用。主要作用机制包括以下几个方面：①通过降低脑氧代谢率，为氧的供给和需求创造有利的平衡；②通过降低毛细血管的渗透率，防止或减少血-脑屏障受破坏，从而减少脑水肿的形成；③可增加由缺血、缺氧／再灌注造成的氧化应激反应，减少氧自由基、过氧化物等水平，从而达到神经保护的作用；④可通过抑制炎症反应和增加基质金属蛋白酶组织抑制因子表达而起到治疗脑水肿的目的；⑤降低癫痫发作，继而降低脑代谢率和局部缺血电位；⑥通过降低钙蛋白酶水平，阻断细胞凋亡途径，特别是各种形式的受损中枢神经系统（central nervous system，CNS）细胞，从而减轻神经细胞损伤或死亡；⑦减少兴奋性神经递质的产生；⑧可减轻反应性脑充血及延缓低灌注发生从而恢复脑缺血导致的脑血流功能失调，达到神经保护的目的。

3. 亚低温治疗的方法：

（1）体表降温法：即保持体表完整的无创性降温方法。临床上目前普遍采用的是："体表降温＋肌肉松弛药＋镇痛镇静药"，利用降温冰毯，通过体表散热使患者在4～12小时达到目标亚低温状态，在实施亚低温治疗时使用适当剂量肌肉松弛药和镇痛镇静药以防寒战。待病情稳定或好转后缓慢复温。

（2）侵入式降温法：即采用有创方法进行降温，较为常用的、有效的侵入式降温方法包括冷冻液静脉灌注降温、血管内导管降温和经鼻腔低温法。①冷冻液静脉灌注降温：Virkkunen等研究发现，通过静脉快速输注4 ℃林格液或生理盐水进行降温，可以较快地达到目标体温，而且不会发生明显的血流动力学异常、酸碱失衡等并发症，但灌输液的量目前还没有明确的参考值。有研究表明，不同量的冷液体降温的效果不同。冷冻液静脉灌注是目前院前急救较为有效的降温方法，该方法比较适用于诱导降温，但不适用于亚低温的维持治疗。②血管内导管降温：是指将制冷导管和可精确调节温度的调节器插入静脉系统内，通过热交换使机体内温度下降，直至目标温度，从而实现降温效果和保持恒定降温相结合。但其缺点为建立血管通道较费时，同时需要实施心电监护，以防发生血液系统和循环系统的并发症。王玉波等利用 CoolGuard 3000 温度控制系统（美国 ALSIUS 公司）在患者股静脉内置入导管，将温度探头放置于直肠内，通过无菌盐水循环至导管末端的两个球囊来控制温度，当患者血液接触到球囊时进行冷却的方法行血管内降温，可减少肌肉松弛药和镇静药的使用及机械通气所带来的并发症，安全有效。CoolGard 3000 温度控制系统随时监测和记录患者膀胱内温度，并通过系统本身的软件计算，控制改变球囊导管内循环的盐水温度，实现可控降温与复温。工作原理如图 5-8 所示。

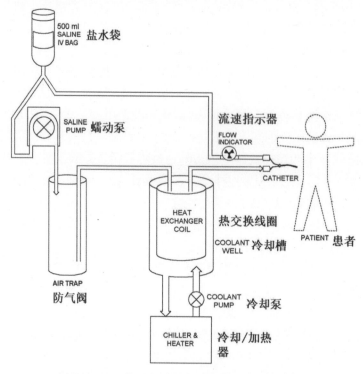

图 5-8　CoolGard 3000 温度控制系统工作流程图

▶▶ 技术流程图 ◀◀

1. 降温毯使用技术流程图：如图 5-9 所示。

2. 血管内导管降温技术流程图：本文主要介绍 CoolGard 3000 温度控制系统使用流程，如图 5-10 所示。

核对
1. 医嘱，明确患者的预期体温及冰毯设定温度
2. 患者身份

告知（清醒患者）
1. 使用降温毯的目的及操作过程
2. 可能出现的不适、并发症及注意事项

准备
1. 确认机器性能良好，备用状态，检查水管有无漏水和温度传感器是否正常等
2. 加水，向冰毯机注水达到水量刻度线
3. 将机器推至病床旁，机器的 4 个侧面应与墙壁或其他物体保持至少 10 cm 的距离，通风口与物体间距必须 > 20 cm
4. 使冰毯机与冰毯相连

实施
1. 放置毯面：将毯子平铺于患者背下，上垫大单，使冰毯与患者背部最大限度地接触
2. 放置传感器：置传感器于患者肛门内 5～7 cm
3. 打开电源开关
4. 设置水温（6℃～8℃）和患者的预期体温（亚低温时一般为 33℃～35℃）
5. 观察患者体温和调节水温，当患者体温＜32℃时可适当调高水温 3℃～5℃
6. 冰毯机缺水时，应先关掉电源，注水至水位线，再次启动

观察与记录
1. 观察患者意识、生命体征、背部皮肤情况和对冰毯降温的反应
2. 观察冰毯机使用情况
3. 记录降温情况、冰毯机运转情况，每 30～60 分钟记录一次水温和患者实际体温，随时调节水温以保持实际体温在预期的体温范围内
4. 观察患者是否出现寒战、心律失常等并发症，并及时报告医生并给予相应处理
5. 注意冰毯机报警的处理

复温
1. 当亚低温治疗结束时，停用降温毯，缓慢复温至 37℃
2. 复温过程中注意速度不要太快，一般以 0.5℃/4 h 为宜

图 5-9 降温毯使用技术流程图

经右股静脉置入 Cool Icy 热交换导管至下腔静脉，置入深度为 32 cm

将导管流入、流出腔与 CoolGard 3000 降温系统相连接

留置 CoolGard 300 带温度传感器导尿管，与 CoolGard 3000 温度感应器连接，感应膀胱内温度

开启套件连接无菌生理盐水，通过 CoolGard 3000 系统将冷却的无菌生理盐水泵入导管的流入道，再进入导管头端外面的 3 个囊内，与下腔静脉中的血液充分接触进行热交换，然后再经导管流出导回到系统中

观察与记录
1. 妥善固定导管，每班观察并在护理记录单上记录留置 Cool Icy 导管的长度，若发现导管发生移位或脱出，应立即通知医生并给予相应处理
2. 观察穿刺处有无红肿、渗血、渗液及分泌物，如有渗出立即在无菌操作下更换 3M 透明贴膜，消毒方法同中心静脉导管
3. 保持尿管通畅，避免打折，在亚低温治疗期间禁止进行膀胱冲洗，确保 CoolGard 尿管对患者核心温度的稳定监测
4. 观察患者是否出现寒战、心律失常等并发症，并及时报告医生并给予相应处理
5. 观察患者意识、生命体征、电解质变化

复温
1. 当亚低温治疗结束时，将系统调至自动化模式，设定恰当的复温速率
2. 复温宜慢

图 5-10　CoolGard 3000 温度控制系统使用流程

▶▶ 注意事项 ◀◀

1. 使用过程中的监测：

（1）体温监测：无论血管内还是体表降温，都必须有体温反馈的控制系统，包括外周监测和中心监测。使用肛温监测时注意观察体温探头的放置位置，经常检查有无脱落，发现体温不正常时应及时检查并纠正。

（2）持续血氧饱和度监测：由于低体温引起血管收缩，应寻找监测的合适部位，前额部位监测较为常用。

（3）血流动力学监测：由于体温状态引起血管收缩，可能会导致患者血压升高、心排血量减少以及体循环阻力增加；镇痛镇静药及肌肉松弛药的使用可引起患者血压降低和心率减慢，需配合心电监护监测。

（4）电解质监测：降温诱导开始后血钾、镁、钙及磷向细胞内转移，复温时向细胞外转移，应6～8小时监测一次电解质情况，及时纠正电解质紊乱。

（5）血糖监测：亚低温可以降低胰岛素敏感性，同时抑制胰岛细胞分泌胰岛素，从而导致高血糖，并对机体带来危害，应常规监测。但低温引起外周血管收缩，可能会影响外周血糖（指尖血糖）监测结果。因此，经动脉导管及中心静脉导管处抽血监测血糖更准确。

（6）凝血功能监测：因低温对骨髓有抑制作用，使血小板生成减少、破坏增加、功能降低，同时凝血酶和纤溶酶原激活物受到低温抑制影响，患者可出现活化部分凝血酶原时间延长、血小板计数降低等，应常规检测凝血功能及血小板计数。

（7）感染监测与预防：低温可抑制白细胞生成，破坏中性粒细胞及巨噬细胞功能。2009年，有学者在亚低温治疗对创伤性脑损伤治疗作用的研究中表明，实施亚低温疗法有可能增加肺炎的风险。血管内降温治疗有诱导脓毒症发生的风险，应常规进行血常规和胸片监测，并严格遵守呼吸机相关性肺炎、导管相关性血流感染和导尿管相关性尿路感染等预防措施。

2. 并发症的观察和处理：

（1）寒战：是最为常见的并发症。可通过使用肌肉松弛药减少寒战的发生，但肌肉松弛药的使用可影响骨骼肌收缩而致外周神经刺激不准确，故应定期评估是否还需继续使用肌肉松弛药。

（2）皮肤冻伤或压力性损伤：由于降温毯置于患者躯干部、臀部和背部，皮肤温度低，血循环减慢，容易导致压力性损伤，应每1～2小时翻身叩背一次。保持床单位干燥平整，密切观察患者肢体温度、颜色等末梢循环情况。

（3）血栓形成：亚低温维持时间超过48～72小时后，血栓形成率显著增加，可给予相应的动力按摩装置预防。

（4）消化功能减退：温度降低可能会消化道功能减退，必要时暂停鼻饲选择肠外营养，可根据机体代谢率下降情况降低营养供应目标。也可利用肠内肠外联合营养的方法，待胃肠功能进一步恢复后过渡到肠内营养。

3. 降温毯使用过程中应经常检查及其工作正常与否。如制冷水位缺失，要及时补充以免影响降温毯的连续使用。

4. 复温过程中的注意事项：复温是亚低温治疗过程中极为关键的环节，而复温速度过快不仅逆转了亚低温的神经保护作用，同时可能导致颅内压反弹性增高，进而加重脑损伤。目前最佳的复温速度尚不明确，仍存在争议，依据众多研究的结果可以认为控制较慢速度的复温是有好处的，可以降低颅内压反弹性增高及脑水肿的风险，复温速率一般不超过 0.5 ℃/4 h。

▶▶ 亚低温治疗应用领域 ◀◀

1. 亚低温治疗心搏骤停心搏复苏后患者：心搏骤停是指由于各种原因的心脏射血功能的突然终止，大动脉搏动与心音消失，重要器官(如脑、心、肾)严重缺血与缺氧，极易引起生命终止，是急诊内科最常见最危险的疾病。心肺复苏是心搏骤停后最重要的急救措施之一，然而在心肺复苏成功后的患者中仍有很多存在永久性脑损伤或最终死亡。因此，采取有效的脑复苏治疗、尽可能恢复完整的脑功能是心肺复苏的关键。研究表明，亚低温治疗(32 ℃～34 ℃)持续时间维持在12～24 小时即可明显改善院外心搏骤停心肺复苏后昏迷患者的神经功能预后。已有动物实验表明，在心肺复苏之前或复苏过程中开始低温治疗具有较好的神经保护作用。相关大型临床试验结果提示，CPR 后 2 小时或 8 小时内达到目标温度组较常温组其神经功能恢复更好。有报道指出，在心搏骤停心肺复苏后应尽早行低温治疗，否则，治疗性低温的脑保护作用可能下降甚至消失，当然也有相反的结论。基于动物实验及临床研究，目前倾向于在 CA CPR 后尽早实施亚低温治疗。对于不同的患者，目前研究关注点在低温治疗的持续时间，最佳目标温度的管理及复温速度等问题上。因此，关于亚低温治疗对心肺复苏后患者脑保护的作用仍是今后的研究方向。

2. 亚低温治疗重型颅脑损伤患者：重型颅脑损伤的病死率、病残率较高，如何有效地降低患者病死率，改善患者预后，是学者们一直探索的问题。大量的基础研究和临床资料表明：重型颅脑损伤的患者进行亚低温治疗可以降低颅内压，减少脑水肿，从而增加脑灌注压；同时可以保护血-脑屏障，阻断毒性代谢产物对神经细胞的损害，具有一定的脑保护作用。国外有研究者对发病后 10 日内，颅内压高于 20 mmHg 并接受机械通气和镇静治疗的重型颅脑损伤患者（初始治疗还包括床头抬高 30°，维持 MAP ≥80 mmHg，脑室引流和清除病灶）进行临床研究，对照组接受渗透性治疗；低温组患者接受亚低温处理（32 ℃～35 ℃），但仅在无法控制颅内压时加用渗透性疗法。低温组和对照组若不能控制颅内压，接受去骨瓣减压手术和巴比妥昏迷。在 2009—2014 年，18 个国家，47 个中心，387 例患者入组。54% 对照组患者和 44% 低温组患者需要使用去骨瓣减压术或巴比妥昏迷治疗低温组患者 6 个月预后较对照组差，校正后 OR 值是 1.53（95% CI：1.02～2.3，$P=0.04$）。国内学者利用亚低温治疗 43 例颅脑损伤患者，经过 1 年的长期随访，结果表明：亚低温治疗组病死率仅为 25.58%，明显低于对照组（45.45%），从而认为亚低温治疗重型颅脑损伤可以明显降低病死率，改善预后。2014 年宋向奇等的 meta 分析显示，亚低温治疗持续＜3 日时无效，持续达到 3 日时虽然不能降低病死率但可改善预后（GOS 评分 4～5 分）；持续 3 日以上或持续至颅内压恢复正常，可降低病死率，改善神经功能预后；亚低温治疗期间肺炎发生率增高，是否增加心律失常发生率尚待确定。

▶▶ 相关链接 ◀◀

国外学者复制了盲肠的结扎和穿孔脓毒症模型，发现亚低温处理实验后脓毒症小鼠生存时间延长。有学者复制了大鼠脓毒症模型，发现亚低温干预组的血氧运输能力无显著变化，但血红蛋白增多，生存时间也明显延长，考虑可能是通过保护血红蛋白改善氧合提高生存率。虽然亚低温组血清中炎症因子白细胞介素 6、肿瘤坏死因子 α 下降，但温度并不影响心内丙二醛含量或抗氧化超氧化物歧化酶和过氧化氢酶的活动。亚低温通过 Toll 受体通路介导急性肺损伤的肺保护。在体外细胞实验中，亚低温可以降低脂多糖刺激下巨噬细胞 TLR4 mRNA 的转录水平，相对降低白介素 1 水平，但保留了更高水平的白介素 10，使炎症平衡向抗炎方向发展；在内环境稳态方面，浅低温延迟由脓毒症导致的代谢性酸中毒进程。轻度低体温可增加骨髓来源的抑制性细胞，减轻炎性反应。在凝血功能方面，亚低温可以通过改善脓毒症的凝血障碍来降低病死率。研究表明亚低温确实能改善败血症患者的凝血功能障碍。然而亚低温运用于脓毒症的研究还处于实验阶段，需要大样本、前瞻性、随机性实验去验证。亚低温在脓毒症的运用时机、持续时间、复温时间等还需要进一步探讨。

▶▶ 小结 ◀◀

亚低温治疗技术近年来在基础研究领域发展非常迅速，在重型颅脑损伤患者和心搏骤停心肺复苏后患者中的应用也非常普遍，但临床治疗选择方式并无统一标准，各有优缺点。例如，利用冷液体输注法能够进行亚低温治疗但同时也可能升高患者颅内压。但对于亚低温治疗在临床应用的实际工作中仍有很多问题需要进一步探讨，如在急救时，特别是院前急救时如何实施诱导低温以及最佳的治疗窗口时间、最佳的目标温度、低温的维持时间等，同时，对于如何减少亚低温治疗带来的并发症有待进一步研究。加强亚低温治疗技术的学习和使用过程中并发症的观察，及时分析和处理，不断调整治疗方案是提高救治成功率，改善患者预后的关键。严格执行亚低温技术可以最大限度减少并发症的发生。加强对亚低温治疗期间细节的重视，密切观察并发症的先兆特征，对异常情况及时发现、及时处理，可以降低治疗风险和病死率，改善预后。

〔谢小华　宋　意　肖静怡〕

§5.4　危重症患者复杂伤口持续负压治疗及护理

▶▶ **概述** ◀◀

慢性伤口是指受多种因素影响无法通过正常有序的修复过程痊愈，实现解剖及功能上完整状态的伤口。复杂伤口是指存在顽固性感染、伤口组织坏死、循环受损或细胞增殖活性被抑制，且持续时间≥1个月的慢性伤口，包括压疮、手术切口感染、糖尿病腿部及足部溃疡、血管炎、静脉性腿部溃疡、创伤性溃疡等。慢性伤口中常存在各种细菌，细菌及其产生的胞外基质聚合物如胞外多糖、蛋白质、脂类等物质在慢性伤口上共同形成立体机构的微生物菌落，称为细菌生物膜。研究报道细菌生物膜在慢性伤口中的流行率高达78.2%，说明其普遍存在于慢性伤口中。细菌定植被认为是影响伤口痊愈的重要因素，金黄色葡萄球菌、大肠埃希菌、铜绿假单胞菌是慢性伤口感染的最常见致病菌。国际伤口感染协会提出慢性伤口细菌生物膜感染的临床判断标准，包括：①抗生素、抗感染药应用无效；②重复感染或恶化；③愈合延迟；④伤口有大量渗液；⑤慢性炎症及红肿；⑥肉芽组织脆弱。目前对慢性伤口细菌感染的治疗方法有物理干预方法和化学干预方法。物理干预方法可利用机械清创、锐器清创、自溶清创、负压伤口治疗等方法。化学干预方法是通过抗菌敷料如银敷料、医用蜂蜜敷料、含碘敷料、抗菌蛋白酶敷料等物质治疗。

负压治疗在复杂伤口治疗中应用广泛，在骨科、整形外科、胸心外科、妇产科等几乎所有外科专业中应用。该技术包括负压封闭引流和负压辅助闭合两项关键技术。其治疗机制主要是通过促进局部微循环血流供，促进肉芽组织生长，清理伤口渗液，减轻组织水肿，从而使伤口周围组织向中央生长，促进血管内皮细胞、交织细胞等伤口修复细胞的迁移和增长，促进伤口愈合。在早期研究中，学者指出负压技术与细菌生长动力学之间存在复杂的关系，负压技术的物理作用通过增加创面的血流量，改善伤口的氧合作用，中性粒细胞的氧合爆发增强来改变细菌生长的微环境，从而减少厌氧菌的生长。临床研究证实负压环境能影响炎症反应，减少创面的巨噬细胞的组织浸润和炎性因子的表达，抑制炎性反应的强度，有助于感染的控制和创面修复。

负压治疗在烧伤科应用于成人深Ⅱ度烧伤创面、植皮创面床术前准备、电烧伤创面、肉芽创面等治疗，负压值选择在 $-12.0 \sim -5.3$ kPa，负压治疗模式有持续、间歇和循环模型。间歇模式为吸引 5 分钟，暂停 2 分钟，一般认为间歇模式的负压效果优于持续模式。

负压材料覆盖时间过长可导致肉芽组织过度生长，移除材料时易造成创面出血及组织损伤，常见并发症为周围皮肤浸润、湿疹等。

1. 定义：将吸引装置与特殊的伤口敷料连接后，将伤口保持在负压状态，促进肉芽组织生长，增加创面愈合速度。缩减患者治疗时间，帮助患者减轻痛苦。达到治疗的目的。

2. 适应证：

（1）体表创面：创伤、血管病变、糖尿病和神经损伤所致的急性、亚急性和慢性创面、压力性溃疡，体表脓肿和感染创面。

（2）骨科：开放性骨折、关节腔感染、金属植入物外露、血肿和积液及其他软组织伤。

（3）普通外科：手术后残腔、上消化道瘘、腹腔或腹膜后脓肿。

3. 禁忌证：肿瘤破溃创面、大血管暴露与出血的创面、湿性坏疽创面、干性焦痂创面、未经治疗的骨髓炎创面。

▶▶ 技术流程图 ◀◀

持续负压引流护理技术流程如图 5-11 所示。

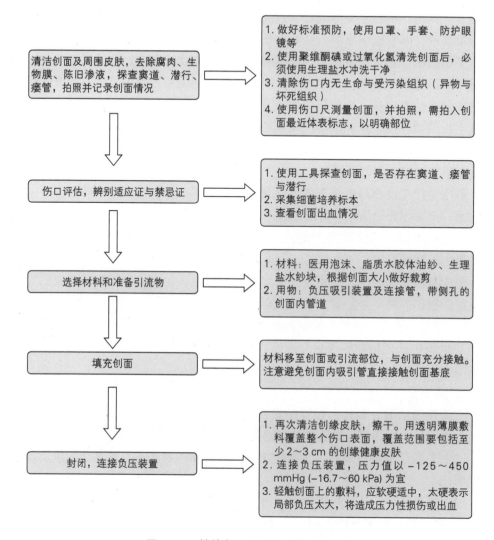

清洁创面及周围皮肤，去除腐肉、生物膜、陈旧渗液，探查窦道、潜行、瘘管，拍照并记录创面情况

1. 做好标准预防，使用口罩、手套、防护眼镜等
2. 使用聚维酮碘或过氧化氢清洗创面后，必须使用生理盐水冲洗干净
3. 清除伤口内无生命与受污染组织（异物与坏死组织）
4. 使用伤口尺测量创面，并拍照，需拍入创面最近体表标志，以明确部位

伤口评估，辨别适应证与禁忌证

1. 使用工具探查创面，是否存在窦道、瘘管与潜行
2. 采集细菌培养标本
3. 查看创面出血情况

选择材料和准备引流物

1. 材料：医用泡沫、脂质水胶体油纱、生理盐水纱块，根据创面大小做好裁剪
2. 用物：负压吸引装置及连接管，带侧孔的创面内管道

填充创面

材料移至创面或引流部位，与创面充分接触。注意避免创面内吸引管直接接触创面基底

封闭，连接负压装置

1. 再次清洁创缘皮肤，擦干。用透明薄膜敷料覆盖整个伤口表面，覆盖范围要包括至少2～3 cm的创缘健康皮肤
2. 连接负压装置，压力值以 −125～450 mmHg（−16.7～60 kPa）为宜
3. 轻触创面上的敷料，应软硬适中，太硬表示局部负压太大，将造成压力性损伤或出血

图 5-11　持续负压引流护理技术流程图

▶▶ 创面负压治疗原理 ◀◀

利用透水良好的敷料填充伤口，使用透明薄膜敷料密闭创面，为伤口创造密闭湿润环境，并使用负压对伤口进行主动式引流，使负压经过引流管传递到填充在伤口的敷料，且均匀地分布到敷料表面，由于填充材料的高度可塑性，负压可以到达被引流区的每一点，主动吸引出伤口内的渗液、坏死组织等，减少或阻止有

害物质被机体吸收，并通过负压增加了局部的血流量，激活伤口内细胞活性，多方面促进伤口的愈合。

▶▶ **护理方法** ◀◀

1. 保持有效负压：调节负压值，以保持创面敷料能明显收缩变紧为宜。调节时检查伤口敷料是否整体收缩变紧，是否存在部分区域松散的情况（负压引流管放置不合理，导致负压不均匀，或负压值不够无法形成有效引流），敷料是否太紧太硬（负压值太大）导致创面形成压力性损伤的可能。

2. 观察引流是否通畅：观察引出物的性状、颜色、量的变化，观察创面敷料情况，管道堵塞有可能导致引流量减少、敷料松散、渗液渗漏的情况。

3. 避免不良反应：注意观察是否有压力过大导致的疼痛或创面及周围皮肤受压情况，及时调整负压予以缓解。是否有周围皮肤浸渍、湿疹、过敏现象，可及时更换密闭材料或使用水胶体和喷膜材料隔离方法。

4. 更换敷料的时机：能维持有效负压的情况下，可3～10日更换伤口填充敷料，如渗液浸渍、渗漏或出现异味需立即更换。

5. 关注患者自理能力：做好管道的二次固定，宣教演示防脱管方法，可根据引流情况采取间歇负压，尽量减少对患者生活自理能力的影响。

▶▶ **效果观察** ◀◀

持续负压期间可通过观察引流物的性质、颜色、量的情况判断疗效，有效负压情况下引流物逐渐清晰、透明及量变少为创面愈合的良好趋势，如果引流物日渐浑浊、黏稠、有异味，应及时拆除负压进行再次评估检查。更换负压敷料时，再次评估创面颜色与大小、潜行深浅、窦道长短等，判断创面愈合情况。治疗效果不佳时，应再次研究病情分析原因，是否存在敷料材质和负压值不适宜，或细菌定植、感染情况，针对原因或可疑原因进行调整。

▶▶ **相关链接** ◀◀

封闭负压创面治疗技术至今已有近30年的历史，该技术在急、慢性创面愈合机制研究不断深入和完善，在整形外科专业和大外科领域得到广泛应用。与传统的敷料包扎方法相比，负压治疗能有效预防感染和外科手术切口裂开，有效降低伤口并发症的发生率，尤其是伤口感染。而对各种植入体如心脏起搏器植入、电子刺激器、乳房假体、人工关节等术后，负压封口治疗具有传统清创换药方法无法达到的治疗效果。而负压治疗在烧伤治疗领域应用最为广泛，它可作为烧伤创面自体皮片移植术后的固定，能减少皮片下液体积聚、使皮片与创基紧密贴敷、限制皮片位移，以达到预防创面加深、保持密闭湿润的环境、预防创面感染，促进浅度烧伤创面的自体愈合速度的目的。

在重度腹膜炎、严重的腹部创伤等情况下，腹压增高、脏器及腹壁水肿等因素导致开放的腹腔不能一期无张力缝合，开放的腹腔伤口需要暂时性腹腔封闭等待条件允许后延期关闭。暂时性腹腔封闭技术旨在避免外源性污染、预防内脏器官裸露损伤等并发症的发生，传统治疗方法包括 Wittmann patch 法、生物网片法等。负压治疗用于暂时性腹腔封闭具有以下优势：①提供密闭的环境将开放的腹腔与外界隔离，以防止细菌的侵入；②创面渗出液的及时引流利于伤口护理，吸出液的总量计算利于液体管理；③内层敷料的应用可保护肠管，防止继发损伤导致组织粘连；④直接牵拉或联合"动态闭合"技术可防止腹壁筋膜及皮肤挛缩，利于后继伤口闭合。

〔谢小华　何　琼　谭　薇〕

§5.5　危重症患者皮肤护理技术

▶▶ **概述** ◀◀

皮肤是人体最大的器官，由表皮、真皮、皮下组织、皮肤附属器、血管、淋巴组织、肌肉、神经等组成。皮肤具有抵挡外界机械性刺激、物理性损害、化学性损伤、微生物侵害等防护作用；还具有调节体温、分泌和排泄、感觉与吸收等作用。此外，皮肤还是重要的免疫器官，参与免疫反应和免疫监视的功能，维持机体稳定的内环境，能更好地适应外环境的各种变化。

一些住院患者由于检查、治疗或疾病状态等原因需要长期卧床，由于身体活动减少、免疫功能下降以及自我护理能力降低等原因，皮肤容易发生压疮。压疮又称压力性损伤，指皮肤和／或皮下组织由于长期受压缺血缺氧发生的局限性损伤，多见发生于骨隆突处，可表现为完整的皮肤或开放性溃疡，可伴有疼痛。压疮可分为Ⅰ期、Ⅱ期、Ⅲ期、Ⅳ期、可疑深部组织损伤期和不可分期。住院患者发生压疮的主要危险因素为行动和行为受限、感觉障碍、高龄、营养不良、皮肤潮湿、大小便失禁，使用麻醉药、镇静药等。大部分的压疮指南包括：准确持续的评估、保持清洁、清创、敷料的选择和辅助治疗。常用的压疮风险评估工具有：①普适性压力性损伤风险评估量表，如 Norton 量表、Braden 量表及 Waterlow 量表；②专科性压力性损伤风险评估量表，如 Munro 量表、手术患者压疮风险因素评估表、肿瘤患者术中急性压疮风险评估表等。

失禁性皮炎是潮湿相关皮肤表面的炎症，是由于皮肤长期暴露于大小便中引起的刺激性皮炎，皮肤边界出现不清晰红斑、皮肤浸渍、糜烂，可伴有发红、水肿、瘙痒、疼痛等症状，增加患者出现继发感染与压疮的风险。失禁性皮炎在社区机构的发生率约为 52.5%，ICU 的发生率高达 50% 以上。一项 meta 分析结果显示，年龄、冠心病、糖尿病、发热、昏迷、尿粪失禁、稀水样便、失禁次数 ≥3 次/d、低蛋白血症是失禁性皮炎的危险因素。重症 ICU 监护患者常会有大小便失禁，常常累及会阴、生殖器周围、臀部、臀沟、大腿内侧及后方，甚至可上延至背部。对失禁性皮炎的高危患者，目前推荐的预防方案包括皮肤评估、清洁、保湿和使用保护剂、定期翻身。研究报道可通过引流装置收集粪便避免皮肤与粪便长时间接触，使用喷雾式清洁剂、持久性护肤脂和无痛保护膜等措施护理失禁性皮炎。清洗的方式常为擦洗或喷雾喷洗，清晰待干后可使用赛肤润等润肤产品。

压疮、失禁性皮炎等皮肤受损问题可贯彻三级预防的原则，一级预防重在预防，防范于未然。二级预防至皮肤损伤发生后，早期检测、早期治疗，有效照顾，防止其发展造成更大危害。三级预防指在皮肤疾病治疗过程中采取有效措施、康复措施，预防各种并发症。

1. 定义：皮肤护理是指通过护理措施保护患者皮肤的完整性并保障皮肤的正常功能的技术。

2. 适应证：

（1）有潜在皮肤受损问题：压疮高危风险、失禁患者、严重水肿、极度消瘦、被动强制体位等。

（2）已存在皮肤问题：压疮、失禁性皮炎、张力性水疱、药物外渗皮炎等。

3. 相关知识：

（1）皮肤是人体最大的器官，覆盖于人的整个体表，是机体内外环境的分界，具有屏障、吸收、分泌、排泄、体温调节、感觉、代谢、免疫等生理功能，对机体健康十分重要。急危重症患者的皮肤完整性更为重要，一旦受损将使患者的病情雪上加霜，使护理工作量和难度急剧增加，虽然重症患者因原有病情常常导致皮肤脆弱，不可避免发生破损，但我们应通过及时的干预护理尽可能争取好的护理结局。

（2）伤口是正常皮肤在外界致伤因子如外科手术、外力、热、电流、化学物质、低温以及机体内在因素如局部血液循环障碍等作用下所导致的损害。常伴有皮肤完整性的破坏以及一定量正常组织的丢失，同时，皮肤的正常功能受损，又称创面或创伤。

（3）导致皮肤受损的因素众多，常见因素有压力、摩擦力、剪切力、低温、潮湿、缺血、水肿、纸薄皮肤、体位受限、药物不良反应、医疗器具等。而急危重症患者的高危因素除了以上因素外，还包括：①因内环境不稳定，外部仪器设备使用多，导致软组织对压力、摩擦力、剪切力的耐受性差。②急危重症患者集中了多种使皮肤处在潮湿环境的因素，大小便失禁、大量出汗、引流液、血液、渗出液等，故急危重症患者发生压疮的机会是一般病区的 2～3 倍。③营养不良可直接导致压疮的发生，血清蛋白＜3.5 g／L 压疮发生率增加 5 倍，每下降 1 g／L 压疮发生率增加 3 倍。低蛋白血症与肾功能不全导致的全身水肿易发生压疮是不争的事实。④持续的监护、使用仪器也是压疮的好发原因之一。如电极片、血压计袖带、导联线、约束带、气管内插管、气切套管、氧气面罩、呼吸机管路、尿管、胃管、留置针针翼等，器械相关性的压疮应当引起护理人员的重视。

（4）通过评估，我们能及时了解皮肤受损的风险程度，评估方法有看、触、问。通过看患者来评估皮肤完整性、颜色，看病历、验单来评估总蛋白、血红蛋白、血糖、酸碱平衡等情况。通过触诊来评估皮肤的厚度、温度、弹性、水肿、潮湿，评估创面是否有空洞、波动感、肿胀、硬化等。通过问诊评估皮肤的感觉（疼痛、瘙痒等）、既往排泄情况（出汗多少）、既往受伤情况等。

（5）评估的工具：①压疮风险因素评估表，常用的有 Braden、Norton、Waterlow，急诊患者可使用简单有效的 Anderson。通过评估可获得客观的分值，根据分值所对应提示的风险程度，开展相应的护理干预计划。如 Braden 评分 12 分以下为高危风险，需要与患者和家属签署知情告知，有发生不可避免压疮的可能，并需要根据表格中六大因素的分数找出主要风险因素，制定干预方案并积极落实。②伤口评估三角，评估伤口床、伤口边缘、伤口周围皮肤情况，根据评估结果可为伤口治疗提供合理方案。

▶▶ 技术流程图 ◀◀

危重症患者皮肤护理流程如图 5-12 所示。

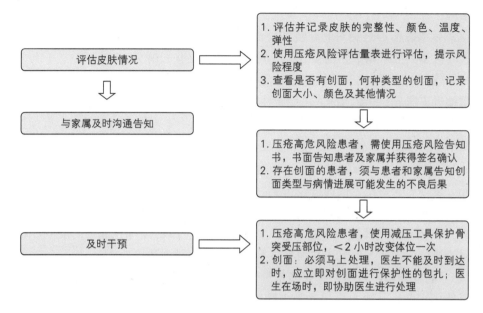

图 5-12　危重症患者皮肤护理流程图

▶▶ 干预措施 ◀◀

在患者皮肤护理的过程中，最重要的是要了解主要的风险因素，并针对这些因素进行护理干预。

1. 压力：针对压力这个高危因素，变换体位尤为重要，翻身是最直接有效的减压方法，能短时间内直接去除个别压疮好发部位的压力源。应间隔1~2小时翻身一次，可根据患者的病情酌情在此范围内调整。已经出现红斑的患者，应明显缩短更换体位的时间，并每次翻身关注压疮好发部位情况。注意翻身会使患者的氧耗增加，有导致短时间出现缺氧的可能，尤其是呼吸循环功能不稳定的患者，可考虑应用小角度的平衡姿势缓解局部压力，或使用透气性好、增进局部血液循环的水胶体敷料或泡沫类敷料，贴敷在患者压疮好发部位，增强皮肤的抗压能力。最好选择患者皮肤完好的情况下，预防性的使用减压敷料。对于使用医疗器械的受压部位，也应提前做好减压保护。

2. 温度：低体温时，机体会自动"关闭"外周循环，都会导致皮下组织血流减少，使受压部位的缺血缺氧更加严重，急危重症患者大部分意识不清，难以表达冷暖感觉，需要护理人员关注患者皮肤温度、指端颜色等，给予患者适当的保暖措施。在使用热疗的治疗手段时，要充分考虑重症患者皮肤对温度的应激能力脆弱，导致烫伤不是绝对的温度值，而是相对患者皮肤温度的温度差，不能用正常人的温感为准来调节，需要在治疗时密切关注皮肤的情况。

3．潮湿：保持皮肤清洁能减少污物对皮肤的刺激，但在为患者清洁皮肤时应使用接近皮肤 pH 的清洁剂，忌用碱性的清洁剂。并且避免纱布类粗纤维材料反复刺激皮肤。对患者的大小便、汗液、渗出液、呕吐物等应及时清理干净，有预见性地使用皮肤保护剂，针对大小便、渗液可使用收集工具来避免其对皮肤的浸渍。

4．营养不良：入院时可能并不存在营养不良，但由于营养支持常常是在患者充分复苏、获得稳定的血流动力学状态、纠正严重的代谢紊乱的前提下才开始，这就使得重症患者营养不良成为难以避免的危险因素。护理人员应对此有足够的认识，前瞻性的开展预防措施，针对患者受压部位或已经存在破损的皮肤积极采取保护措施，不要等到低蛋白血症导致全身严重水肿时再来应对。

5．药物外渗：急危重症患者常见使用血管活性药物和高浓度的电解质，有很大可能出现药物外渗，应当在建立静脉通路时即考虑血流速度快、血流量大的血管。对已经出现的外渗部位应及时处理，避免创面进展。

6．粘贴：电极片、固定管道的胶布、透明敷贴等有黏性的用物应定时更换，必要时更换粘贴部位，避免粘胶长时间刺激皮肤导致皮疹或水疱。粘贴时使用无张力手法，平展皮肤自粘贴区域中心向外粘贴，避免张力性水疱。急危重症患者病情复杂，用药途径多，治疗方法多，使得皮肤完整性受损的可能性很大，需要了解皮肤面临的风险因素，前瞻性地进行干预保护。

▶▶ **相关链接** ◀◀

尽管目前有很多减压设备和训练项目用于预防压疮，但压疮的发病率仍然居高不下。以设备为主导的压疮防治技术在不断的发展和完善。自动减压床垫通常通过温度传感器控制微环境。这种技术目前开始应用到轮椅坐垫上。此外，"智能"坐垫也已经研发出来，它能够检测受压持续时间，如静坐时间，同时还能够发出预警信息告诉患者应该进行减压活动。植入式电刺激装置为压疮防治提供了一个独特的方法，长期使用植入式电刺激装置能够改变瘫痪肌肉的内在特点，从而持续改善局部组织的健康状况。这些变化能够通过增加局部血流量和改善接触面压力的分布来降低压疮形成风险。电刺激还可以通过刺激肌肉收缩来动态改变坐位时支撑面的条件，从而促使接触面压力发生周期性地改变。

人们提出各种抽象和具体的观点来解释压疮的形成原因，包括机械负荷的作用，剪切力、压力和牵引力对组织行为及血管闭合的影响，但很少有实验证据支持这些理论。宏观层面上的现象学理论观点已经不再能够满足目前压疮研究的发展。建立微观模型变得越来越重要，这些微观模型包括淋巴和微循环模型，营养物质、小分子 O_2 和 CO_2 的转运模型，细胞的生长和死亡、代谢和合成模型。这些微观模型对预测细胞死亡的时间和部位是必不可少的。此外，我们有必要将压疮患者的微观结构研究与宏观世界连接起来。多层次的方法会为压疮研究提供一个宝贵的工具。

〔谢小华 何 琼 谭 薇〕

§5.6 肛管排气法

▶▶ **概述** ◀◀

直肠为大肠的末段，长 12～15 cm，在盆膈以上的膨大部分称为直肠壶腹，在盆膈以下缩窄的部分称为肛管，长 2～3 cm，其末端开口于肛门。大肠运动少而慢，对刺激的反应也较迟缓，这些特点都适应于大肠作为粪便的暂时贮存所。在粪便中的细菌占粪便固体总量的 20%～30%。细菌中含有多种酶，能分解食物残渣和植物纤维。糖和脂肪发酵与变质腐败，都会产生臭味气体，在正常情况下，可自行排出。但当大肠有了病理性改变，产气过多不能自行排出，可引起腹胀和腹痛，就需要借助橡胶肛管将大肠内气体排出，即肛管排气。

1. 定义：肛管排气法（blind enema）是指将肛管从肛门插入直肠，以排除肠腔内积气的方法。常规排气方法是将肛管插入直肠 15～18 cm，即乙状结肠上端处，肛管末端连接延长管后插入与大气相通的普通水封瓶中，肠腔积气主要依靠肠腔气压及辅以腹部按摩自行排出。

2. 适应证：肛管排气适用于排除肠腔积气，减轻腹胀，如腹部术后、脊柱骨折后等腹胀情况。

3. 禁忌证：肠穿孔者、消化道出血者、消化道肿瘤者、妊娠者等。

4. 分类：

（1）低位单孔正压引流排气：效果有限。消化系统疾病（如肠梗阻、消化吸收不良、肝硬化）以及腹部手术和长期卧床等均可引起患者肠腔内积气过多，出现自觉腹部胀气感和客观腹部气体滞留两种现象的综合表现。由于肠腔内积聚了过多的气体，使肠管扩张，牵拉肠神经丛，引起患者嗳气、厌食、腹部胀满不适，严重者出现腹部胀痛难忍、胸痛甚至影响呼吸和循环功能，腹部手术后还可影响伤口愈合；不仅造成患者躯体上的痛苦，还导致精神上的压力。既往临床上常采用胃肠减压、肛管排气等以缓解患者痛苦。但由于肠腔积气多聚积在结肠，采用常规方法时，肛管插入直肠的深度有限 (15～18 cm)，管端仅达直肠末端或乙状结肠交界处，而且肛管末端连接延长管后插入与大气相通的普通水封瓶中，肠腔积气则主要依靠肠腔气压自行排出，当肠腔气压与大气压相等时，积气则不能排出。虽经转换体位、腹部按摩可增加排气量，但因肠腔内气体任意流动，仍不能迅速达到满意的效果。

（2）高位多孔负压吸引排气：效果显著。薛焕芬等将常规肛管排气法中肛管末端连接的普通水封瓶进行改进，应用于腹部手术后腹胀患者，经临床观察排气效果优于常规肛管排气法。在此基础上，黄妮娜等从胃肠减压中得到启发，探索将洗胃用一次性胃管代替普通肛管，插入深度由 15～18 cm 增至 20 cm 以上，并用一次性负压引流器代替普通水封瓶，形成高位负压肛管排气装置，应用于麻痹性肠梗阻、中毒性巨结肠、肝硬化和消化吸收不良等引起的肠胀气患者，其即刻（排气 10 分钟）缓解腹胀的有效为 89.4%，排气 30 分钟后有效率达 100%，排气效果明显优于常规肛管排气法。可能的因素如下：①高位负压排气法采用一次性胃管代替普通肛管，其头端 7 cm 长度内有 4 个直径为 0.7 cm 且均匀分布于不同方向的侧孔，将其插入 20～25 cm 深度后，4 个不同方向的侧孔已全部到达乙状结肠，与常规肛管排气法的单孔单方向引流比较，具有接触面积广、多孔多方向的优势，引流效果更佳；同时其管身全长 125 cm，插入足够深度后，体外尚留有约 100 cm 的长度，便于患者转换体位，同时辅以腹部按摩，增加排气量。②连接的一次性负压引流器的负压值≥1.6 kPa，容量 1000 ml，其负压值低于肠道内压（静止状态 1.33 kPa）。负压吸引不仅使排气迅速、彻底，而且其对肠壁的直接刺激作用可引起和加速肠蠕动，促进自行排气、排便功能的恢复，从而减少腹胀复发及重复排气次数。由于一次性负压引流器的负压值仅略高于肠道内压，且胃管侧孔多，不易引起肠黏膜损伤或穿孔，同时插管留置时间 30 分钟，避免了对直肠的过度刺激；对于腹部手术后患者，还可有效防止肠吻合口崩裂或腹部切口裂开，有利于伤口愈合。

5. 优点：取材方便、经济适用、安全、有效，避免交叉感染；操作简单、使用方便，费用低。与常规的肛管排气相比，负压肛管排气的优点如下：①负压吸引促使排气迅速彻底；②负压可直接刺激肠壁，恢复和加快肠蠕动，有利于自行排气排便功能的恢复；③解决腹部手术后肠道引流、排气问题，防止吻合口崩裂，切口裂开，有利于伤口愈合；④防止心脑血管疾病患者因腹胀便秘用力而诱发血压升高、冠心病、脑出血等意外发生；⑤一次性负压引流器的负压值只有 1 kPa，接近直肠内压 1.333 kPa，不会引起肠黏膜损伤或穿孔，故安全可靠。

▶▶ 技术流程 ◀◀

1. 操作前准备：

（1）评估患者：①病情、临床诊断、意识状态、心理状况；②评估患者肠胀气程度，肛门处皮肤黏膜有无破损；③向患者讲解肛管排气的目的，取得合作。

（2）物品准备：治疗盘内放弯盘、肛管（24～26号）、玻璃接管、橡胶管、小口瓶子（内盛水 3/4，瓶口系带）。治疗盘外备润滑剂、棉签、胶布、手套、别针、卫生纸、屏风。

（3）操作步骤：

1）核对：携用物至患者床旁，核对患者姓名、床号，向患者作好解释，以取得合作。

2）准备体位：用屏风遮挡患者，协助患者取左侧卧位。

3）连接排气装置：将玻璃瓶系于床沿，橡胶管一端连接玻璃接管和肛管，另一端插入瓶中水面以下。

4）插管：戴手套，润滑肛管前端，嘱患者张口呼吸，自肛门轻轻插入直肠 15～18 cm，胶布固定肛管于一侧臀部，橡胶管留出足够长度用别针固定在床单上。（图 5-13）

5）观察：观察排气情况，如有气体排出，可见瓶内液面下有气泡逸出。如排气不畅，可在患者腹部按结肠的解剖位置作离心按摩或帮助患者转换体位，以助气体排出。

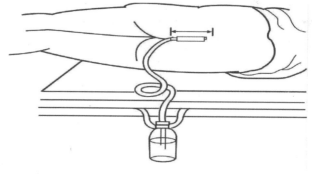

图 5-13　肛管排气

6）保留肛管不超过 20 分钟。腹胀减轻，拔出肛管，清洁肛门，取下手套。

7）协助患者取舒适体位，并询问患者腹胀有无减轻。整理床单位，清理用物，洗手，作好记录。

▶▶ 注意事项 ◀◀

1．观察排气情况，保留肛管时间不宜超过 20 分钟。必要时可隔几小时后重复插管排气。

2．怀疑肠穿孔、消化道出血的患者禁止肛管排气，因此，腹胀严重者，应先进行影像学检查。

3．插管时动作轻柔，少暴露患者，注意保暖，避免受凉。

4．肛管排气过程中要密切观察患者病情变化，若发现患者面色苍白、出冷汗、剧烈哭闹、腹痛，要立即拔除肛管，并通知医生处理。

〔谢小华　谭　薇　马家惠〕

儿科新生儿科急诊急救护理技术

§6.1　新生儿口鼻腔吸痰

▶▶ **概述** ◀◀

新生儿呼吸道相对狭窄，纤维活动差，分泌物易堵塞呼吸道，且气管内插管减少患儿咳嗽反射和纤毛运动，所以需要进行有效及时地清除口鼻腔分泌，彻底吸出呼吸道的羊水、黏液、胎粪、气管分泌物。在气管内插管新生儿护理中，清除呼吸道分泌物，保持呼吸道通畅是预防并发症的重要措施。一般在为患儿翻身、拍背后立即吸痰，吸痰时患儿易出现发绀、经皮动脉血氧饱和度 (SpO_2) 下降等缺氧症状；同时为防止分泌物堵塞，吸痰时常向气管内滴入湿化液或进行呼吸道冲洗。

1. 目的：新生儿吸痰是临床最常见的操作技术之一，用吸引器清除患儿咽喉部与气管内的分泌物，保持呼吸道通畅，有利于气体交换，解除因呼吸道阻塞造成的呼吸困难、窒息等。

2. 评估：患儿病情、意识状态、生命体征、痰液的量及黏稠情况，听诊肺部湿啰音的部位和程度，口鼻腔情况、患儿耐受力程度。

3. 准备：操作者洗手、戴口罩。用物：电动吸引器或中心负压装置、有控头吸痰管、灭菌用水、无菌手套。

▶▶ **技术流程图** ◀◀

1. 操作方法：

（1）吸痰前：①检查吸痰装置有无漏气，是否通畅。②调节负压。足月儿压力不超过 100 mmHg，早产儿压力不超过 80 mmHg。③助手将吸痰管外包装开口处撕开。

（2）吸痰：①将患儿摆正体位。仰卧、头略后仰，在肩胛下垫一小毛巾，使肩部略抬高。②操作者戴手套，将吸痰管取出，与导管端连接，试吸引力。③操作者一手持吸痰管连接处、一手将吸痰管用灭菌用水湿化后，在无负压下将吸痰管平稳、准确地插入到新生儿口咽部，有反射性咳嗽出现即向上提同时放开负压，将吸痰管螺旋式向上提出，吸净痰液；每次吸痰时间不超过 15 秒。④更换手套、吸痰管，用同法吸净双侧鼻腔分泌物。⑤吸引后，用灭菌用水清洗吸引管道。⑥听诊双肺呼吸音、啰音情况，评价吸痰效果及痰量性状。

（3）吸痰后：①整理床单位；②患儿取舒适体位；③整理用物；④洗手；⑤记录痰液的性质、量、颜色。

2. 新生儿口鼻腔吸痰操作流程：如图 6-1 所示。

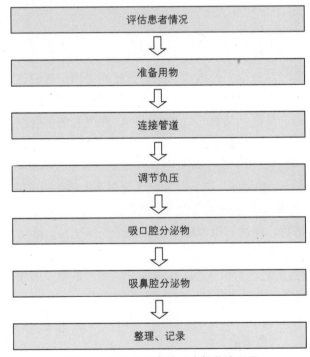

图 6-1 新生儿口鼻腔吸痰操作流程图

▶▶ **注意事项** ◀◀

1. 吸痰管需要在无吸力状态下插管。

2. 吸痰同时必须注意观察患儿生命体征、意识状态、发绀情况等，如出现

SpO_2 <85% 或心率<80 次 /min 应停止操作，给予呼吸囊正压给氧、吸氧或连接呼吸机辅助呼吸。

3. 先吸口腔、再吸鼻腔，一次一管。

4. 连接管每日更换一次，负压引流袋为一次性物品，引流液达到 1/2～2/3 时更换。

5. 吸痰前，医务人员洗手，使用严格消毒灭菌的用物，严格无菌操作，动作轻柔。重视并加强患儿口腔护理，及时清除患儿口腔异物，以减少误吸及防止致病菌的繁衍。

6. 由于临床吸痰过程需中断机械通气，可致患儿动脉血氧饱和度下降，心率加快，尤其是应用呼吸末正压通气 (PEEP) 的患儿，由于气道压力骤降可加重缺氧症状，甚至引起心肌缺氧、心律不齐、心搏骤停等。吸痰前给患儿吸入高浓度氧 1～2 分钟，以增加患儿体内的氧储备，提高患儿机体对缺氧的耐受性，从而减轻吸痰时患儿的不适反应。吸痰完毕再给予患儿吸入高浓度氧 2～3 分钟，以恢复患儿在吸痰过程中氧的消耗，恢复体内的氧储备。再将吸入氧浓度流量分次下调至吸痰前的水平，以防患儿长时间吸入高浓度氧引起吸入性肺不张、氧中毒、肺组织纤维化等不良后果。

7. 吸痰后患儿的主要不良反应为：气管黏膜出血、刺激性呛咳、心率下降、发绀、分泌物堵塞呼吸道、肺不张、肺部感染等。应严密观察患儿面色、心率、血压、SpO_2 的变化，若血氧饱和度下降、心率增快、血压增高，应适当延长吸痰间隔时间。

▶▶ 小结 ◀◀

吸痰是清理呼吸道分泌物的有效措施，吸痰时由于机械通气暂停，同时又因负压抽吸将肺内高氧气体吸走，可引起低氧血症，加重器官损害。正确的吸痰方法是减少新生儿重症监护室（NICU）中患儿呼吸道相关并发症的最有效的措施之一，掌握好吸痰的时机和指征，按需吸痰是保证呼吸道通畅，减少发生低氧血症的关键。

〔谢小华　谭　薇　熊小云　马家惠〕

§6.2 新生儿气管内插管及护理

▶▶ **概述** ◀◀

新生儿窒息是我国围生儿死亡的主要原因，研究表明新生儿死亡占婴儿死亡的70%，而生后7日内的新生儿的死亡占新生儿死亡的60%，其主要死因为复苏技术欠佳所造成的脑损伤。因此，预防窒息的发生及窒息后的正确复苏技术是降低患儿窒息死亡的重要措施。在整个窒息复苏的过程中，尤其是羊水污染且新生儿无活力，使用气囊面罩人工呼吸无效时，气管内插管的操作成功与否将对新生儿窒息的复苏成败起决定性的作用。由于气管内插管应用机会增加，对重度新生儿窒息的抢救复苏，是一种有效而确切的方法，通过充分的供氧及纠正二氧碳在机体内蓄积，效果较佳。气管内插管是新生儿重度窒息复苏的关键，可提高围生儿成活率，降低死亡率。

由于新生儿舌体大，会厌位置高而靠前，颈短、喉部软骨较软，且易变形，气管、喉门狭窄、声带及喉黏膜较薄弱，富于血管，很容易被分泌物或黏膜水肿所阻塞等生理解剖特性，给维持呼吸道通畅带来困难，且拔管后易发生喉头水肿、喉梗阻等并发症，造成插管失败，甚至给患儿带来生命危险，所以拔出气管内插管前后的护理是脱机成败的关键。

1. 定义：气管内插管是指将特制的气管导管，通过口腔或鼻腔插入患者气管内，是一种气管内麻醉和抢救患者的技术，也是保持上呼吸道通畅的最可靠手段。气管或支气管内插管是实施麻醉一项安全措施。

2. 目的：①新生儿窒息时，及时吸引羊水胎粪；②抢救危重患儿，保持呼吸道通畅，建立人工气道，改善呼吸；③经气管内注入药物，如肾上腺素、肺表面活性物质。

3. 适应证：

（1）在产房或手术室进行新生儿窒息复苏时遇到以下情况需行气管内插管：①重度窒息需较长时间加压给氧人工呼吸者；②有胎粪污染的羊水吸入需要吸净或气管内冲洗者；③应用复苏囊面罩加压给氧胸廓不扩张、效果不好或仍然发绀者；④＜1500 g极低出生体重儿重度窒息时；⑤需要气管内给药者；⑥拟诊膈疝时。

（2）在急救室或NICU遇到以下情况需行气管内插管：①呼吸、心搏骤停行心肺复苏时；②多种原因所致的呼吸衰竭需要机械通气者；③需要气管内给药者，如肺表面活性物质替代治疗等；④气管内吸引分泌物作微生物监测；⑤新生儿外科手术期间及术后辅助或控制呼吸；⑥对极低出生体重儿早期插管可减轻低氧血症。

4. 禁忌证：喉头水肿、急性喉炎、喉头黏膜下血肿、插管损伤可引起严重出血；除非急救，禁忌气管内插管。

5. 插管途径：

（1）经口插管：方法简单、迅速，适用于窒息复苏、胎粪吸引及短时的人工通气治疗，缺点是导管固定困难，易移动而脱出，清醒患儿难以忍受，口腔分泌物多。

（2）经鼻插管：固定牢固，不易扭曲和脱出，易耐受，不影响口腔护理，适用于非常躁动的婴儿，口腔内有大量的分泌物，很难用胶布将导管固定者。缺点：①操作较复杂；②长时间使用可引起鼻中隔或鼻翼坏死；③分泌物不易引流而引起肺部感染。操作时间较长，在小婴儿一般不选经鼻插管。

6. 插管的配合：

（1）插管前准备：

1）检查呼吸机各管道系统及功能状态。

2）根据胎龄，体重选择合适的气管导管（表6-1）。

表6-1　新生儿体重与气管导管导号对应表

体重（g）	气管内插管内径（mm）	插入深度（cm）
<1000	2.0	7
~2500	3.0	8
~4000	3.5	9
>4000	4.0	10~12

3）准备已消毒新生儿咽喉镜、复苏囊、面罩、氧气源及吸痰用品。

4）准备丝绸胶布、听诊器等。

（2）插管时配合：①协助医生使患儿取仰卧位，肩背部稍垫高，使头略向后仰。②吸净口腔，咽喉部分泌物，协助暴露声门。③插管后，接复苏囊加压给氧，观察胸廓起伏，检查有无漏气。听诊两肺呼吸音是否对称。确定无误后用胶布分别固定于患儿上下唇，与导管一起固定，并用头架固定头部，使其不能左右摆动，防止因此而致脱管或扭曲。

技术流程图 ◄◄

新生儿气管内插管技术流程图如图6-2所示。

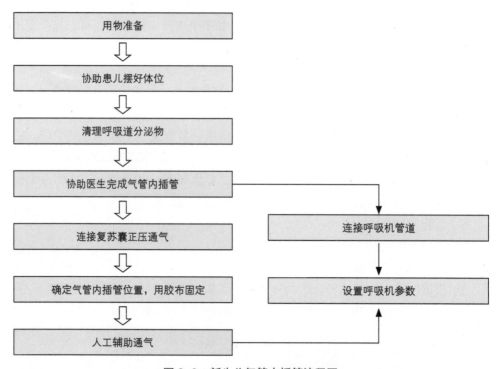

图6-2 新生儿气管内插管流程图

注意事项 ◄◄

1. 观察要点：①插管时观察生命体征、皮肤颜色及氧饱和度变化；②插管后，接复苏囊加压给氧，观察胸廓起伏，两侧胸廓是否对称，氧饱和度的变化。

2. 气管内插管患儿的护理：

（1）病情观察：严密观察患儿的面色、皮肤颜色、胸廓运动等临床表现；24小时持续心电监护，定时监测心率、呼吸、血压及SpO_2值。监测患儿体温变化，每4小时测量一次。

（2）预防感染：室内可采用自然通风、紫外线灯照射消毒，有条件的可使用层流病房。病房内应尽量减少闲杂人员的活动，限制探访家属的人数。患儿用的被服及用物做到一用一消毒；患儿的床单位及使用中的仪器设备等每日消毒。做好口腔护理，用无菌棉签蘸生理盐水轻轻擦拭内颊部、上腭、牙龈、舌上下等，每8小时一次。

（3）防止脱管：①患儿更换体位时不要牵拉到呼吸机管道，以免气管内插管移位或脱落；②在记录单上记录气管内插管的刻度，并做好标识；更换体位时查看刻度，防止脱管；交接班时要仔细查看；③注意清理口腔的分泌物，发现固定的胶布脱落，及时通知医生更换胶布；④较大的患儿可使用头架固定气管内插管；⑤患儿较烦躁时可使用镇静药镇静。

（4）气道湿化：加强气道湿化可防止呼吸道黏膜干燥、分泌物干结、纤毛活动减弱及排痰不畅，从而预防呼吸道阻塞、肺部感染等并发症。

1）气管湿化程度：①满意。分泌物稀薄，能顺利通过吸痰管，气管导管内没在结痂，患儿安静，呼吸道通畅。②不足。分泌物黏稠，有结痂或吸引困难，患儿可突然出现呼吸困难，发绀加重。③过度。分泌物过分稀薄，需要不断吸引，患儿烦躁不安，发绀加重。

2）气道湿化的方法：一般采用蒸气加温湿化：湿化器内只能加无菌蒸馏水，不能用生理盐水或添加药物，以免水蒸发后引起溶质形成沉淀；观察湿化器内的液体量，及时添加，防止湿化器内的水蒸干；及时清除管道储水缺罐中的冷凝水，以免反流。

（5）意外情况的处理：

1）堵管：发生堵管的患儿若有自主呼吸，则可出现明显的吸气性呼吸困难和发绀，气囊加压给氧时有时感到有阻力，若有堵管，应及早拔出气管内导管重插。

2）脱管：发生脱管时，患儿突然出现发绀，肺部听不到气体压入肺内的声音，PIP降低，用呼吸球囊进行人工呼吸时，发绀不能缓解。发生脱管时应全部拔出导管，重新插管。

3）插管过深：导管顶端易进入右侧支气管，右肺易产生肺气肿，甚至气胸，左肺则易发生肺不张，表现为右侧呼吸音或胸廓运动强于左侧。应摄床边片明确导管顶端位置，决定导管拔出长度，听诊双肺呼吸音对称后，重新固定导管。

4）自主呼吸与呼吸机对抗（人机对抗）：人机对抗时，患儿烦躁不安，PaO_2波动大，易发生低碳酸血症和气压伤，可使用镇静药或肌肉松弛药。

3. 拔管的指征：①自主呼吸恢复，有足够的通气量，脱离呼吸后不发绀；②咳嗽有力，气道内分泌物少；③神志清醒，循环功能好；④血气测定结果正常。

4. 拔管前的准备：①建立静脉通道，静脉滴注氢化可的松 5 mg/kg；②备好一套再插管器具，以防再次插管；③充分吸引呼吸道内分泌物后，在呼气相时，拔出导管，导管远端口的分泌物送培养并做药物敏感试验；④给予吸氧，并听诊肺部呼吸音的强弱，左右肺是否一致。

5. 拔管后的护理：①继续吸氧 24 小时；②超声雾化疗法 1～2 日，2 次 /d；③定时翻身拍背，吸出咽部痰液；④拔管后禁食 8 小时，如有声嘶、喉头水肿时，可用鼻饲法喂养，直至症状改善；⑤避免应用有呼吸抑制的镇静药。

▶▶ 相关链接 ◀◀

1. 新生儿气管内插管内开放式吸痰：

（1）目的：用吸引器清除患儿气管内插管内与咽喉部的分泌物，保持呼吸道通畅，有利于气体的交换，防止窒息和并发症的发生。

（2）准备用物：吸痰管、吸引器、无菌手套、呼吸囊、吸痰用水、听诊器。

（3）操作：①操作者用听诊器听诊肺部，评估气管、鼻腔和口腔分泌物的情况；吸痰前观察患儿的情况，调高呼吸机氧深度或呼吸囊加压给氧。②操作者在 SpO_2 平稳时，选择合适的吸痰管，连接吸引器，调节吸引器压力。负压：足月儿不超过 0.026 MPa，早产儿不超过 0.013 MP。右手戴手套，取出吸痰，试吸，然后测量插入的长度。③助手固定气管内插管，注意气管内插管的外管长度，随时监测 SpO_2。④操作者阻断负压，将吸痰管插入气管内插管内至所测量的长度或患儿有咳嗽反射，松开负压，将吸痰管螺旋式上提，吸痰时间 < 15 秒，切忌在插管内来回插入。⑤助手加压给氧，观察 SpO_2、痰液的颜色、质、量、患儿的面色、反应、心率、自主呼吸、固定插管位置。⑥ SpO_2 尽量保持在 90% 以上，根据情况，先吸气管内插管，再吸口腔，最后吸鼻腔。⑦吸痰结束后接呼吸机，置患儿于合适的体位，固定管道，擦拭面部。⑧观察患儿面色及呼吸道是否通畅，SpO_2、离氧耐受情况，听诊吸痰效果。⑨整理床单位，清理用物，做好记录。

2. 新生儿气管内插管内密闭式吸痰：

（1）目的：用吸引器清除患儿气管内插管内与咽喉部的分泌物，保持呼吸道通畅，有利于气体的交换，防止窒息和并发症的发生，和开放式吸痰相比，密闭式吸痰方法有利于患儿生理状态中心率的稳定，可以减少气管内插管内吸痰时低氧血症和心率迟缓的持续时间，操作简便、省时、高效、不中断呼吸机治疗、避免交叉感染和污染环境，减少呼吸道黏膜损伤。

（2）准备用物：密闭式吸痰管、注射器、吸引器、无菌手套、呼吸囊、吸痰用水、听诊器。

（3）操作：①根据插管型号选择合适的密闭式吸痰管，将密闭式吸痰管与气管内插管相连接，调整管道位置，保持呼吸机管路在气管内插管下方，将密闭式吸痰管拉至 Y 形管前端，做好日期标识。②评估患儿的情况，抽 5ml 生理盐水备用；调高氧浓度 10%～15%。③ 连接吸引器，调节吸引器压力。负压：足月儿不超过 0.026 MPa，早产儿不超过 0.013 MPa。④一手握 Y 型管，另一手送管至相应位置，按下控制阀后将吸痰管缓慢拉出，并将观察痰液的颜色、质、量、患儿的面色、反应、心率，插入长度为大于气管内插管深度的 0.5～1 cm，吸痰时间 ＜15 秒。⑤吸引后用生理盐水清洗吸引管道接呼吸机。关闭吸引器，调整呼吸机管道位置。⑥整理床单位，协助患儿取舒适体位。⑦处理用物，下调呼吸机氧浓度，做好记录。

▶▶ **小结** ◀◀

　　新生儿气管内插管是新生儿呼吸衰竭的急救措施，尤其是超低出生体重儿，早期插管能减轻低氧血症，对气管内插管患儿的护理。医务人员应熟练掌握气管内插管的指征，插管的深度及吸痰操作，气道管理及拔管前后的护理，但无论采取哪种指征拔管，均需要密切监测呼吸，循环指标，拔管后常规吸氧，持续监测 SpO_2，心率和血压，以提高其安全性，减少并发症的发生，提高治愈率。

〔谢小华　谭　薇　熊小云　马家惠〕

§6.3　新生儿无创通气技术及护理

　　新生儿肺透明膜病（hyaline membrane disease of newborn）又称新生儿呼吸窘迫综合征 (neonatal respiratory distress syndrome，NRDS)，是新生儿期常见的肺部疾病，以生后即刻出现进行性加重的呼吸困难、皮肤发绀，从而导致呼吸系统衰竭为主要临床表现，多在数小时内发病，早产儿发病率高。早产儿呼吸窘迫综合征 (RDS) 治疗困难，病死率高。当前早产儿新生儿肺透明膜病仍以呼吸支持治疗为首要治疗措施之一。随着对新生儿肺透明膜病病理生理的研究不断深入以及呼吸支持模式的不断进步，无创通气在早产儿 RDS 治疗中居主要地位，应用比例进一步升高。

　　随着围生医学的发展，早产儿存活率不断提高，而支气管肺发育不良 (broncho-pulmonary dysplasia，BPD) 仍然是患有新生儿肺透明膜病的早产儿，特别是超低出生体重儿 (extremely low birth weight infant，ELBW) 的主要肺部并发症，而且通常伴有近期、远期的肺部及非肺部的不良预后。BPD 发生的危险性随着早产儿出生体重下降而增加。报道显示，在出生体重 500～699 g 的新生儿中，BPD 发病率高达 85%，而出生体重 >1500 g 的新生儿仅 5%。围生期治疗的进步，包括产前激素的应用，有创呼吸模式的进步，以及产后肺泡表面活性物质 (pulmonary surfactant, PS) 的应用，显著降低了新生儿肺透明膜病的严重性及病死率。然而，有创机械通气却仍然是 BPD 的主要致病因素。肺泡细胞的机械扩张，无论是否使用高潮气量，都会引起信号分子传导及特殊细胞反应。最近的研究显示，即使在使用正常潮气量时仍然会在非损伤的肺内激活一种前炎性因子的转录程序，这种程序可以引发初期的肺损伤。通过对出生后特殊阶段需要呼吸支持婴儿发生 BPD 的预测证明，对于出生胎龄 <30 周的早产儿，生后 7 日仍需要有创机械通气的早产儿发生 BPD 的风险比应用持续气道正压通气 (continuous positive airway pressure, CPAP) 的早产儿高 4~8 倍。有创机械通气不仅启动肺部局部的炎性反应，还会引起早产儿系统性炎性反应。有创通气引发的全身性炎性反应会增加患有 BPD 早产儿神经系统发育不良的风险。对于超低出生体重儿，生后 7 日和 14 日血清前炎性因子浓度增加预示着其 2 岁时严重的神经系统损伤；患有 BPD 的早产儿其脑白质损伤的危险性增加 5 倍。无创呼吸支持模式中，CPAP 模式，特别是双水平正压通气 (bilevel positive airway pressure, BiPAP)，已经显示出其不影响 BPD 的发病。然而，早期进行经鼻间歇正压通气 (nasal intermittent positive pressure ventilation, NIPPV) 联合选择性应用 PS 的模式可以降低 BPD 的发病率。

1. 定义：新生儿无创通气技术（noninvasive ventilation）系用鼻塞或鼻罩连接婴儿呼吸机或专用 CPAP 装置进行辅助呼吸和氧疗方法。旨在通过无创的方式提供气道内正压，维持气道开放和肺内功能残气量，防止肺泡萎陷。无创通气始于无创持续气道正压通气 (noninvasive continuous positive airway pressure, NCPAP)，它是目前使用最广泛和成熟的无创通气技术。适用于有自主呼吸能力，肺泡功能残气量减少，肺顺应性降低的肺部疾病如 RDS、肺水肿、肺出血、早产儿呼吸暂停及呼吸机撤离后的过渡。本节主要讲 NCPAP 技术。

2. 目的：①纠正威胁生命的低氧血症；②增加和维持机体的通气量。

3. 原理：CPAP 改善氧合的作用是通过重新扩张萎陷的肺泡，增加功能残余气，减少肺表面活性物质消耗而成。肺泡萎陷时肺泡表面积减少，导致肺泡表面活性物质高度消耗。CPAP 通过压力扩张，防止肺泡萎陷，使肺泡面积增加，有利于气体交换，并减少肺内分流。同时，节省了肺泡表面活性物质。防止肺泡萎陷还可避免肺内分流进行性增加，减少由于局部缺氧继发血液灌流不良所致的肺泡死腔，从而改善了肺泡的呼吸功能。

NCPAP 时，呼吸由患儿自主进行，吸气时可获得持续的气流，呼气时给以一定的正压成阻力使呼气来气道压力不降到 0，整个呼吸周期内气道压力均为正压。自 1968 年发现 RDS 患儿存在呼气性呻吟的实质是呼气时患儿声门部分关闭以保持功能残气量的一种自我保护机制，1971 年 Gregory 首次进行了 CPAP 治疗早产 RDS 的临床研究，从此 RDS 的治疗成功率大为提高。因大多数新生儿以鼻呼吸为主，此后 CPAP 多以鼻塞的方法应用。随着近年来 PS 替代疗法的普遍开展而机械通气的需求减少。NCPAP 更是大行其道，发挥重要作用，特别是对于新生儿，尤其是早产儿的 RDS。

4. 分类：①无创通气按吸入模式分持续气道正压通气（CPAP），无创间歇性正压通气 (NIPPV)，加温加湿的高流量鼻导管吸氧 (HHHFNC)，经鼻高频震荡通气 (NHFV)。

▶▶ **技术流程图** ◀◀

新生儿无创通气技术流程图如图 6-3 所示。

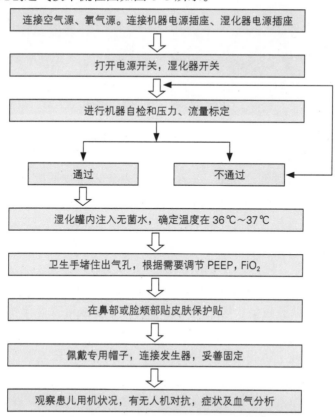

图 6-3　新生儿无创通气技术流程图

▶▶ 注意事项 ◀◀

1. NCPAP 前需评估并记录：严格掌握适应证。评估患儿孕周、体重、鼻部有无畸形；临床有无气促、三凹征、发绀等呼吸困难的表现；血气分析示 $PaCO_2$ > 45 mmHg，PaO_2 < 50 mmHg。一般常用于新生儿急性呼吸窘迫综合征（ARDS）、毛细支气管炎和支气管肺炎、早产儿呼吸暂停及有创通气撤机前过渡。

2. 保持呼吸道通畅：体位可以仰卧也可以侧卧，但要保持呼吸道直位。由于新生儿特别是早产儿特殊生理，头会随重力倾斜。需在仰卧时颈肩下垫一小巾，以保持稍仰伸的体位；侧卧或家长抱位时，需固定好头部，保持呼吸道通畅。及时清除呼吸道分泌物，如果持续出现痰液，则不宜使用。（图 6-4）

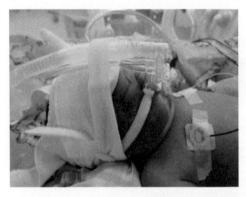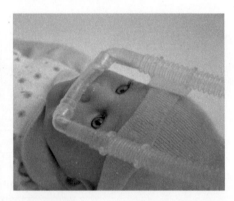

图 6-4　新生儿无创通气示意图

3. 预防皮肤损伤及鼻中隔压伤：由于鼻塞或鼻罩长时间压迫过紧，易造成皮肤黏膜损伤，如皮肤发红、红斑、皮肤破溃，甚至发生皮肤糜烂及鼻中隔压伤。常规粘贴皮肤保护敷料，如水胶体敷料、安普贴等。固定时选择合适尺码的帽子和鼻塞鼻罩，松紧适宜。病情许可下，定时松开以观察局部，解除压迫。如果病情重，受压皮肤状况不好，可以鼻塞与鼻罩轮流使用，以交替更换受压部位。但要注意调整气体流量，以保证合适的压力。

4. 预防和减轻腹胀：新生儿特别是早产儿，吞咽功能不完善，高速气流易进入消化道引起腹胀甚至溢奶、呕吐。故上 NCPAP 需常规留置胃管胃肠减压。

5. 保持稳定的压力，减少气体泄漏：鼻塞或鼻罩不紧密，引起气体泄漏，造成压力不够或不稳定。人机对抗、患儿哭闹、姿势变换、张大嘴呼吸等都会引起压力变化。要随时调整压力，保持恒定以保持辅助通气效果。

6. NCPAP 的撤离：根据临床症状的改善及血气分析结果逐步撤离。当患儿临床症状好转，$PaCO_2 < 45$ mmHg，$PaO_2 > 50$ mmHg 可考虑先下调 FiO_2，再逐渐降低 CPAP 压力。一般在 $FiO_2 > 40\%$ 或临床不稳定时很难成功撤离 NCPAP。当 NCPAP 压力 $< 4 \sim 5$ cmH_2O 而无呼吸暂停和心动过缓、无 SaO_2 降低、呼吸做功不增加时撤离 CPAP。

▶▶ 相关链接 ◀◀

新生儿无创通气技术的发展是源于 NCPAP 的应用，临床学者不断尝试其他形式或模式的无创通气加温加湿的高流量鼻导管吸氧 (HHHFNC) 与 NCPAP 相比，主要是鼻导管代替了鼻塞，减少皮肤受压。机器费用少，操作简单等特点。主要用于过渡期及轻症患儿的呼吸支持。无创间歇性正压通气 (NIPPV) 的研究是基于 CPAP 的发展，能进一步提升无创通气的效果而减少插管率。经鼻高频震荡通气 (NHFV) 有望发展取得比 NCPAP 更好的临床使用效果，提升通气质量，减少并发症。

▶▶ 小结 ◀◀

有创通气效果肯定较无创通气创伤及并发症少，故在临床上使用愈来愈广泛。NCPAP 经典的治疗对象是新生儿肺透明膜病。许多 RDS 患儿用 NCPAP 已替代机械通气。越早使用 CPAP，就越减少使用机械通气。如果出生时即用 CPAP，可减少使用 PS 和机械通气。即使用了机械通气，使用 NCPAP 过渡也减少再次插管。故对所有存在 RDS 高危因素，如胎龄 < 30 周未使用机械通气者出生时可以开始使用 NCPAP，如果联合使用 PS 是 RDS 最优治疗方案。

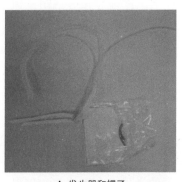

A. 发生器和帽子

无创通气技术有个关键点需要控制，就是看似简单的鼻塞及鼻罩的鼻部固定。目前使用最多的是 NCPAP 专用固定帽子、发生器及配套的鼻塞、鼻罩（图 6-5）。在固定时，要注意皮肤受压情况，还要注意是否有气体泄漏。太紧会造成皮肤及鼻中隔损伤，太松保证不了通气压力，导致 NCPAP 使用失败。临床上，护士会用自己的方法来平衡这两点，或加用 3M 的绷带加固，或用患儿一次性的尿布来作为固定

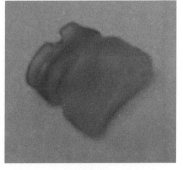

B. 鼻罩

图 6-5 新生儿无创通气器械

管道的替代品等。所有这些措施都要严密观察呼吸机使用的效果及有无并发症。

〔谢小华　赵俊文　谭　薇　马家惠〕

§6.4　新生儿窒息复苏

▶▶ 概述 ◀◀

新生儿窒息是导致新生儿死亡、脑瘫和智力障碍的主要原因之一。据统计，每年全世界约 400 万死亡新生儿中 23% 死于出生窒息。1987 年美国儿科学会和美国心脏协会开发了新生儿窒息复苏项目并向全世界推广，极大地降低了新生儿窒息的死亡率和伤残率。

1. 定义：新生儿窒息 (asphyxia) 是指由于分娩过程中的各种原因使新生儿出生后不能建立正常呼吸，引起缺氧、酸中毒，严重时导致全身多脏器损害的一种病理生理状况，是围产期新生儿死亡和致残的主要原因之一。正确的复苏是降低新生儿窒息死亡率和伤残率的主要手段。

2. 复苏方案：新生儿窒息目前采用的复苏方案为 ABCD 方案。① A(airway)：建立通畅的呼吸道；② B(breathing)：建立呼吸，进行正压人工通气；③ C(circulation)：进行胸外心脏按压，维持循环；④ D(drug)：药物治疗。

3. 分类：进行正压人工通气呼吸主要有复苏球囊和 T 组合复苏器。

（1）复苏球囊：是目前最常用的复苏装置。它的吸气峰压 (PIP) 取决于挤压气囊的力量，由于氧与空气混合气体的出口为单向，有单向阀门，加压、吸气时打开，呼气时关闭。不能做常压给氧用。有安全装置减压阀，当压力 35 cmH$_2$O 时，阀门被顶开，防止过高的压力进入肺脏。（图 6-6）

（2）T 组合复苏器 (T-piece)：是近年来国际上应用比较多的一种正压通气装置，由一个调节压力的装置和一个手控的 T 型管道构成。与气流充气式气囊样，也需要压缩气源。是单手操作，操作者用拇指或其他手指堵塞或打开 T 型管的开口，使气体交替进出新生儿体内，给予间断的 PIP。主要优点是可提供 PEEP，

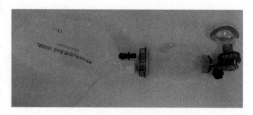

图 6-6　新生儿复苏球囊

预设 PIP 和 PEEP，并使 PIP 和 PEEP 保持恒定，更适于早产儿应用。

▶▶ 技术流程图 ◀◀

新生儿窒息复苏技术流程图如图 6-7 所示。

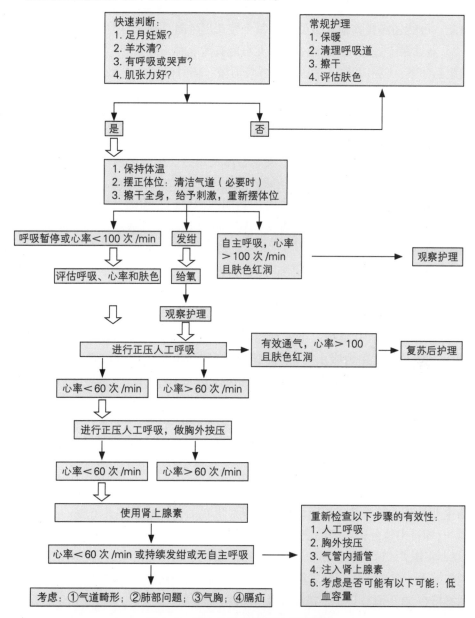

图 6-7　新生儿窒息复苏技术流程图

▶▶ 注意事项 ◀◀

1. 训练有素的医务人员是保证复苏成功的前提：至少要有 1 名熟练掌握复苏技能的医务人员在场，应掌握正压人工呼吸、气管内插管、胸外按压及药物的使用等技能。还应有一名助手，掌握除插管以外的复苏技能。如果预计复苏情况较为复杂，可能还需要其他人员的协助每个婴儿出生时，应做好复苏的准备。

2. 器械保持备用状态：遇有新生儿可能有高危时，需保持开放状态。常用的器械和用品如下：吸引器械、正压人工呼吸器械、辐射保暖台或其他保暖设备、温暖的毛巾、无菌手套、时钟、听诊器 (最好新生儿专用)、胶布、空气氧气混合仪、脉搏血氧饱和度仪。药品有肾上腺素、生理盐水、纳洛酮、10% 葡萄糖、注射用水等。

3. 新生儿保暖：将新生儿放在辐射保暖台上或因地制宜采取保温措施，如用预热的毯子裹住婴儿以减少热量散失、将床垫预热、提高环境温度等。早产儿尤其是 VLBW 儿，即使用传统的措施减少热丢失，仍会发生低温。因此，推荐如下保温措施：放婴儿于辐射源下，同时用透明的薄塑料布覆盖，防止散热。但以上保温措施不应影响复苏措施如气管内插管、胸外按压、开放静脉等。快速擦干也是保暖的重要步骤。

4. 体位：新生儿应仰卧，颈部轻度仰伸到"鼻吸气"位置，使咽后壁、喉和气管成直线，可以让空气自由出入。应注意勿使颈部伸展过度或不足，这两种情况都会阻碍气体进入。

5. 清理呼吸道分泌物：胎儿娩出后，用吸球或吸管 (8 F 或 10 F) 先口咽后鼻清理分泌物。过度用力吸引可能导致喉痉挛和迷走神经性的心动过缓和延迟自主呼吸的开始。应限制吸管的深度和吸引时间 (<10 秒)，吸引器的负压不超过 100 mmHg(13.3 kPa)。

6. 刺激：用手拍打或手指弹患儿的足底或摩擦背部 2 次以诱发自主呼吸，如无效，表明新生儿处于继发性呼吸暂停，应按步骤继续进行复苏。

7. 评价新生儿及继续复苏步骤初步复苏后再评估新生儿的项指标：呼吸、心率和皮肤黏膜颜色。评估呼吸可观察新生儿有无正常的胸廓起伏。评估心率可触摸新生儿的脐动脉搏动或用听诊器听诊新生儿的心搏，数新生儿 6 秒的心搏次数，乘以 10 即得出每分钟心率的快速估算值。

8. 正压人工呼吸的频率和压力：在新生儿复苏的开始阶段，正压人工呼吸的呼吸频率为 40～60 次 /min。足月新生儿肺开始膨胀所需要的吸气峰压是 30～40 cmH_2O，以后维持在 30 cmH_2O 以下。挤压呼吸气囊时，压力不可过大，速度要均匀，以免压力过大损伤肺组织，挤压深度为球囊的 1/3～2/3 为宜。患儿有自主呼吸时，挤压频率应和患儿的呼吸一致，以免影响患儿的自主呼吸。挤压是要注意观察患儿的面色和嘴唇变化，颜色转红润为正常；若出现发绀或加重，应给予继续清除呼吸道分泌物，必要时吸痰。

9. 胸外按压的手法：

（1）拇指法：用两个拇指按压胸骨，两手环绕婴儿胸廓，其余手指支撑其脊柱（图6-8）。

（2）双指法：用一手的中指加示指或中指加环指，用指尖压迫胸骨（图6-9）。无硬垫时用另一手支撑患儿背部。两种方法各有优缺点。拇指法较可取，因为拇指法比双指法能产生更高的收缩压和冠状动脉充盈压，拇指法通常不易疲劳，且能更好地控制压迫深度。但当患儿较大而操作者的手较小时，双指法则更方便。

（3）胸外按压的位置和深度：对胸骨下1/3用力，位置在剑突和乳头连线之间。注意避免直接对剑突用力。摆好手与手指的位置后，要用足够的压力使胸骨下陷约前后胸直径1/3的深度。

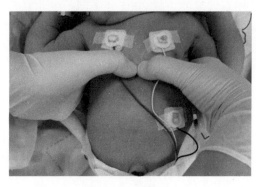

图6-8　拇指法

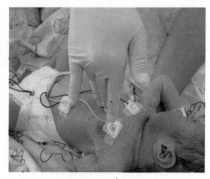

图6-8　双指法

10. 胸外按压和正压人工呼吸须默契配合，避免同时施行。胸外按压和人工呼吸的比例应为3：1，即90次/min按压和30次/min呼吸，达到每分钟约120个动作。因此，每个动作约1/2秒，2秒内3次胸外按压1次正压呼吸。30秒重新评估心率，如心率仍<60次/min，除继续胸外按压外，考虑使用肾上腺素。

11. 新生儿复苏要求快、准、稳，牵涉到多部门配合及长期的培训与演练。首先，卫生行政领导要建立由产科、儿科医生、助产士(师)及麻醉师组成的复苏领导小组。须加强产儿科合作，儿科医生要参加分娩或手术前讨论，在产床前等待分娩及窒息复苏，负责窒息患儿的监护和查房等。产儿科医生共同保护胎儿完成向新生儿的平稳过渡。其次，将新生儿窒息复苏指南及常规培训制度化，以进行不断地培训、复训、定期考核，并配备复苏器械，造就一支来之能战，战之能退的复苏组队。

12. 重度窒息可能的并发症：①羊水、胎粪吸入综合征，呼吸窘迫综合征；②缺氧缺血性脑病，颅内出血；③缺氧缺血性心肌病；④肾衰竭；⑤酸中毒、低血糖、低血钙、抗利尿激素分泌增多；⑥坏死性小肠结肠炎；⑦血小板减少症、弥散性血管内凝血（DIC）。

▶▶ **相关链接** ◀◀

正压人工呼吸给氧浓度的争议：过去新生儿复苏时正压人工呼吸用 100% 的氧。近年来关注到 100% 氧对呼吸生理、脑血循环的潜在不利影响及氧自由基的潜在组织损害，国外不少单位对复苏时正压人工呼吸应用 100% 的氧和 21% 的氧（空气）进行了临床和动物试验的对照研究，发现空气复苏能得到与纯氧复苏相近的效果。但是由于现有研究在病例数量和方法学方面的局限性，研究结果也不完全一致，目前尚无充足的证据来推荐应用空气复苏。故 2005 年美国新生儿复苏指南仍推荐用 100% 氧，但在复苏的开始可以考虑应用 <100% 的氧，甚至用空气，尤其是在正压人工呼吸无 100% 氧可用时，可考虑用空气。对在复苏开始用空气的患儿，如生后 90 秒无改善，应改用 100% 氧。早产儿（<32 周）正压人工呼吸时慎用 100% 氧，最好同时应用空气氧气混合仪和脉搏氧饱和度测定仪，调整用氧浓度，使经皮氧饱和度维持在 89%～95%。

2011 年版新生儿复苏项目指南对 Apgar 评分做了如下说明：Apgar 评分对评估新生儿出生后整体状态及复苏干预后反应有一定价值。由于复苏必须在 1 分钟评分前进行，Apgar 评分不能用于决定是否需要复苏、怎样复苏或如何复苏。只有很少的新生儿 10 分钟 Apgar 评分为 0 分而没有神经系统后遗症，当出生 10 分钟后 Apgar 评分仍为 0 分时，Apgar 评分对是否应继续复苏抢救有一定指导意义，如果出生 10 分钟仍检测不到心率，应该考虑停止复苏。

Apgar 评分是 Apgar 在 1952 年制定的，根据新生儿娩出后 1 分钟的临床情况决定是否需进行干预的呼吸快速评分方法。1958 年 Apgar 发表了一项大样本研究报告，建立了产后新生儿标准评估方法：Apgar 评分。Apgar 评分共包括 5 项内容：①肤色；②心率；③反射；④肌张力；⑤呼吸。每一项评分为 0、1 分或 2 分。Apgar 评分量化了临床表现，例如，发绀或苍白、心动过缓、反射降低、低张力、呼吸窘迫或窒息等。对新生儿在出生后 1 分钟和 5 分钟进行评分，<7 分者每隔 5 分钟评估 1 次至 20 分钟。Apgar 评分为评估新生儿出生和（或）复苏后

情况提供了便捷可行的方法，但将 Agpar 评分用于评估新生儿个体不良神经系统结局并不恰当。2015 年美国妇产科学会 (The American College of Obstetricians and Gynecologists，ACOG) 和美国儿科学会 (American Academy of Pediatrics，AAP) 提出了新的共识，更新了 2006 年 ACOG 与 AAP 有关 Apgar 评分共识和 2011 年新生儿复苏项目指南 (Neonatal Resuscitation Program Guidelines)，以及 2014 年 ACOG 和 AAP 新生儿脑病和神经系统结局 (Neonatal Encephalopathy and Neurologic Outcome) (第 2 版) 的相关内容，旨在阐述如何正确看待 Apgar 评分。

▶▶ 小结 ◀◀

2000 年，全球<5 岁儿童死亡 1080 万，其中<28 日新生儿 390 万。42 个发展中国家占全球<5 岁死亡数的 90%，33% (29%~36%) 为新生儿，在经济欠发达国家中新生儿窒息为新生儿死亡第一位原因，占 29%。目前新生儿窒息仍是我国围产儿死亡的主要原因，近年来由于产儿科进一步合作，产科技术和宫内监护的发展、复苏技术的改进及规范复苏方法的培训与推广，使窒息发生率和病死率明显下降。新生儿复苏的整个过程在产房最为常见，但是在新生儿科也经常应用。整个复苏的程序就是评估、决策、措施，再又回到评估的循环中，直至患儿恢复。整个过程要求在 1~2 分钟内完成，这就要求技术掌握娴熟、到位，施救者要非常清楚这个程序。在学习的过程中，一定要把握细节，每个动作要求的时间、手法、部位都要分项练习与整合练习。

〔谢小华 赵俊文 谭 薇 马家惠〕

§6.5 新生儿外周中心静脉导管

▶▶ 概述 ◀◀

外周中心静脉导管（PICC）具有操作简单、成功率高，插管过程出现合并症少、相对安全，术后易于固定等优点，是新生儿，尤其是新生儿 NICU、超低体重儿保持静脉开放的主要方法之一。PICC 是指采用引导针经外周静脉穿刺，将一根由硅胶材料制成、标有刻度、能以放射显影的中心静脉导管插入并使其顶端位于上或下腔静脉内的深静脉导管置入术。PICC 作为中长期的静脉通道经常用于超低出生体重儿和重危新生儿。1973年Show第一次描述了PICC作为一种新的方法为新生儿全静脉营养提供可靠静脉途径。我国于1996年首次报道将PICC应用于新生儿。由于PICC较普通的外周静脉导管可使用更长时间，减少了静脉注射的次数，也避免了外周静脉因药物外渗导致组织坏死的风险。由于导管放置较容易操作，并且相比较其他中心静脉导管有较低的并发症，故PICC在临床越来越得到了更加广泛的应用。

1. 定义：新生儿PICC是新生儿最常见的静脉输液途径，其操作简单，使用方便，不仅可以减少静脉穿刺次数，减轻患儿的痛苦，同时保护护理人员的安全，减轻工作量，提高工作效率。

2. 目的：

（1）为患儿提供中、长期的静脉输液治疗，减少刺激性药物及高渗性或黏稠性液体对外周静脉的化学刺激，降低患儿颈部和胸部插管的并发症。

（2）减少频繁静脉穿刺、采血给患儿造成的痛苦，有效保护外周静脉，作为远期治疗的血管通路，提高生存质量。

3. 适应证：①间歇性、连续性输液治疗；②输液时间长、输液量多的患儿；③补充电解质及营养物质治疗；④输全血或血制品的患儿；⑤明确拒绝或不宜PICC等深静脉置管的患儿。

4. 禁忌证：①无绝对禁忌证；②由于民族、宗教、信仰等原因忌讳剔除扬长毛发者，禁止头皮静脉穿刺；③明确以下疾病者如新生儿颅内出血、新生儿缺氧缺血性脑病等，禁止头皮静脉穿刺；④肢体表皮破损或功能障碍者；⑤持续刺激性药物，如血管活性药物、一些刺激性较强的抗生素；⑥pH低于5或高于9的液体或药物；⑦渗透压＞600 mOsm/L的液体。

5. 静脉的选择：选择穿刺静脉时，一般遵循以下原则：首选肘部贵要静脉，其次为腋静脉，再选肘部头静脉，如上肢穿刺不成功，再考虑头皮静脉（颞浅静脉或耳后静脉）。下肢血管置管容易发生肢体血管栓塞，故尽量不选择下肢静脉。尽管左右侧置管在穿刺、送管、导管异位方面无明显区别，但由于右侧静脉穿刺到上腔的距离相对较短，临床上首选右侧。不同静脉置入PICC尖端异位的发生情况不同，贵要静脉的异位发生率最低，肘部头静脉的异位发生率最高，并且往往为难以矫正的异位，在置管后数日就可引起肢体肿胀、局部渗液，而拔除导管。导管异位的部位最常见是进入右心房，由于该导管非常柔软，一般不会刺激心脏引起心律不齐，并且经拍片后很容易矫正，故没有将这些患儿列入异位病例中。对于新生儿来说，PICC尖端未达中心静脉就无法长期保留，通常在置管后数日就会出现肢体或肩胛部位肿胀，而必须拔除导管。以下是建议优先考虑的顺序：①手背-背面静脉血管；②前臂-前臂正中静脉、副头静脉；③头皮静脉-滑车上静脉、颞浅静脉、耳后静脉；④足部-足背静脉血管；⑤肘前窝-贵要静脉或肘静脉；⑥踝-小隐静脉、大隐静脉。

6. 导管置入的长度与体重的关系：PICC 的长度以测量穿刺点到上腔静脉的长度来确定，成人的测量方法是从穿刺点量起，沿静脉走向至右胸锁关节内缘，反折至第 3 肋间隙，这种做法不适用于新生儿。我们的做法是从穿刺点量起，沿静脉走向至右胸锁关节内缘，足月儿加 1 cm，早产儿加 0.5 cm。但体表长度不能完全反映体内的确切长度，对于新生儿尤其是超低出生体重儿来说，较小的误差也可能导致导管尖端位置的改变。新生儿导管尖端不在上腔静脉或下腔静脉（从下肢穿刺）并且无法矫正时，常常意味着导管放置失败。在正确测量体表长度的同时，如果还能通过体重进行估计，可以使插入的长度更准确，也可减少导管尖端异位的发生。对于那些病情危重、更换体位困难而无法正确测量的患儿，可根据体重确定导管插入的长度，最终导管尖端位置是否合适仍需要胸片确定。各静脉以腋静脉距上腔的距离最近，导管插入的长度最短。头皮静脉置管与肘部静脉插入导管的长度相似。

▶▶ 技术流程图 ◀◀

新生儿 PICC 技术流程图如图 6-10 所示。

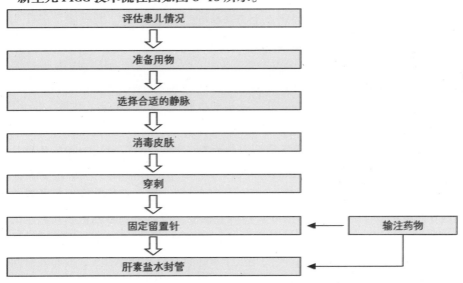

图 6-10 新生儿 PICC 技术流程图

1. 评估：

（1）环境评估：单独的治疗室内，关闭门窗，操作前用医用空气消毒机进行1小时的空气消毒，避免人员流动。

（2）评估患儿的病情、意识状态、生命体征、患者肢体活动。

（3）评估穿刺部位皮肤情况、血管状况、出凝血情况。

（4）做好解释，取得合作，并查看是否签订知情同意书。

2. 准备：

（1）操作者准备：洗手，戴口罩。

（2）用物准备：治疗盘、安尔碘、棉签、止血带、瓶套、开瓶器、输液器、无菌液体、快速手消毒剂、输液标签、BD留置针2支、透明敷贴2块、肝素封管液、5 ml注射器一个、弯盘、小毛巾、胶布、笔、注射卡、巡视卡、手表、锐器盒、腕带。

（3）药物准备：用物摆放有序，查对注射卡、液体、清洁瓶身（有无破裂、是否混浊、沉淀、絮状物），认真核对药品的浓度、剂量、效期。检查一次性物品有效期、有无破损。

3. 操作步骤：

（1）携用物至床旁，放合适位置，核对床头卡、腕带信息、医嘱单、药名。

（2）将患儿放在操作台上，取仰卧位。

（3）选择合适的静脉、穿刺点上方（6 cm）扎止血带。助手固定患儿头部、躯干及四肢。

（4）常规消毒。

（5）穿刺步骤：操作者左手拇指、示指固定绷紧穿刺点前后皮肤，右手持留置针在距静脉最清晰点后0.3 cm处，针头与皮肤成15°～20°刺入皮肤，沿血管方向徐徐进针，见到回血后降低穿刺角度，将留置针沿血管方向再进少许，同时退出针芯0.5 cm，固定针芯将套管完全送往血管，拔出针芯，推注0.9%生理盐水，确定通畅后用3 M无菌透明敷贴以穿刺点为中心无张力粘贴，勿使空气滞留于皮肤与敷贴之间，再用胶布高举平台法固定两侧针翼，再贴上静脉标识及留置时间。

（6）取下注射器，接上输液导管，调节输液速度，必要时约束患儿。

（7）正压封管：用5 ml注射器抽取5U/ml肝素封管液3～5 ml正压封管，方法：脉冲式推药，给药压力的同时，夹闭小夹子卡住延长管，拔出针头，胶布妥善固定。

（8）再次核对医嘱单、床头卡、腕带、药名；将患儿安置舒适体位；记录输液时间、药物、输液量并签名；用物处理，洗手。

▶▶ 注意事项 ◀◀

1. 选择粗直、弹性好、不易滑动而易固定的静脉，避开疤痕、关节和静脉瓣；避免穿刺过深损伤神经，避免进入动脉、损伤静脉内外膜；对长期输液的患儿，应当注意保护和合理使用静脉；如选择头皮静脉，需剃除头发者应注意剃头范围，直径＞5 cm。

2. 穿刺过程中密切注意患儿的反应，如有发绀、呕吐等异常情况，及时处理；有出血倾向的患儿需加压止血。

3. 进行 PICC 任何操作，都必须遵循无菌观念。

4. PICC 可进行常规加压输液或输液泵给药，但不能用于某些造影检查时高压注射泵推注造影剂。

5. 测量并记录上臂臂围，测量时患儿手臂外展 90°，固定测量部位，如果臂围增加 2 cm 及以上，考虑血栓早期表现，及时通知医生处理。置管 24 小时后更换敷料，并观察穿刺点渗血情况，有无红肿、渗液、穿刺点周围有无疼痛、硬结、导管有无移动，记录并进行交接班。

6. 注射药物：选择＞10ml 的注射器注射液体，以避免遇阻塞而导致导管破裂，输液前先注射 10 ml 无菌生理盐水确认导管通畅，禁止抽回血，以免阻塞导管。采用"SAS"步骤，即生理盐水→给药→生理盐水。用生理盐水将导管内残留的药物冲入血管，避免因刺激局部血管而造成的化学性静脉炎，减少药物之间的配伍禁忌。冲洗液的最少量为导管和附加装置容量的 2 倍，采用正压脉冲式，有节律地推动注射器，轻一下、重一下，使导管内的生理盐水产生涡流，直至导管内透明、无药物及血液沉积为止。

7. 静脉导管留置时间：2014 年原卫生部颁布的《静脉治疗护理技术操作规范》外周静脉导管应每 72～96 小时更换。

8. 严禁在导管上贴胶布，避免危及导管的强度和完整性；严禁自 PICC 通路静脉输血及静脉采血；严禁在置管侧肢体测量血压。

9. 并发症的处理：

（1）血肿：外周静脉破损时多见。处理：拔除静脉导管，在皮肤进针点和血管近心端上方垂直按压止血，避免血液漏出血管，形成皮下血肿，禁止按摩、揉捏，形成瘀青。

（2）导管堵塞：表现是不能输入液体或输入液体不畅。预防措施：避免导管打折，正确选择穿刺点以及固定方法是基本要求。掌握药物的配伍禁忌，不能相容的药物之间用生理盐水冲管；间断输液时正确封管。

（3）静脉炎：穿刺时避开关节部位穿刺，穿刺后定期观察穿刺部位情况，发现静脉炎立即拔除导管，并用喜疗妥软膏外涂。

（4）液体渗出和外渗：是最常见的并发症。应立即停止输液，拔除留置针。消肿可用喜疗妥软膏或 50% 硫酸镁热敷；抬高外渗肿胀部位有助于减轻水肿。

► **小结** ◄

新生儿外周静脉置管是新生儿最常见的输液途径，在护理操作时，极易发生堵管和脱管问题，或发生液体外渗和皮肤轻度压伤。所以，必须有效规范留置操作方式，方可有效提升静脉留置针护理效率。在实际操作时，护理人员必须严格无菌操作，提高穿刺技巧，避免反复穿刺，减少对血管的破坏。在使用过程中应加强观察，发现有外渗、静脉炎等及时处理，减轻患儿痛苦。

〔谢小华　谭　薇　熊小云　马家惠〕

§6.6　新生儿外周动脉置管

► **概述** ◄

动脉置管是近年来广泛应用于临床的一种动脉穿刺置管术，既为临床治疗提供实时、准确、连续的动态血压监测途径，同时也提供一个快速、有效的动脉血采集通道。动脉置管在重症监护室（NICU）的应用非常广泛，可连续进行有创血压监测，抽取血标本，进行血气分析，以动态调整呼吸机参数，动脉置管避免了因反复侵入性操作对患儿造成的痛苦，增加了血气结果准确率，减少了不必要的血管损伤，降低感染率减轻医务人员工作量。在临床上危重新生儿动脉置管不仅降低了穿刺率，减少了患儿的疼痛；同时也减少了患儿皮下淤血、皮下血肿及感染的发生率；在采集动脉血标本过程中避免了因患儿哭闹等因素造成血气结果不准确，影响对患儿病情的判断及治疗；减少了对患儿的直接接触，从而降低了交叉感染率。

1. 适应证：新生儿外周动脉置管是新生儿常用的操作技术，可用于以下几种情况。①新生儿外周动、静脉同步换血；②持续监测有创动脉血压；③频繁采集和留取动脉血标本；④血管造影；⑤测定每搏输出量。

2．禁忌证：①有出血倾向、凝血功能异常，如 DIC 患儿；②桡动脉侧支循环差，Allen 试验阳性；③蛋白 C 缺乏者，由于凝血功能障碍，为避免肢体栓塞，禁忌在大动脉处如股动脉、腋动脉和肱动脉穿刺；④局部有皮肤损伤或者感染时不宜穿刺。

3．动脉置管的部位：前提是其血液供应远端不会出现缺血性损害。危重新生儿动脉留置针方便省时，可及时准确地提供分析判断病情的信息。黄梅等研究结果证明胫后动脉平均置管时间最短，留置时间最长。胫后动脉和桡动脉可作为外周动脉穿刺的常规选择，而腋动脉可在紧急情况时选用（表 6-2）。

表 6-2　新生儿外周动脉置管动脉选择表

桡动脉	首选，便于操作，易于观察，侧支丰富（Allen 试验）
肱动脉	数值可靠，但缺血风险高、出血机会大
股动脉	波动清晰、易于穿刺，潜在感染，保留时间短
颞浅动脉	血管弯曲，送管困难（易造成顶叶缺血，故不使用）
腋动脉	并发症少，易定位，可长期使用
足背动脉	极少栓塞
胫后动脉	

▶▶ 技术流程图 ◀◀

新生儿外周动脉置管技术流程图如图 6-11 所示。

1．评估：评估患儿的病情、意识状态、生命体征、患者肢体活动、穿刺部位皮肤情况。

2．准备：

（1）操作者准备：洗手，戴口罩。

（2）用物准备：留置针、3M 敷贴、2～5 ml 肝素生理盐水封管液、消毒液、棉签。

3．操作方法：

（1）选择合适的动脉：以桡动脉为例，固定患儿手臂，使患儿手臂处于过伸位。

（2）操作者用示指、中指触摸桡动脉搏动点，体会动脉的走向、位置的深浅和动脉的粗细；解剖定位：以腕横纹线上桡侧到尺侧线段的 1/4 为穿刺点。

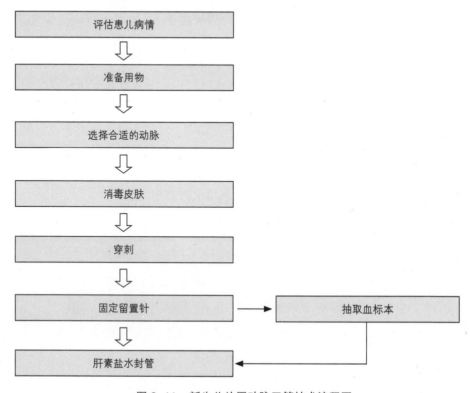

图 6-11　新生儿外周动脉置管技术流程图

（3）常规消毒穿刺点周围皮肤和操作者左手示指、中指，再次确定位置。

（4）操作者左手绷紧皮肤，右手持留置针，针尖斜面向上，针头斜面与皮肤呈 30°～45°进针，穿刺动脉前后壁，如有回血降低穿刺角度，将留置针沿血管方向再进少许，同时退出针芯 0.5 cm，固定针芯将套管完全送往血管，拔出针芯。

（5）固定：穿刺成功后用 3M 无菌透明敷贴以穿刺点为中心平整粘贴，勿使空气滞留于皮肤与敷贴之间，再用胶布固定两侧针翼，再贴上动脉标识及留置时间。

（6）封管：每次采血后用 1～5 U/ml 的肝素盐水 2 ml 脉冲式正压封管，边封边退，直到将针头拔出。

（7）采血方法：取血样，应先抽出含有肝素盐水的血样 0.5 ml 丢弃，再抽 1 ml 血样放置，之后用注射器抽取所需血标本，将 1 ml 血样脉冲式打回，最后用肝素盐水封管。

▶▶ **注意事项** ◀◀

1. 置管前的评估：为患儿进行桡动脉穿刺或套管置管前，用 Allen 实验能够评估桡动脉、尺动脉的功能是否完整。明确尺动脉的侧支循环是否正常，才能确保在桡动脉发生栓塞时手部血流正常，如患儿不能配合指令，则不适合做此项实验。对于新生儿来说，无法配合指令，故无法进行，但是置管前仍需要评估患儿的循环情况，如果患儿体温不升、循环情况差，则需给患儿足够的保暖，待体温回升、循环情况改善后再予留置；若患儿休克、酸中毒、循环情况差，需给予扩容纠酸、多巴胺改善循环后进行动脉置管，否则，易导致动脉周围的微循环不畅，局部缺血坏死。

Allen 试验：

（1）术者用双手同时按压桡动脉和尺动脉。

（2）嘱患者反复用力握拳和张开手指 5～7 次至手掌变白。

（3）松开对尺动脉的压迫，继续保持压迫桡动脉，观察手掌颜色变化。若手掌颜色 10 秒之内迅速变红或恢复正常，即 Allen 试验阴性，表明尺动脉和桡动脉间存在良好的侧支循环；相反，若 10 秒手掌颜色仍为苍白，Allen 试验阳性，这表明手掌侧支循环不良。

2. 尽量采用较小导管，并减少穿刺次数，以减少损伤。另外，不能将药物（尤其是多巴胺、多巴酚丁胺等）和静脉营养液注入动脉通道。

3. 动脉置管最常见的部位是桡动脉，因为手掌部位的侧支循环比较丰富，而且桡动脉的位置比较表浅。置管前检查手部的血液供应，桡动脉与尺动脉之间的吻合情况，这是防止手部组织缺血的关键。置管过程中应严密观察穿刺肢体远端指、掌部有无温度、颜色的变化，若手指或足趾温度降低、颜色苍白或指（趾）端青紫，提示肢体远端缺血，严重者应尽快拔除导管，做好保暖。皮肤发白、肢端凉时可采用湿热敷。

4. 穿刺时动作轻柔：新生儿皮下组织薄、血管细，在穿刺中动作要轻、慢，避免损伤动脉或引起皮下组织出血。争取一次穿刺成功，减少穿刺次数，选择粗细适宜的留置针。

5. 预防感染：外周动脉一般留置时间为 1～3 日，置管时间越长，血栓形成率越高。新生儿皮肤毛细血管丰富，角质层较薄，消毒不严易感染而致败血症，应严格无菌操作，局部必须严格消毒。保持穿刺点周围皮肤清洁、干燥，潮湿、渗血、渗液时及时更换无菌透明敷贴。外周动脉置管留置时间不超过 7 日，发现感染现象，及时拔除。

6．保持管道通畅：每次抽取血标本后用 2 ml 的肝素盐水脉冲式正压封管，防止留置针堵塞，封管时严防气泡进入引起栓塞；较烦燥的患儿，导管回血多可用 0.5 U/ml 的肝素盐水以 0.5～1 ml/h 持续输注；导管阻塞时及时拔管，并监测肢体血运情况。

7．防止导管滑脱：导管滑脱可引起急性失血性休克、贫血、穿刺部位血肿等。

8．预防措施：

（1）正确固定导管：用无菌透明敷料以穿刺点为中心无张力粘贴，勿使空气滞留于皮肤与敷贴之间导致敷贴卷边。

（2）暴露穿刺位置便于观察，避免穿刺位置受压、摩擦和牵拉。

（3）保持患儿处于安静舒适状态，适当固定穿刺侧肢体，必要时予以镇静。

▶▶ 小结 ◀◀

危重新生儿入院后需要频繁抽血进行化验，外周动脉留置能减轻患儿反复穿刺的痛苦，保护血管，便于血标本的采集，保证了临床治疗的顺利进行；外周动脉留置可减轻护士的工作量，提高工作效率；在应用过程中要严密观察及护理，防止肢体缺血、导管堵塞和滑脱、血栓形成等并发症的发生。

〔谢小华　谭　薇　熊小云　马家惠〕

§6.7　新生儿脐动、静脉置管

▶▶ 概述 ◀◀

在 ICU 中，脐动、静脉置管是一种非常重要的治疗手段，多用来抢救危重病患者，为抢救工作提供了实践保障，但在置管过程中还存在一定风险，如一些感染性疾病，如败血症、血栓形成等，如遇到革兰阴性菌，治疗过程非常困难，是造成死亡率上升的原因，不利于治疗效果的获得，延长了住院周期，增加了疾病死亡率，消耗过高的医疗成本，为此，采取相应的护理措施非常必要。脐动脉置管：危重患儿或超低出生体重儿，需要较长时间频繁监测动脉血气，休克患儿需直接监测动脉血压，快速同步换血。脐静脉置管：产房复苏或急症患儿，如周围静脉穿刺失败，可利用此途径给药和输液；严重休克需监测中心静脉压；交换输血、静脉高营养插管。

早产儿因出生体重低、身体大部分重要脏器发育均不完善，各个系统发育不完善，各类并发症发生率高，在抢救过程中快速建立输液通道是至关重要的抢救措施，危重的早产儿需要长时间静脉输液、反复抽血检查、监测动脉血气分析、监测中心静脉压等。脐带是胎儿与母亲的天然连接通道，脐动、静脉具有管壁厚、管径粗等特点，可作为外周动、静脉中心置管的优良通道，脐动、静脉置管导管保留时间长，能够保证患儿病情监测及治疗顺利进行，大大地减少了外周动、静脉穿刺不易保留、反复穿刺增加患儿痛苦及容易感染的风险。脐静脉置管（umbilical venous catheters，UVC）操作简单，给药通道建立耗时少，不良反应轻，也可避免反复穿刺给患儿的疼痛刺激，有利于各类危重新生儿生存质量的提高及预后的改善。部分早产儿需要反复多次抽取血样或者快速同步换血，频繁监测动脉血气与持续监测中心动脉血压。脐动脉置管（umbilical artery catheters，UAC）操作简单，保留时间可达 7 日，基本可满足危重新生儿的病情监测及治疗的需求，有重要的临床实用价值。

1. 定义：

（1）脐动脉置管：是指将一根标有刻度、能放射显影的脐血管导管插入脐动脉并使其顶端位于主动脉的导管置入技术。可用于持续动态监测动脉血压及便于采血化验。

（2）脐静脉置管：是指将一根标有刻度、能放射显影的脐血管导管插入脐静脉并使其顶端位于静脉导管或下腔静脉内的导管置入技术。可用于快速、大量或高浓度液体的输入。

2. 目的：①用于静脉给药；②用于静脉营养；③用于换血。

3. 适应证：

（1）脐动脉置管：①需要经常或持续监测动脉血气者；②持续监测动脉血压者；③同步交换输血；④血管造影；⑤血液透析的血管出口；⑥心导管检查的通道；⑦外周持续监测中心动脉血压者；⑧频繁需采集血标本者。

（2）脐静脉置管：①新生儿娩出后的药物复苏，如肾上腺素，或容量复苏；②换血或部分换血；③超未成熟儿使用 PICC 前的中心静脉输液通路；④连续性肾替代治疗；⑤监测中心静脉压；⑥采集血标本。

4. 禁忌证：①脐炎；②坏死性小肠结肠炎；③腹膜炎；④脐膨出；⑤下肢或臀部有局部血运障碍。

5. 脐动、静脉置管距离计算：

（1）测量法：测量两侧肩峰–脐的距离，计算平均数。根据两侧肩峰–脐的平均距离从表6-3中获得插管深度，再加上脐带残端的长度为实际插入长度。

表6-3　肩峰–脐的平均距离与脐动脉插管长度的关系

肩峰–脐的平均距离（cm）	高位脐动脉插管长度（cm）	低位脐动脉插管长度（不推荐）（cm）	脐静脉插管长度（cm）
9	9.0	5.0	5.7
10	10.5	5.5	6.5
11	11.5	6.3	7.2
12	13.0	7.0	8.0
13	14.0	7.8	8.5
14	15.0	8.5	9.5
15	16.5	9.3	10.0
16	17.5	10.0	10.5
17	19.0	11.0	11.5
18	20.0	12.0	12.5

（2）计算法：

$$脐动脉插管长度（cm）=3×体重（kg）+9 cm$$
$$脐静脉插管长度（cm）=1/2（体重×3+9 cm）$$

上述公式计算出的长度还应加上脐带根部的长度。

▶▶ **技术流程** ◀◀

1. 评估：①患儿的病情、脐部情况，有无置管禁忌证；②家长的心理状态、沟通及合作程度。

2. 告知：①置管前告知家长，并签署知情同意书；②告知脐动脉置管的目的、方法、并发症等。

3. 准备：

（1）用物准备（图6-12）：

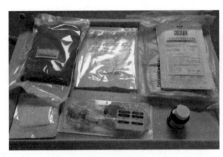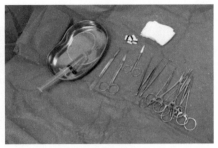

图 6-12　新生儿脐动、静脉置管用物准备示意图

1）灭菌置管包：无菌孔巾、弯盘、持针器、剪刀、止血钳、镊子、手术刀、缝合线、纱布等。

2）脐血管导管：根据患儿情况选择脐血管导管的型号，体重＜1500 g 建议使用 3.5 F 导管，体重≥1500 g 建议使用 5 F 导管；如需要多组输液的患儿可使用脐静脉双腔导管。

3）其他物品：聚维酮碘、棉签、纱布、0.9% 生理盐水、肝素钠注射液、肝素帽、三通管、10 ml 注射器、无菌手套、无菌手术衣、压力监测套件、水胶体敷料、胶布、剪刀等。

（2）环境准备：操作环境干净整洁，减少人员活动。

（3）操作者准备：洗手、戴口罩和帽子、戴无菌手套、穿手术衣。

（4）患儿准备：①患儿仰卧在辐射抢救台上，注意保暖；②固定四肢并予心电监护；③烦躁患儿可予以镇静。

4．实施：

（1）携用物至床旁，核对。

（2）确定预插管长度。

（3）操作者及助手按外科手术要求洗手，戴口罩、帽子，穿无菌衣，戴无菌手套。

（4）操作者一只手用聚维酮碘纱布包住预留的脐带末端，另一只手用聚维酮碘纱布常规消毒脐及周围皮肤，消毒 3 遍，更换手套。

（5）助手在脐带的上下左右各铺 1 块无菌巾，再铺上洞巾。

（6）将脐血管导管与盛有 1U/ml 肝素钠生理盐水的注射器相连，将肝素盐水充满插管系统，确保无空气。

（7）备好刀片及缝合的针线。

（8）在脐根部皮肤上系一无菌小绳（防止出血用）。

（9）用刀片或剪刀在距脐根部约 1 cm 处整齐地切断脐带（图 6-13）。

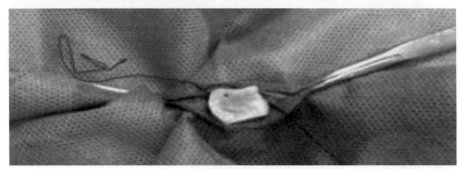

图 6-13　新生儿断脐示意图

在脐根部皮肤上系一无菌小绳，打活结，方便随时调节松紧，距脐根部约 1 cm 处整齐地切断脐带

（10）消毒脐带残端。

（11）识别脐静脉：脐静脉壁薄，腔大，通常位于"11"点和"1"点处；脐动脉有 2 条，通常在切面的"4点钟"和"7点钟"处，管腔小、壁厚、圆形、白色（图 6-14）。

（12）插管：助手用止血钳夹住脐带切面边缘固定脐带，操作者用弯头细镊轻柔的插入脐动脉约 0.5 cm，稍微用力扩张管腔后取出，将脐血管导管插入脐动脉，进腹壁后与水平面呈 45°向尾侧旋转推进。助手提起脐带向头侧牵拉以拉直脐动脉，有助于导管插入。助手用止血钳夹住脐带切面边缘固定脐带，操作者持导管前端对准脐静脉，边旋转边缓缓插入，插至脐轮时助手提起脐带与下腹壁呈 60°左右，导管向患儿头方向插入。

（13）导管达到预定长度时，回抽注射器，有血液流出，证明导管已插入。

（14）固定脐导管：将脐切面做荷包缝合，用缝线缠绕脐导管数圈后固定于脐带组织（图 6-15）。

（15）在脐根部扎紧脐带，打死结，防止脐带出血。

（16）床旁摄片定位：

1）脐动脉：①高位，膈肌上第 8～10 胸椎；②低位，第 4～5 腰椎水平。

2）脐静脉：导管达下腔静脉（膈上 0～1 cm）。

（17）根据胸片的结果，调整脐导管的插入长度。

（18）胶布搭桥固定脐导管，胶布下方覆盖水胶体敷料，防止拔管撕胶布时损伤皮肤。胶布搭桥：按图 6-16 所示 3 个步骤，将外露脐血管导管妥善固定（图 6-17），防止意外拔管。

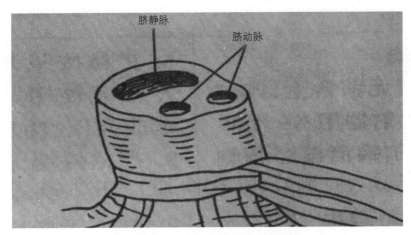

图6-14　新生儿脐动、静脉解剖图

脐静脉壁薄，腔大；脐动脉管腔小、壁厚、圆形、白色

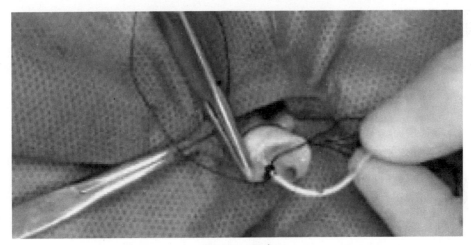

图6-15　固定

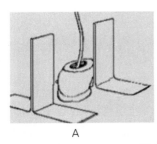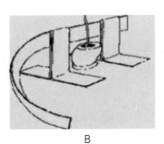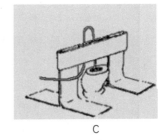

A　　　　　　　　　　B　　　　　　　　　　C

图6-16　新生儿脐动、静脉导管固定示意图

241

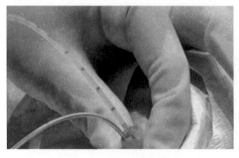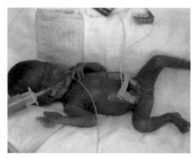

图 6-17　新生儿脐动、静脉导管固定示意图

5. 置管后的处置、观察与记录：①患儿取舒适卧位，监测生命体征；②整理用物，垃圾分类处理；③洗手；④记录置管时间、置管长度、管尖位置、术中情况等；⑤观察患儿的生命体征、有无置管后并发症等。

▶▶ 注意事项 ◀◀

1. 置管的注意事项：

（1）插管动作需轻柔，遇阻力，不可强行插入，可将导管退出 1～2 cm，调整角度和患儿体位后再插入，以免损伤血管壁。

（2）插入预期的长度如回血不畅，可将导管退至有回血处后轻轻转动，再次插入。

（3）导管插入脐动脉时因回血压力高，血自动流出且有搏动；而插入脐静脉时回血慢，常需抽吸才流出，X 线检查可观察导管走向，并可进行鉴别。同时放置脐动、静脉时，需先插脐动脉。若先插脐静脉会引起脐动脉痉挛，导致插管困难。

（4）脐动脉插管过程中或插管后出现一侧大腿发白或发紫，考虑股动脉痉挛，应将导管退出一定长度，热敷大腿至颜色恢复正常后再插管。若经上述处理 30 分钟后无好转，需拔管改另一条脐动脉插管。

（5）导管位置不良时可导致严重不良后果，如位于心脏时可产生心律不齐、心脏穿孔；位于门脉系统可发生坏死性小肠结肠炎、肠穿孔、肝坏死等。因此，导管固定前须进行床旁 X 线检查，确定导管位置。

2. 脐动脉置管并发症及预防：

（1）感染：应严格无菌操作以减少感染，固定后的导管或脱出的导管不可再向体内插入；保持脐周围清洁干燥；遵医嘱正确使用抗生素，预防感染；各项治疗护理操作时，应严格无菌操作；每日观察脐部，注意有无红肿、渗液，有无异味等感染征象；如有问题，应重新置管。

（2）血管意外：可能发生血栓形成或梗阻。置管太靠近肾动脉，引起肾动脉狭窄后可导致高血压的发生。

（3）血管穿孔：多由于操作太过用力引起。插管时不要强迫用力插入，如果推进有困难时，应该尝试换用另一根血管。如果血管穿孔，需要手术治疗。

（4）血栓或栓塞：避免空气进入导管；留置导管期间禁止自该出采血；观察患儿在输液中有无呼吸困难、发绀，一旦出现，立即给予氧气吸入、左侧卧位，并通知医生紧急处理；发现抽血不畅或堵管时，不可强行冲管，避免血栓脱落。

（5）导管脱落：导管脱落主要由于导管固定不牢或插入深度不够所致。每日观察测量残留在体外的导管长度并交班；及时更换敷料固定牢固；治疗和护理过程中，动作轻柔。

（6）出血：①脐带结扎过松导致脐导管使用过程中出血；②拔除导管时，止血措施不当导致出血；③导管通路发生断裂，可以发生出血；④除了提高置管及拔管技术预防出血外，护士需加强巡视，及时发现出血情况。

3．脐血管导管的拔除：

（1）常规留置7日，最好不要超过14日，以免增加感染的发生率。

（2）拔管步骤：①洗手，戴好帽子、口罩及无菌手套。②消毒脐部。③在插入点握住导管，轻轻地、连续地往外牵拉。如遇阻力时不可强行扯出，防止导管断裂，可使用生理盐水湿敷脐部1分钟后，再重新尝试拔出导管。④导管拔出后，需检查导管长度，确认导管完全撤出。⑤无菌纱布覆盖脐部，按压至不出血后方可离开。

〔谢小华　谭　薇　熊小云　马家惠〕

§6.8　新生儿有创血压监测

▶▶ 概述 ◀◀

血压是反映机体循环系统变化的指标之一。无创血压监测有简便、无痛苦、安全等优点，但易受多种因素干扰，影响其测量准确性。当收缩压 $100\sim160$ mm Hg（1 mm Hg = 0.133 kPa），其监测值较准确；但休克、急性心脏压塞、低心排血量综合征时，由于外周血管极度收缩，尤其当每搏输出量明显下降且有血管收缩时，无创血压监测所测定血压值误差明显增大。有创血压（IBP）监测是利用液体的压力传递作用，将血管内压力通过在动脉内置管连接并传递到外部的压力传感器，再通过换能器测量血管内整个心动周期的压力变化，连续监测收缩压、舒张压和平均动脉压，在心电监护仪上显示动态的波形及血压数据。有创血压监测具有不受人工加压、减压、袖带宽度及松紧等外界因素影响的特点，可准确、直观、及时记录瞬间动脉血压变化。

新生儿休克是多种原因引起的危重临床综合征，当循环功能失代偿时可导致血压下降，其下降幅度是判断休克程度常用客观指标。在保证血压的同时还应考虑心脏负担，收缩压过高使心肌氧耗量增加，而舒张压增加将导致心脏后负荷增加。新生儿由于其年龄小、循环血量少，围术期失血、丢失液体、创伤、感染等均易引起其血流动力学发生较大变化，严重时可导致休克或死亡。监测血压、纠正休克是重症新生儿手术成功的关键。

NICU新生儿重症患者病情重、病变快、需频繁监测血气分析及血生化变化，且新生儿血管细小、穿刺难度大、对疼痛刺激应激能力差。尤其上呼吸机患儿，及时建立有创血压的监测至关重要，其能动态观察血气分析、血生化等变化，以及时调整呼吸机参数、纠正酸碱平衡失调、指导用药、调整治疗方案。同时，有创血压监测操作简单、易于掌握，可避免反复动脉穿刺对血管壁的损伤，极大地减轻了患儿频繁采血的痛苦及护士的工作量，为患者的救治赢得了时机。因此，在重症患儿中建立有创血压监测是必要的，其也将成为NICU常用的监测手段。

应用无创血压监测准确性低，有时甚至不能测及血压，因此，不能充分、及时、持续观察患儿血压变化，致使术中病情难以判断病情变化，直接影响手术过程及抢救治疗。而有创血压监测通过其数值及波形在监护仪的实时显示，直观连续观察患儿收缩压、舒张压及平均动脉压，通过观察血压的动态变化，能及时发现病情变化，为临床治疗提供保证。

1. 定义：有创动脉监测是将穿刺管直接插入动脉内，通过测压管连接传感器直接测压的监测方法，能连续、准确地提供动脉收缩压、舒张压和平均动脉压的数据，同时能绘制动脉压力曲线，可随时发现动脉压力变化，还可取动脉血做动脉血气分析。不受人工加压减压、袖带宽度及松紧度的影响，是危重患者监测的首选方法。

2. 原理：首先将导管通过穿刺，置于被测部位的血管内，导管的外端直接与压力传感器相连接，由于流体具有压力传递作用，血管内的压力将通过导管内的液体传递到外部的压力传感器上，从而可获得血管内实时压力变化的动态波形，通过特定的计算方法，可获得被测部位血管的收缩压、舒张压和平均动脉压。

3．目的：①直接持续监测动脉压力的动态变化过程，不受人工加压、袖带宽度及松紧度影响；②患者在应用血管活性药物时，可及早发现动脉压的变化；③避免反复采集动脉血气标本，以减少患儿痛苦。

4．适应证：①各类危重患者和复杂大手术及有大出血的手术；②体外循环直视手术；③低温治疗或需控制性降压的手术；④严重低血压、休克需反复测量血压的患者；⑤需反复采取动脉血标本作血气分析的患者；⑥需要应用血管活性药物的患者；⑦心肺复苏术后的患者。

5．禁忌证：①穿刺部位或其附近存在感染。②凝血功能障碍。对已使用抗凝血药患者，最好选用浅表且处于机体远端血管。③患有血管疾病的患者，如脉管炎等。④手术操作涉及同一部位。⑤ ALLEN 试验阳性者禁忌行桡动脉穿刺测压。

6．优点：①直接动脉压力监测为持续的动态变化过程，不受人工加压、袖带宽度及松紧度影响，准确可靠，随时取值；②可根据动脉波形变化来判断分析心肌的收缩能力；③患者在应用血管活性药物时可及早发现动脉压的突然变化；④反复采集动脉血气标本减少患者痛苦。

7．新生儿的血压值：正常足月新生儿的血压为 70，（50～90）/45 mmHg；早产儿的平均压约等于出生胎龄。新生儿血压与体重关系表如表 6-4 所示。

表 6-4 新生儿血压与体重关系表

体重（g）	平均压（mmHg）	收缩压（mmHg）	舒张压（mmHg）
500～1000	35.5～49	48～62	23～36
1000～1500	34.5～48	46～61	23～35
1500～2000	34.5～48	46～61	23～35

8．动脉置管的部位：前提是其血液供应远端不会出现缺血性损害（表 6-5）。

Allen 试验：

（1）术者用双手同时按压桡动脉和尺动脉。

（2）嘱患者反复用力握拳和张开手指 5～7 次至手掌变白。

（3）松开对尺动脉的压迫，继续保持压迫桡动脉，观察手掌颜色变化。若手掌颜色 10 秒之内迅速变红或恢复正常，即 Allen 试验阴性，表明尺动脉和桡动脉间存在良好的侧支循环；相反，若 10 秒手掌颜色仍为苍白，Allen 试验阳性，这表明手掌侧支循环不良。

表 6-5　新生儿动脉置管位置选择表

桡动脉	首选，便于操作，易于观察，侧支丰富（Allen 试验）
肱动脉	数值可靠，但缺血风险高、出血机会大
股动脉	波动清晰、易于穿刺，潜在感染，保留时间短
颞浅动脉	血管弯曲，送管困难（易造成顶叶缺血，故不使用）
腋动脉	并发症少，易定位，可长期使用
足背动脉	极少栓塞

▶▶ 技术流程图 ◀◀

新生儿有创血压监测技术流程图如图 6-17 所示。

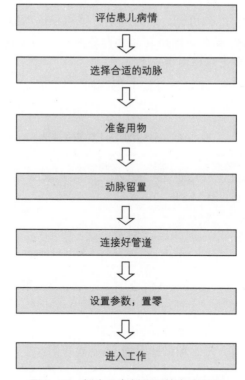

图 6-17　新生儿有创监测技术流程图

➤➤ 注意事项 ◀◀

1. 护理要点：

（1）保持动脉测压管通畅：①整个测压管道连接要紧密，无漏液、漏气，妥善固定套管针、压力传感器及套管，防止穿刺针、测压管脱落，对于躁动患儿，应约束其双侧肢体，严防被其自行拔出。②用肝素稀释液维持，肝素稀释液用盐水稀释，超低出生体重儿、超未成熟儿、电解质紊乱的患儿选用灭菌用水稀释肝素。根据患儿胎龄、体重、神志反应等不同情况选择合适的输入速度，NICU 患儿通常速度为 0.1～0.5 ml/h、24 小时持续泵入，哭闹烦躁者速度宜稍快，防止血液凝固。每 24 小时更换肝素液，每次抽血后用 2～3 ml 肝素盐水冲管，保证管道、三通内无回血，防止血液凝固。③若冲管时阻力大或回抽无回血，不可强行冲管，必须把动脉管道拔除；若出现冲管通畅，回抽无回血，可能在测压管与三通管连接处有凝块，引起活瓣样作用，需在无菌操作下脱开三通清除血块或拔除动脉留置。

（2）密切观察监护仪血压波形变化：动脉内测压可在监护仪上描记出动脉压力波形及压力上升速率，可反映心肌收缩力、血管阻力、血管内容量、心脏每搏输出量等，正常血压波形呈正弦波，波形平滑、匀称，压力波形降支上有不明显切迹，在监测有创血压时同时与无创血压进行对照，若发现波形异常时应考虑是否堵塞或折叠、是否使用了升压药或每搏输出量减少等，及时解决。

（3）保持动脉测压准确、灵敏：始终保持压力传感器与右心房同水平。归零是指校对或者将整个系统调至一个统一的标准，避免因环境温度，元件新旧、电压改变或大气压力造成的数据不准确。每次监测之前或变换体位、更换管道都要常规进行系统校零。如发现测量结果与测量值相差较大，也要先校零再查找其他原因。如有创血压波形异常，考虑是否有下列因素：①管道是否折叠，管道内有无气泡、血凝块堵塞；②穿刺针位置是否恰当；③是否应用升压药、增强心肌收缩药；④是否存在心律失常。处理方法：①冲洗或更换管道；②重新调零；③调整穿刺针位置；④在观察过程中要准确把握患儿的生命体征状况，使其处于稳定状态。

2. 并发症的预防及处理：

（1）感染：在操作过程中，严格按照无菌标准来执行，穿刺部位保持清洁，肝素维持液、延长管及三通、肝素帽每日更换，压力套件每周更换，当发生渗液或污染时，及时更换贴膜；置管时间 ≤ 7 日，但如果发生感染迹象，则马上将导管拔除。

（2）预防血栓形成：在置管前，护理人员需检查被穿刺动脉侧支循环状况，确定其良好时才可以置管；在置管过程中，护理人员严密观察穿刺肢体远端指、掌部情况，看是否有无颜色、温度变化。如果颜色苍白、手指温度降低，则提示肢体远端缺血，此时需做好保暖措施，严重者需马上拔除导管；当管道内发生血凝块堵塞，需马上抽出；经动脉导管采血时，做好相应预防措施，避免气体进入血管内形成空气栓塞。

（3）预防脱管：护理人员妥善固定好套管，针对烦躁患儿，可遵医嘱予以镇静，必要时还能给予约束带约束。

（4）预防出血：防止管道漏液，如测压管道的各个接头应连接紧密，各个三通应保持良好性能等。护理人员严密观察患儿穿刺部位情况，看其有无渗血、肿胀、青紫等情况，掌握好肝素稀释液的浓度，避免浓度过大造成出血；在拔管操作中用纱布按压5～10分钟。

3．动脉留置抽血的注意事项：

（1）抽血及封管的速度不宜太快，以心里默数"1001、1002、1003…"的速度抽取。

（2）评估采血量：采集的标本量多时，应同时推回等量的生理盐水，避免失血而导致贫血。

（3）防止感染：采集完标本后，要将之前取出的血液重新注入血管内，整个过程必须严格执行无菌操作和避免空气进入造成空气栓塞。

（4）操作完成后重新归"0"，将三通开关处于正确位置，直至监护仪上显示出客观的血压值和压力波形。

4．动脉栓塞的处理：

（1）舒适体位，将患儿头肩部抬高15～20 cm，使患肢低于心脏平面，促进血液流入肢体，防止血栓脱落发生逆流。

（2）热敷：38℃～40℃的温水袋热敷，将患肢置于温水袋上，不要压在患肢上；定时更换温水袋，保证热敷效果。热水袋热敷30分钟后效果未见明显改善可改为酚妥拉明湿热敷，用生理盐水9 ml＋酚妥拉明10 mg稀释持续湿热敷。

（3）保持患儿安静，防止哭闹；密切观察患肢的皮肤温度、肤色及周径。有血栓禁止按摩患肢，以免栓子脱落导致肺栓塞。

▶▶ 小结 ◀◀

有创血压监测能连续、准确地提供动脉收缩压、舒张压和平均动脉压的数据，还可取动脉血做动脉血气分析。有创血压管道的科学管理，是保证数值准确性、减少并发症发生的基础。

〔谢小华　谭　薇　熊小云　马家惠〕

§6.9　新生儿换血疗法

▶▶ 概述 ◀◀

新生儿高胆红素血症是新生儿期最常见的疾病之一，是由于胆红素的产生和消除出现不平衡从而导致血浆胆红素升高，而由于红细胞破坏过多使肝脏清除胆红素的能力下降，大部分患儿不需要临床治疗与干预就可以有很好的预后。当新生儿血中胆红素超过 $85.5 \sim 119.7\,\mu mol/L$ 时，即可出现肉眼可见的黄疸。胆红素为难溶于水的脂溶性物质，有毒性，可与血浆清蛋白结合，形成胆红素–清蛋白复合体。新生儿因胆红素生成较多、肝功能不成熟、肝肠循环增加引起的生理性黄疸多在出生后 $2 \sim 3$ 日出现，$10 \sim 14$ 日消退。但产生的胆红素若不能得到及时清除，就可能使胆红素沉积在中枢神经系统，并胆红素脑病，导致听力、视觉异常以及智力发育落后等神经功能障碍，严重者更可能导致死亡。换血疗法始于19世纪40年代后期，最初是通过开放中央脐静脉导管进行，但由于不良反应较多，目前改为更为有效的换血方式，即外周动、静脉连续交换输血治疗新生儿高胆红素血症。

1. 定义：换血疗法是控制重度高胆红素血症最重要的手段，能迅速换出血中游离未结合胆红素、抗体和致敏红细胞，减轻继续溶血，防止核黄疸的发生，同时可纠正贫血，提供清蛋白，防止心力衰竭，亦可换出致病菌及毒素，故可用于重症母婴血型不合溶血病、败血症。

2. 目的：①用于重症母婴血型不合的溶血病患儿，及时换出抗体和致敏红细胞，减轻溶血；②降低严重高胆红素血症的血清胆红素浓度，防止核黄疸；③纠正贫血，防止缺氧及心力衰竭。

3. 适应证：①母婴有 ABO 血型不合或 Rh 血型不合，产前确诊为溶血病。②出生时有胎儿水肿，明显贫血（脐带血 $Hb < 120\,g/L$）；血清胆红素在足月儿 $> 342\,\mu mol/L$（$20\,mg/dl$），早产儿体重 $1500\,g$ 者 $>256\,nmol/L$（$15\,mg/dl$），

体重 1200 g 者＞205μmol / L（2 mg / dl）凡是有核黄疸早期症状者。③严重感染如败血症。

4．血源的选择：① Rh 血型不合应采用 Rh 血型与母亲相同，ABO 血型与患儿相同的血液；ABO 血型不合者可用 O 型的红细胞加 AB 型血浆或用抗 A、抗 B 效价不高的 O 型血。②换血量 150～180 ml/kg 体重（约为患儿全血量的 2 倍），应尽量选用新鲜血，库血不应超过 3 日。

5．换血的方式：

（1）手动换血法：需要 2 名操作者熟练掌握换血流程及手法，在反复抽、注的过程中需要保证换血速度均匀，避免血压波动过大。双人核对、准确记录出入液量，保证出入液平衡。

（2）自动换血法：为了避免手动换血法出现差错，黄辉文等提出使用输液泵控制全自动换血法，使用输液泵输入血液，输液泵反泵排血。该法能控制换血速度，维持出入量的平衡，形成封闭的换血通道而减少感染。

（3）血液分离系统法：血液分离系统是一种连续性流动式血液成分分离器，可选择性交换血浆，保留血小板及白细胞。

6．换血量：

（1）双倍循环血量换血：新生儿循环血量约为 100 ml/kg，即采用 200 ml/kg 血量进行置换，大约能置换出 86％的血液和 60％的胆红素。

（2）单倍循环血量换血：采用 100 ml/kg 血量进行置换，大约能置换出 63％的血液和 58％的胆红素。

▶▶ **技术流程图** ◀◀

新生儿换血疗法技术流程图如图 6-18 所示。

1．评估：① 了解病史，诊断、出生日龄、体重、黄染、生命体征及一般状况；② 动静脉通路建立的情况。

2．准备：

（1）患儿准备：在治疗前，向患儿家属讲明换血治疗的重要性和必要性，征得家属签字同意。输血前给予镇静，禁食 3～4 小时，或抽空胃内容物防止呕吐。选择合适的外周血管，建立 2 个静脉通道（常规补液、输血）和 2 个动脉通道（出血、有创血压监测）；遵医嘱给患儿查血常规、肝肾功能、血糖、血气分析，行输血前检查和交叉配血等。给予多功能心电监测，适当约束患儿四肢。

（2）环境准备：应在手术室或经消毒处理的环境中进行，室温保持在

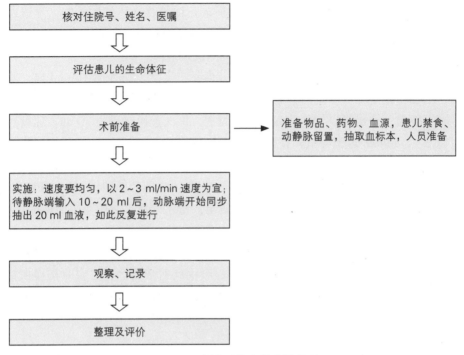

图 6-18　新生儿换血技术流程图

26℃～28℃。

（3）药物：10％葡萄糖注射液 500 ml 1瓶、生理盐水2瓶、50％葡萄糖注射液1支，10％葡萄糖酸钙、利多卡因、肝素、20％鱼精蛋白1、10％苯巴比妥、地西泮各1支，并按需准备急救药物。

（4）用品：留置针、肝素帽各3个，输血器、延长管、三通2个，不同型号的注射器若干，手套3～4副，心电监护仪、远红外线辐射抢救台、微量输液、输注泵各1台，干燥试管数支，绷带，夹板，尿袋，皮肤消毒用物，换血记录单等，备好吸氧管道、吸引设备和复苏抢救设备。

（5）医护人员准备：成立换血小组，医护配合，分别担任操作者、助手、监护记录者和联络者等。正确估计和处理换血过程中常见的护理问题，操作前戴口罩，严格无菌操作，减少人员流动。

3. 实施：

（1）核对：确认患者已签换血同意书，查血的有效期、血的质量和输血装置是否完好，核对姓名、床号、住院号、血袋、血型、交叉配血实验结果、血液种类和剂量。

（2）根据患儿的生命体征及换血耐受情况，换血速度从少量开始，采取先慢后快的原则，整个换血过程大概 2～2.5 小时。

（3）肝素稀释液准备：一般用 10 U/ml 肝素生理盐水。

（4）采标本：换血前、中、后各取患儿血标本 1 次，每换出 100 ml 血，监测血糖，根据血糖情况及时调整补液速度。

（5）换血：换血量以 150～180 ml/kg 为宜，每次置换血量为 20 ml；速度要均匀，以 2～3 ml/min 速度为宜；待静脉端输入 10～20 ml 后，动脉端开始同步抽出 20 ml 血液，如此反复进行。

（6）输钙溶液：每次换 100 ml 血需静脉注射 10% 葡萄糖酸钙 1～2 ml/kg。

（7）做好记录：包括每次出入量，累积出入量及尿量，血压等生命体征。

（8）整理及评价：整理患者、床单位，清理用物，脱手套。

4．换血后：①术后每 4 小时测胆红素 1 次；密切观察患儿的黄疸程度，有无核黄疸的早期表现，如嗜睡、肌张力低下、吸吮反射减弱等，必要时按换血指征再次换血。②换血后继续光疗，密切观察患儿的黄疸程度及有无拒食、烦躁、抽搐等变化。③观察 3～4 小时，情况良好，可正常喂养。

▶▶ **注意事项** ◀◀

1．换血中的注意事项：

（1）输出量与输入量的设定：

$$排血泵的速度 = 输血泵的速度 + 肝素生理盐水注射泵的速度$$

（2）抽血、注血不顺利时，切忌用力推注，宜先检查置管的位置或是否堵塞，否则会导致血栓或损伤血管。

（3）必须用稀释的低浓度肝素钠溶液时，用量要严格控制，防止患儿发生出血等并发症。

（4）换血过程中注意保暖，密切观察全身情况及反应，每 5 分钟测量体温、脉搏、呼吸、血压，并在记录单上记录。观察置管肢体远端皮肤颜色，换血中出现肢体皮肤苍白或轻微发绀，肤温稍凉，热敷后好转，考虑为输入血液温度过低致血管痉挛。

2．换血的并发症：感染、血管并发症、凝血功能紊乱、电解质紊乱、低血糖、代谢性酸中毒、代谢性碱中毒、坏死性小肠结肠炎。

3．护理措施：

（1）严格无菌操作：换血前做好准备工作，减少术中走动；换血时各管道连接严密，避免反复打开管道接头。

（2）保持患儿安静：将患儿置于抢救台上，换血过程中，动静脉穿刺部位应充分暴露，并将患儿妥善固定。患儿体位若只能为仰卧位时，应将蝴蝶枕或小布卷放于其膝下，使其获得安全与舒适。换血前应为患儿更换尿裤，保持其皮肤清洁，并控制环境温度，防止患儿受惊感到不安。必要时静脉注射苯巴比妥镇静。

（3）严密观察病情变化：换血过程中注意监测患儿心率、血压、动脉血氧饱和度、体温并准确做好记录。密切观察患儿全身反应和皮肤颜色，如果有多种操作同时进行时，应避免其受凉。输入血液提前预热至 36℃～37℃，避免血液输入后出现体温快速下降的情况。换血过程中应保持进与出的血量相对平衡，并减少血流紊乱与血压波动的发生，避免和减少心力衰竭与血栓等并发症的形成。若换血过程患儿出现面色改变、呼吸困难、血压下降或心率增加等心力衰竭症状时，应该及时暂停换血。进行镇静、强心、利尿等操作，直至心力衰竭现象纠正后方可继续换血。

▶▶ 小结 ◀◀

换血成功与术前准备、术中配合有密切的关系，因此，护士应具有高度的责任感和全面系统的专业知识，才能对患儿进行系统的观察和重点监护，减少术后并发症。

〔谢小华　熊小云　谭　薇　马家惠〕

---

§6.10　新生儿亚低温治疗护理

▶▶ 概述 ◀◀

新生儿缺氧缺血性脑病（hypoxic ischemice ncephalopathy，HIE）是由围生期缺氧所致的脑损伤，是新生儿死亡和儿童期伤残的主要原因，我国每年活产婴儿1800 万～2000 万，新生儿 HIE 的发生率为活产儿的 3‰～6‰，其中 15%～20% 在新生儿期死亡，存活者中 25%～30% 可能留有不同类型和程度的远期后遗症，成为危害我国儿童生存质量的重要疾病之一。

亚低温疗法是指用物理方法将患者体温下降 2℃～5℃，从而达到治疗目的。

低温治疗由来已久，1938年美国神经外科医生Fay等率先将低温疗法应用于临床，20世纪50～60年代Miller等和Westin等发现低温能有效降低新生儿病死率和减少神经系统后遗症，但1958年Silverman等关于低温可增加新生儿死亡率的报道使得该治疗方法被放弃。随着亚低温对新生动物缺氧缺血性脑损伤（HIBD）的脑保护作用被证实，以及在成人脑外伤方面的研究进展，使得亚低温疗法再次被关注。1998年Gunn等首先报道了选择性头部亚低温对围生期窒息患儿是安全有效的，至此应用亚低温治疗新生儿HIE的研究得以迅速发展。

1．定义：国际医学界将机体低温分为轻度低温（33℃～35℃）、中度低温（28℃～32℃）、深度低温（17℃～27℃）和超深度低温（16℃以下）。1993年江基尧等首先将轻、中度低温（28℃～35℃）称为亚低温，随后这一概念被国内广泛引用。

新生儿亚低温疗法包括使用"冰帽"的选择性头部低温和使用低温毯、冰袋或冷水手套等方法的全身性低温两种。

2．亚低温的保护作用：亚低温保护作用不仅限于降低机体代谢，还通过多种机制减轻缺血－再灌注或创伤后的继发性损伤，如氧供需失衡、氧化反应、细胞凋亡、兴奋性氨基酸释放、脑水肿、血－脑脊液屏障受损、白三烯生成、颅内压增高、炎性因子释放以及中性粒细胞聚集等。亚低温对HIBD的神经保护机制尚不明确，现有的大量动物实验和临床研究表明，亚低温的脑保护作用机制可能如下：

（1）降低脑组织代谢：通过降低脑细胞代谢、脑细胞耗能和无氧酵解，减少脑细胞ATP的下降和乳酸堆积，阻断或延迟继发性能量衰竭的发生，从而进一步降低细胞毒素，如兴奋性神经递质、钙离子、自由基、NO、炎性介质等大量聚集，减轻细胞凋亡的发生，起到保护神经的作用。

（2）抑制神经元凋亡：缺氧时细胞色素C从线粒体释放到胞质，激活了线粒体介导的凋亡通路，低温时caspase3活性降低，细胞色素C从线粒体向细胞质的移位减少，从而导致神经元的凋亡减少。近几年越来越多的证据表明，亚低温通过调控p53、Bcl2、Bax以及天冬氨酸蛋白酶等凋亡相关基因的表达，抑制细胞凋亡而达到脑保护作用。

亚低温的神经保护机制尚未完全明了，甚至存在争议，仍需更多科研工作证实，目前研究发现，亚低温对HIE后生化级联反应中的多个环节均有抑制作用，不同于某些药物仅仅是靶向脑损伤过程中某一个环节的作用机制。此外亚低温减轻并延缓了HIBD的病理过程，可为其他治疗赢得时机，为亚低温联合治疗提供了基础。

3．临床应用：

（1）心脏停搏、溺水、脑卒中、肝性脑病、细菌性脑膜炎、高热惊厥或重型颅脑损伤急性期癫痫持续状态、急性肺损伤等。

（2）新生儿科领域：新生儿窒息、新生儿缺氧缺血性脑病（HIE）、坏死性小肠结肠炎、心肺复苏后颅脑创伤等。其中，在 HIE 的治疗中有显著的临床价值。

4．亚低温治疗新生儿 HIE 的入选标准：新生儿胎龄＞35 周符合以下标准者。

（1）以下任意 2 项：① 10 分钟时 Apgar 评分＜5 分；②脐带血气或生后 1 小时血气 pH ≤ 7.00；③脐带血气或生后 1 小时内动脉血气碱缺失（base deficit）＞16 mEq/L；④需正压通气（PPV）超过 10 分钟。

（2）中重度 HIE 表现：定义为临床惊厥或有下面 6 类中 3 项及以上表现者（表 6-6）。

表 6-6　中、重度 HIE 临床表现

临床表现	中度 HIE	严重 HIE
1．意识水平	嗜睡	浅 / 深昏迷
2．自主活动	活动减少	活动消失
3．姿势	远端屈曲，躯干伸展	去大脑（上臂伸展、内旋，下肢伸展并足跖屈）
4．肌张力	降低（局部或全身性）	松软无力
5．原始反射		
吸吮	弱	消失
拥抱	不完全	消失
6．自主神经系统		
瞳孔	缩小	偏斜视，散大 / 无对光反应
心率	心动过缓	心率多变
呼吸	周期性呼吸	呼吸暂停
凝视		

5．排除标准：①遗传性染色体异常；②严重先天畸形；③严重胎儿生长受限（体重＜2 kg）；④病情危重如顽固性低血压、顽固性酸中毒、深昏迷伴脑干反射消失等，由主治医生与家长谈话后签字确认不再采取进一步治疗；⑤先天性肛门－直肠畸形；⑥有头部产伤和严重颅内出血表现。

6. 时间要求：亚低温治疗是有"时间窗"的紧急治疗，动物研究显示出生后6小时内开始最有效。本院出生者则尽量在3小时内开始亚低温治疗。治疗的持续时间至少48~72小时，6个临床实验治疗持续时间为72小时。

7. 目标：国际上一般将低温分为轻度低温（33℃~35℃）、中度低温（28℃~32℃）、深度低温（17℃~27℃）和超深低温（2℃~16℃），前两者合称为亚低温。动物研究发现体温32℃~34℃对神经元有显著的保护作用，且32℃优于34℃。但如果在低温对脑的保护作用和对全身的不利影响之间权衡利弊，目前仍以34℃作为低温疗法的目标温度。胎龄＞35周怀疑新生儿缺氧缺血性脑病且符合低温疗法纳入标准者，在出生后6小时内开始全身亚低温治疗，使直肠温度降到33℃~34℃。

▶ 技术流程图 ◀◀

本文主要介绍亚低温治疗仪的操作流程，如图6-19所示。

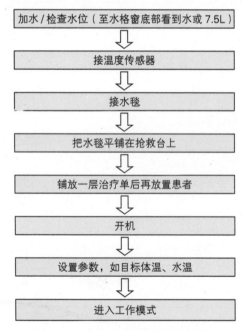

加水/检查水位（至水格窗底部看到水或7.5L）

⬇

接温度传感器

⬇

接水毯

⬇

把水毯平铺在抢救台上

⬇

铺放一层治疗单后再放置患者

⬇

开机

⬇

设置参数，如目标体温、水温

⬇

进入工作模式

图6-19 亚低温治疗仪的操作流程图

▶ 新生儿亚低温治疗的护理 ◀◀

1. 全身性亚低温开始前的准备：

（1）整个治疗期间（出生后前4日）患儿放到开放式辐射保暖台上；没有辐射台的情况下可用暖箱。

（2）最好置入动脉导管（外周动脉或脐动脉）以监测血压及采血实验室检查；低温治疗开始前即应确认患儿是否需要动、静脉置管，因为低温开始后末梢循环减少增加了动、静脉置管的难度。（图6-20）

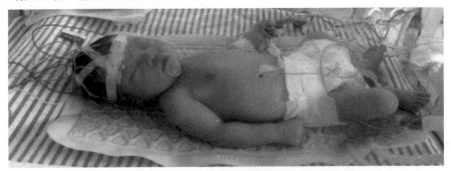

图6-20 新生儿亚低温治疗示意图

（3）开始治疗前申请一次心电图（12导联）检查，必要时复查。

（4）开始治疗前采血查血常规（CBC）、血气、电解质（钾、钠、氯、钙）、乳酸、凝血酶原时间（PT）、PTT、血糖、谷草转氨酶（AST）、谷丙转氨酶（ALT）、肌酐。

（5）关闭辐射保暖台电源。

（6）将特制直肠婴儿伺服控制温度探头经肛门插入10 cm，标记后固定在患儿大腿内侧。①直肠温度探头上用永久记号笔标记插入长度，确定在直肠内位置并要求护理人员每小时确认一次标记和探头位置；②探头插入至少10 cm非常重要，这样才能准确测量患儿核心温度（探头为亚低温治疗特制，不会损伤黏膜）；③亚低温治疗期间直肠温度探头均放置在直肠内（通常生后头4日）；④不需要也不必要取出探头作清洁。（图6-21）

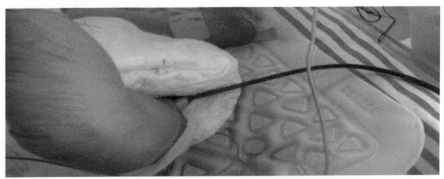

图6-21 新生儿亚低温治疗控温探头放置位置示意图

（7）将直肠温度探头用导线连接监护仪模块；直肠温度可在监护仪上实时显示。

（8）患儿腹部放置皮肤温度探头监测皮温。

（9）护理记录单上记录直肠温度变化，标记字母 R 以区别直肠（Rectal）温度和腋（Axilla）温；根据直肠温度设置皮肤温度调节。

（10）去除患儿身下所有保暖垫 / 毯；保持患儿裸体状态。必要时可去除尿布。

2. 实现亚低温：

（1）目标：开始亚低温治疗 1 小时内达到目标直肠温度 33℃~34℃；多数情况下关闭辐射台后患儿直肠温度就开始下降，甚至不需其他干预即可达到目标温度。

（2）使用时将冷水手套置于患儿腹部外侧帮助降温；开始用 4 只手套；为避免降温过度，34.5℃时手套减为 2 只；直肠温度 <34℃时，停止主动降温。

（3）皮肤温度 <35℃时，皮温探头无法准确监测患儿温度，可予去除。

（4）当患儿温度 <33.5℃时，密切监测直肠温度。如直肠温度继续降低 <33℃可打开辐射台加温并设置皮温 33.5℃。

3. 全身性亚低温患儿的管理：

（1）密切观察患儿的生命体征：①体温。特护人员前 4 小时内每 15 分钟记录 1 次直肠温度，然后每小时记录 1 次。如病情不稳定可更短时间监测体温。②心率。心率可下降至 90 次 /min 以下；可将心率报警下限设在 75 次 /min，如低于此水平或有节律异常应报告医生；如存在持续低氧血症（连续 >2 小时，SaO_2 <80%）或持续低血压（积极血管活性药物治疗仍平均动脉压 <30 mmHg，>4 小时），应报告值班主治医生决定是否终止亚低温治疗；治疗期间患儿肤色可能发暗或呈灰色；若血氧饱和度正常即表明患儿无低氧血症，不需要特殊处理。

（2）遵医嘱予以静脉补液。

（3）治疗期间有条件者应连接脑功能监测仪（CFM）。

（4）除非另有医嘱，继续执行所有 NICU 医疗护理常规。包括每 6 小时记录 1 次神经系统重要体征（如意识水平、反应、肌张力、自主活动、有无惊厥、抖动等）、惊厥的发生及频率、是否抗惊厥治疗、相关检查以及对家长在此困难时刻的情感支持。

（5）如有不适或疼痛表现，可使用必要的镇痛策略；使用镇痛药的适应证包括兴奋躁动、疼痛或寒战反应。寒战可导致外周肌肉氧耗增加，理论上可减弱低温治疗对 HIE 的脑保护作用；新生儿过度的寒战反应时亦应考虑给予镇静药如咪达唑仑或吗啡，有时也可使用肌肉松弛药；镇静药的选择取决于患儿有无气管内插管机械通气。HIE 患儿吗啡清除率降低使得吗啡血药浓度升高，此外，中度以上 HIE 当吗啡静滴＞10μg/（kg·h）时可能达到吗啡潜在毒性血药浓度。

（6）如有机械通气，湿化器温度按常规设置。

（7）防止压伤皮肤：每 3 小时检查新生儿皮肤，变动 1 次体位。

4．72 小时后的复温：

（1）亚低温治疗 72 小时后，开始逐渐复温。

（2）打开辐射保暖台，设置目标肤温高于直肠温度 0.5℃；目标是使患儿体温以不超过 1℃/h 的速度上升。

（3）持续进行直至腋温达到约 36.8℃和直肠温度约 37℃。

（4）整个复温过程约需 6 小时。

（5）6 小时复温结束后，可撤除直肠温度探头。

（6）继续每 30 分钟监测 1 次患儿体温，共 2 小时；然后每小时 1 次，共 4 小时；最后恢复 NICU 常规监测患儿体温。

（7）重设心率、体温等指标的正常报警限（图 6-22）。

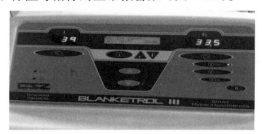

图 6-22　新生儿亚低温治疗仪

5．实验室检查：

（1）开始亚低温治疗前完成以下检查（出生时做过的检查则不必重复）并在出生后 24、48、72 小时复查 CBC、PT、PTT、AST、ALT、肌酐、血糖、电解质（钾钠氯钙）；动脉血气、乳酸；后两者必要时 q6h 复查。

（2）申请 12 导联心电图，并在必要时复查。

（3）有条件者治疗期间连接脑功能监护仪（CFM）即振幅脑电图。

（4）血药浓度监测：对一些经肝脏代谢的药物如阿片类和抗惊厥药，低温治疗可显著改变其药动学，监测其血药浓度显得更为重要。

（5）有临床指征时可申请进行头部 CT 扫描；但 CT 检查须暂时中止亚低温治疗。

（6）目前推荐磁共振成像（MRI）结合弥散加权成像检查，有助于判断窒息后 48～120 小时脑损伤程度。MRI 检查可在亚低温治疗和复温结束后进行。

（7）患儿生命体征稳定后查视觉诱发电位（VEP）和躯体感觉电位（SSEP）。

▶▶ 相关链接 ◀◀

亚低温联合其他方法治疗 HIE：

1. 促红细胞生成素（EPO）：相关研究表明 EPO 剂量为 1000 U/kg 联合亚低温治疗对治疗 HIE 具有最佳的神经保护作用。

2. 惰性气体氙：氙联合亚低温治疗具有组织保护作用，能显著改善远期预后，能减少颅脑磁共振波谱的异常，减少大脑某些区域的细胞凋亡。

▶▶ 小结 ◀◀

HIE 是新生儿期的常见病，在发展中国家更为常见，其发病机制复杂，常引起新生儿死亡，存活者常伴有不同程度的脑损害。发达国家已将亚低温作为治疗新生儿 HIE 的常规治疗方法。亚低温治疗的设备较为昂贵，在发展中国家可采用一些低成本的简易降温方法包括专业的亚低温治疗仪和简易降温方法如风扇、冰袋、冰帽、降温垫和自然降温等。亚低温治疗能够挽救或减轻相当一部分的中重度脑损伤，希望随着我国新生儿复苏和危重症新生儿抢救能力的提高，更多中心通过正确使用亚低温疗法，从而降低严重窒息引起的死亡率和致残率。

〔谢小华　熊小云　谭　薇　马家惠〕

§6.11　新生儿胸膜腔闭式引流术

▶▶ 概述 ◀◀

气胸是指非创伤或医源性损伤导致的气体进入胸膜腔的一种病理状态，新生儿气胸是新生儿最严重、最危急的疾病之一，其发病急，进展快，稍处理不及时便可危及生命，病死率高。新生儿气胸多因肺泡过度充气，使得肺泡收到的压力增大而致，足月新生儿发病率为 1%～2%，早产儿超过 6%。严重气胸常发生在其他基本疾病中，主要是肺部疾病。透明膜疾病的发病率为 27%，吸入胎粪的发病率为 41%，窒息的发病率为 25%，湿肺的发病率为 10%。一般分为医源性气胸、病理性气胸和自发性气胸。自发性气胸多因先天肺发育不良造成肺胸膜缺陷，肺顺应性下降，肺泡通气不均，部分过度扩张而破裂，常见于早产儿和超低体重儿。病理性气胸患儿有明显的肺部疾病，如肺炎、窒息、胎粪吸入综合征、肺透明膜病、湿肺等原发病，气胸是由于炎性渗出物、胎粪颗粒、气管黏液等堵塞呼吸道，使气管各段顺应性不同，产生压力差造成肺大泡破裂所致。近年来由于机械通气运用增多，正压通气、球囊加压给氧、插管吸痰位置过深、压力过大，造成医源性气胸渐增多，应引起临床医生的高度重视。从临床表现来看，自发性气胸一般气胸面积小、临床症状轻，大部分保守治疗可自行吸收，而医源性气胸多为张力性气胸，一旦发生大多病情凶险，肺受压面积大，常引起纵隔移位，心脏受压，病死率高。

新生儿表现为烦躁、呼吸急促、动脉血氧分压下降等情况，使得病证加重，严重时危及患儿生命。新生儿气胸治疗时主要是促进其气体的排出和吸收，防止气胸复发。气胸发生后呼吸困难者可紧急行胸腔穿刺以减轻肺压迫、缓解呼吸困难。胸膜腔闭式引流术时尽量给高频通气，可避免肺泡压力过高，维持稳定的气道压力，防止肺过度膨胀，也有利于气胸的愈合。在治疗的时候，以保守治疗、胸腔穿刺抽气治疗以及胸膜腔闭式引流术治疗等方法为主。胸膜腔闭式引流术是一种有效的新生儿气胸治疗方法，在实际的治疗过程中具有较好的应用效果。

1. 定义：胸膜腔闭式引流术是把引流管的一端插入胸腔，另一端连接引流瓶，以便引流胸腔内的气体或者液体，以达到使肺部膨胀，进而恢复肺部的功能的一种治疗措施，是治疗气胸、脓性以及胸部手术后的有效手段。

2. 适应证：①排除气胸，如张力性气胸、通气/灌注失调的肺萎陷、支气管－胸膜腔造口；②排除大量胸腔积液，如术后血胸、肺气肿、乳糜胸；③食管外科修补术后胸膜外引流。

3. 禁忌证：①小量气体或积液，没有明显的症状；②没有肺部疾病的自发性气胸，有可能自行消退，而无须干预。

4. 引流管的安置部位：胸膜腔闭式引流管的插入位置一般需要根据患者的胸部 X 线片检查结果以及症状体征而定，通常情况下胸腔内积气，插入部位选择在患侧锁骨中线第 2 肋间，以便于气体的排出；积血或积脓时候，引流管的插入位置一般选择在腋中线或腋后线第 6～第 8 肋，以达到引流的目的。

▶▶ 技术流程图 ◀◀

新生儿胸膜腔闭式引流术流程图如图 6-23 所示。

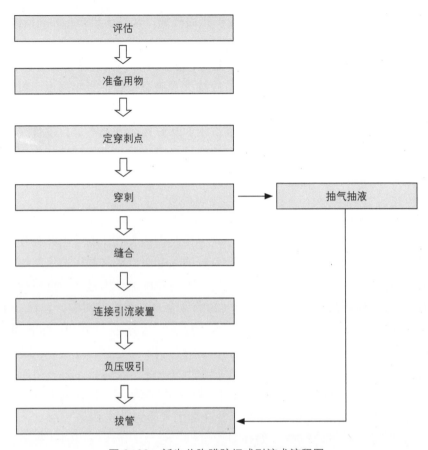

图 6-23　新生儿胸膜腔闭式引流术流程图

1．准备物品：胸腔穿刺用弹簧套针导管（如无，可用连有透明塑料管的 8 号或 9 号针头代替），蚊式钳，三通开关，20 ml 注射器。需持续引流时，需备切开缝合包，带有针芯的透明导管或 8F、10F 导管（顶端侧面加开几个小孔），气胸引流装置，吸引器。常规消毒用品，无菌巾，纱布块，胶布条。

2．实施：

（1）患儿仰卧。

（2）选取腋前线第 4、第 3 或第 2 肋间隙为穿刺点，常规消毒局部，周围铺以无菌巾。

（3）术者戴消毒口罩、手套，将盛有部分生理盐水的注射器、三通开关与针头连接后，在穿刺点沿肋骨上缘向内侧与平面呈 45°刺入，进针时以蚊式钳夹于距针尖 1～1.5 cm 处，以防刺入过深伤及肺组织，进入胸膜腔时有落空感，抽吸时可见盛有生理盐水的注射器内不断有气泡或积液抽出。

（4）用注射器通过三通开关分次抽出气体或积液。拔针后局部重新消毒，覆以纱布块，贴上胶布条。

（5）气漏需持续引流者，则需在局部麻醉后在穿刺点的肋骨上缘做一小切口，切开皮肤和皮下组织，钝性分离肌肉，再以蚊式钳持夹带针芯的透明导管（或8F、10F导管）距顶端1.5~2 cm处，按前述进针方向推进，一旦进入胸膜腔，拔出针芯（拔出一半时夹紧导管，再全部拔出，以防气体进入）。然后将导管紧贴胸前壁向胸骨方向或向气胸所在部位推进2~3 cm。

（6）切口处用3号丝线做荷包缝合，将丝线交叉缠绕于导管壁固定，局部涂以抗生素软膏，敷以纱布块，贴以胶布。导管位置，以后可通过X线胸片核查。

（7）将导管与引流装置联接，再与吸引器联接，吸引负压一般调到-20 ~ -10 cmH$_2$O（-0.196~-0.098 kPa）。

（8）严重张力性气胸，尤其在应用持续气道正压通气（CPAP）或人工呼吸机的情况下，有时需在多个穿刺点插入导管引流，此时吸引负压可调到 -25 cmH$_2$O（-0.294 kPa）。

（9）待患儿呼吸窘迫消失，胸腔导管无气体吸出，X线胸片示气胸消失24~48小时，可以停止负压吸引并夹住导管，如6~12小时后仍无气漏征象，可以拔管。

（10）拔管后收紧荷包缝合，局部重新消毒，用纱布块覆盖，贴上胶布条。

▶▶ 注意事项 ◀◀

1. 保持管道封闭：经常检查引流管道以及引流瓶是否密闭，如果发现松动及时拧紧固定，保持水封瓶长玻璃管没入无菌生理盐水中3~4 cm并直立。用油纱包扎胸部引流口的周围，以防止漏气。搬动患者的时候细致小心，注意保持引流瓶的位置，防止引流管脱落；引流瓶打破或接头滑脱时，要立即夹闭或反折近胸端引流管。引流管自胸壁伤口脱出，立即用手顺皮肤纹理方向捏紧引流口周围皮肤（注意不要直接接触伤口），并立即通知医生处理。

2. 预防感染：在进行各项操作时要严格按照无菌操作规程进行，包括更换切开敷料以及更换引流瓶的时候，保持敷料的清洁干燥，敷料一旦渗湿要及时消毒更换。保持引流瓶要低于胸腔出口平面60~100 cm，防止引流瓶内的液体逆流进入胸腔，保持引流装置无菌是预防感染的关键。

3. 保持管道通畅：定期挤压引流管道，引流液有血块，需要正确挤压，捏紧引流管的远端向胸腔的方向挤压，再缓慢松开捏紧的引流管防止引流瓶中液体倒吸。

4. 密切观察和详细记录：新生儿胸廓小、胸壁薄、胸间隙狭窄，在胸腔穿刺时应用传统穿刺针，针管较粗，针尖锐利，易造成出血，甚至肺损伤，危险性高。评估患者生命体征及病情变化，观察引流液的颜色性质；在短时间内引流出鲜血＞5 ml，如发现患儿气急、心动过速、面色灰暗、末梢花纹发绀等情况提示有活动性出血的可能，及时通知医生。密切观察引流瓶内水柱的波动情况，观察有无波动以及波动程度和范围，通常情况水柱的波动范围应该在4～6 cm。如果没有波动，可能已经引流彻底肺部膨胀充分，或者可能引流管道堵塞，导致引流不畅；如果同时合并患者胸闷憋气，以及气管向一侧偏移等情况，说明引流不畅，应该及时查明引流不畅的部位，迅速恰当处理，并且通知值班医生。

5. 拔管：拔管指征为夹闭引流管24小时后患儿呼吸平稳、双侧呼吸音对称、皮肤无青紫、吃奶好、无呕吐，胸片示无异常。拔管后密切观察患儿呼吸、有无憋气、皮下气肿、伤口渗出及出血等症状，有异常及时通知医生处理。定期检查引流管通畅情况，水封瓶内水柱有无波动，为防止引流管堵塞，应每4～6小时挤压引流管1次。听诊患儿呼吸音好转，进行胸部X线检查，如果其肺组织复张，则进行夹管操作，夹闭引流管24小时，再次松开后如果没有气泡溢出，则拔出引流管，然后进行穿刺伤口的护理。患儿无呼吸困难，结合临床症状与胸部X线片结果、SpO_2维持在90%上，提倡尽早拔管。复查胸部X线片显示肺组织完全复张，气胸完全吸收，夹管4～6小时后呼吸平稳即可拔管。

〔谢小华　熊小云　谭　薇　马家惠〕

§6.12　新生儿连续性肾脏替代治疗

▶▶ 概述 ◀◀

新生儿急性肾损伤（acute kidney injury，AKI）是指多种原因导致的新生儿肾功能的快速下降，AKI是新生儿科临床常见的危重症之一，新生儿AKI在新生儿重症监护病房（NICU）中发生率为8%～23%，病死率为25%～50%。新生儿AKI的主要病因有新生儿血容量低下、围生期窒息、脓毒症、休克、溶血、低体温及药物毒性等，临床表现为少尿或无尿、电解质紊乱、酸碱平衡失调及血浆中肾排出的代谢产物（尿素、肌酐等）水平增高。虽然 AKI 的长期预后目前尚无定论，但其短期内增加资源使用、住院时间和死亡风险，在需要肾脏替代治疗（renal replacement therapy，RRT）的儿童患者中尤为明显。腹膜透析是新生儿 AKI 患者首选的 RRT 疗法，但在某些情况下却是不可行或无效的。目前，常在标签外用于治疗体重< 15 kg 婴幼儿患者的连续性 RRT 机器，并非为婴幼儿特别设计。多脏器功能衰竭尤其是肝、肾衰竭是导致 NICU 中新生儿尤其是早产儿病情恶化乃至死亡的重要原因，常规保守治疗多难以奏效。连续性肾脏替代治疗（continuous renal replacement therapy，CRRT）是一种连续、缓慢清除水分和溶质的治疗方法。CRRT 是一种血液净化方法，由单纯超滤演变为连续动－静脉血液滤过、连续静－静脉血液滤过，连续动－静脉、静－静脉血液透析，连续动－静脉、静－静脉血液透析滤过，动－静脉、静－静脉缓慢连续超滤，高容量血液滤过和血液灌流等。最大限度地模拟肾脏对水及溶质的清除模式，可保持血流动力学的稳定，尤其适用于自身血流动力学极不稳定的危重新生儿及血容量较少的早产儿。1997 年首次报道在成年 AKI 患者中成功应用连续动静脉滤过方法进行血液净化，之后开启应用 CRRT 技术对危重症患者 AKI 治疗的新篇章。经过若干年探索，1986 年首次报道应用连续静脉血液滤过成功治疗新生儿 AKI。1995 年，美国圣地亚哥召开的首届国际性 CRRT 学术会议上，CRRT 被正式定义为所有能连续性清除溶质，并对脏器功能起支持作用的血液净化技术。近 10 年来国外 CRRT 越来越广泛应用于重症 NICU 患儿，国内少数单位儿科亦逐步开展，这些都为降低新生儿尤其是早产儿病死率开辟了新的前景。

1. 定义：CRRT 又称连续性血液净化，是所有连续、缓慢经体外循环和滤器清除水分和溶质的治疗方式的总称。CRRT 可通过滤过、透析和吸附等清除血液中炎症介质、降低组织炎症介质水平、改善重要脏器功能。

2. 原理：CRRT 具有肾小球滤过和肾小管重吸收的作用，既可将血液中毒物、代谢产物等小分子溶质和水分以对流形式排出，又可将置换液中的机体所需的营养物质、电解质等某些成分泵回体内。由于新生儿 CRRT 时液体滤出较多，毛细血管内静水压力降低，肢体渗透压相对增加，有益于水肿或低蛋白血症的恢复，是液体负荷过高新生儿理想的治疗方法。

3. 适应证：肾衰竭、脓毒症、药物中毒、多器官功能障碍综合征、急性呼吸窘迫综合征、溶血性尿毒症综合征、严重的电解质紊乱及难治性酸碱失调、体外循环心脏手术等。

4. 血液净化方法分类：

（1）间断性血液净化：通过弥散原理快速清除溶质和水分。局限性：需良好血管通路，血流动力学不稳定的患儿不适合，可能引起失衡综合征、低血压等。

（2）腹膜透析：利用腹膜的半透膜特性，将代谢产物及多余水分清除，适于血容量不稳定和低血压的患儿。局限性：管道植入——有创，儿童腹壁较薄——易致透析液外漏、细菌感染。慎用：新生儿坏死性小肠结肠炎、怀疑肠穿孔、肺功能下降。

（3）连续性血液净化（CRRT）：所有连续、缓慢清除水分和溶质的治疗方式总称。模拟肾小球滤过，将能透过半透膜的溶质及水分以对流形式排出，也可结合透析作用或液体置换进行清除。模拟肾小管重吸收，将置换液补充回体内经过数小时或 24 小时连续地清除机体多余的水分和毒素，调节酸碱和电解质的平衡，维持内环境稳定。

5. 血液净化技术及原理：CRRT 主要原理是弥散、对流、附着及吸附。弥散主要能清除小分子如水、电解质、BUN、Cr 等，对流可清除中分子如细胞因子、炎性介质等。1985 年，Ronco 等首次应用连续动静脉血液滤过（CAVH）成功治疗新生儿急性肾衰竭（ARF），其原理主要利用人体动脉 – 静脉的压力差作为体外循环的驱动力，使 CAVH 具有自限性超滤的特点，有效降低超滤过多过快所致低血压的风险，从此开启 CRRT 治疗新生儿 ARF 的新起点。

（1）血液透析：通过弥散原理清除溶质和水分。弥散原理：半透膜两侧的溶质浓度梯度，溶质从浓度高的一侧向浓度低的一侧移动，当浓度差消失时溶质的移动停止。

（2）血液滤过：通过对流原理清除溶质。对流原理：半透膜两侧存在压力差，溶质随溶剂从压力高的一侧向压力低的一侧移动。

（3）血浆置换：通过血浆分离装置，将血浆分离并滤出，弃去患者的异常血浆后将血液的有形成分以及补充的置换液回输体内，从而清除体内病理性物质（如自身抗体、免疫复合物、高精度物质和与蛋白结合的毒物等）达到治疗疾病的目的。

（4）血液灌流、免疫吸附：通过吸附原理去除脂溶性的大分子物质或免疫吸附柱特异地结合病原体，多用于中毒及自身免疫性疾病。

6. 新生儿 CRRT 时机：①急性肾功能损害；②出生后 48 小时无排尿或出生后少尿或无尿；③ Scr ≥ 88～142 μmol/L，BUN ≥ 7.5～11 mmol/L；④每日增加 Scr ≥ 44 μmol/L，BUN ≥ 3.75 mmol/L；⑤常伴酸中毒、水和电解质紊乱；

⑥当容量、电解质及酸碱平衡出现威胁生命的改变时，应紧急开始 CRRT；⑦当考虑是否需要开始 CRRT 时，应更全面考虑患者的临床治疗背景（如是否存在可通过 RRT 纠正的疾病状态以及实验室检查指标的变化趋势），而不仅仅根据尿素氮、血肌酐水平来作出决定。

7. 抗凝方法：

（1）肝素抗凝：予肝素抗凝（首剂 25 U/kg，维持 25 U/（kg·h）。置换液配方：生理盐水 3000 ml，5% 葡萄糖液 250 ml，5% 碳酸氢钠 250 ml，注射用水 750 ml，25% 硫酸镁 3 ml，10% 氯化钾 0～12 ml，另泵 10% 葡萄糖酸钙液 1.3～1.8 ml/h。治疗期间每 2 小时监测血气分析、血常规、肝肾功能、电解质组合及凝血功能。治疗结束后予适量鱼精蛋白中和（1 mg 中和 100 U 肝素，中和停机前 4 小时进入体内的肝素量）。

（2）枸橼酸钠抗凝：在引血端接 4% 枸橼酸钠，为血泵速度的 1.2～1.3 倍，在静脉壶回血端接钙泵（NS+10% 葡萄糖酸钙注射液等倍稀释），速度为血泵速度的 0.24～0.45 倍。（血泵：4% 枸橼酸：5% 氯化钙：置换液（后）≈ 1 ml/min：1.2～1.3 ml/h：0.08 ml/h：12 ml/h，5% 氯化钙 ≈ 1.5×10% 葡萄糖酸钙 ≈ 3×5% 葡萄糖酸钙）。

（3）置换液配方：生理盐水 3000 ml，5% 葡萄糖液 200 ml，5% 碳酸氢钠 60～80 ml，注射用水 1000 ml，25% 硫酸镁 3.2 ml，10% 氯化钾 0～12 ml。治疗 30 分钟后查体内及滤器后血气，根据血气中 iCa 水平调整枸橼酸或钙泵速度使体内 iCa 维持 1.0～1.2 mmol/l，滤器后 iCa 维持 0.25～0.40 mmol/l，调整方法如图 6-24 所示。治疗期间每 2 小时监测血气分析（体内及滤器后）、血常规，每 4 小时监测血气分析（体内及滤器后）、血常规、肝肾功能、电解质组合。治疗结束后复查血气分析、血常规、肝肾功能、电解质组合及凝血功能。

▶▶ 技术流程图 ◀◀

新生儿 CRRT 技术流程图如图 6-24、图 6-25 所示。

▶▶ 注意事项 ◀◀

1. 血管通路：①根据患儿大小、插管部位选择导管；② CAVH（利用人体动静脉压力差，已少用）多采用单腔股动脉和股静脉插管；③ CVVH 多采用双腔管经股静脉或颈内静脉或锁骨下静脉插管；④ 5 日以内的新生儿可用脐动静脉插管；⑤若体外循环的总容量超过患儿血容量的 10% 时必须进行血液预充；⑥建立和维

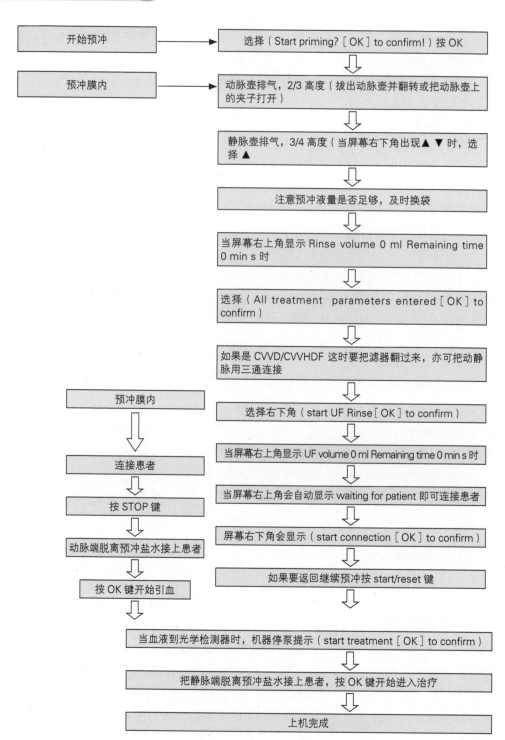

图 6-24　新生儿 CRRT 技术流程图

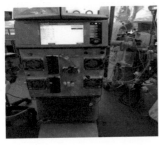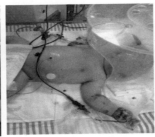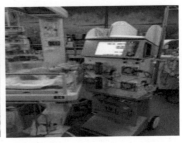

图 6-25　新生儿 CRRT 示意图

持一个良好的血管通路是保证 CRRT 治疗顺利进行的基本调价。

2．CRRT 的流程：

（1）完善上机前检查。

（2）血液预充：全血或红细胞混悬液：血浆（2∶1，75 ml）盐水预冲后接血液冲满管路。

（3）开始 CRRT 治疗，血泵 3 ml/（kg·min），置换泵 35 ml/（kg·h），血泵 10～25 ml/min，置换液 1～2 ml/（kg·h），透析液 15～25 ml/（min·m²），超滤液 5 ml/（min·m²）。

（4）注意管道保温、报警处理股静脉出血，颈静脉回血。

（5）抗凝：无肝素。

▶▶ CRRT 的护理 ◀◀

1．严密观察病情变化：生命体征额检测及常见并发症的观察。

2．采用 24 小时心电监测血压，脉搏呼吸，心率，血氧饱和度等，每小时记录 1 次。密切观察患者的神志，意识，体温的变化。

3．每 2～4 小时抽血监测。

4．当显示参数发生变化时，应立即对患者的病情进行重新评估，并及时通知医生治疗方案进行调整。

5．CRRT 时监测：每 8 小时测血滤器动静脉侧血尿素氮、肌酐、电解质、总蛋白、尿酸水平；动态进行血气分析和凝血功能，及时调整置换液配方和抗凝的用量；动态观察心电、血压、呼吸脉搏和血氧饱和度变化，及时调整流量、超滤率和滤过总量，防止各种并发症的发生。

6．液体的管理：

（1）目标：补偿液体，增加有效循环血量，但不影响肾小球滤过率；清除液体，但不影响心排血量。

（2）内容：超滤量，置换液和透析液，患者的出入液量。详细记录出入液量，保持出入液量平衡在 CRRT 的治疗中至关重要。

▶▶ 常见并发症的观察 ◀◀

1. 出血：主要原因是体外循环中抗凝血药的使用。加强各种引流液，大便颜色，伤口神学等情况的观察。及早发现出血并发症，通知一声及时调整抗凝血药的用量或改用其他抗凝方法。

2. 凝血：保持合适的静脉壶平面对预防体外循环凝血有一定的作用，建议静脉壶平面保持 2/3 水平。及时更换置换液，透析液等，在用等渗盐水冲洗管路时，应尽量避免和减少人为的空气进入而增加滤器凝血的机会。如发现动静脉压高，跨膜压高，滤器颜色变深或变黑时，提示凝血的可能，可追加抗凝血药，定时用生理盐水冲洗透析器或泵前滴注小剂量肝素。保持血流量的稳定，低血流量也易凝血。

3. 预防感染：①严格执行无菌操作，危重患者免疫力功能低下，易发生感染，留置导管护理和 CRRT 过程中的无菌技术是预防感染的重要环节；②加强留置导管的护理，CRRT 暂时中断时注意封管，减少导管口的暴露；③监测体温的变化。

▶▶ 仪器报警处理 ◀◀

1. 机器运行状态的显示：如表 6-7 所示。

表 6-7　机器运行状态显示关系表

绿灯亮	机器处于正常运行状态
黄灯亮	液体泵的停止而血泵继续运转
红灯亮	另一种会引起血泵及液体泵的停止体外循环的中断

这时需要及时处理，否则会加重体外循环的凝血。

2. CRRT 治疗中常见报警及其原因：接触报警的 3 个原则如下。①阅读屏幕上的提示；②遵循提示；③按照操作手册，规范接触报警。（表 6-8）

表 6-8　CRRT 治疗中常见报警及原因

空气报警	
管路安装不妥，各连接处不紧密	检查管路安装及各连接
静脉壶液面过低，滤网漂浮	调整液面或更换管路
静脉壶内有气泡	用注射器抽出气泡
静脉壶表面额有气泡	用乙醇擦拭静脉壶表面
血流量不足	检查血管通路，检测血压
动脉压报警	
血流量不足	检查血管通路
动脉受压或扭曲	接触管路受压及扭曲状态
患者低血容量状态	检测患者血压
滤器前压力报警	
提示滤器阻力增大，滤器凝血	更换滤器
静脉压力低报警	
管路断开或有裂缝	更换管路
滤器与静脉压检测点之间管道受压或扭曲	接触管路受压或扭曲状态
血泵速度太慢或压力报警限太高	改变泵速，调整压力报警限度
压力传感器漏气，连接压力传感器的保护罩堵塞	更换压力传感器
跨膜压报警	
滤器凝血	更换滤器
设置的超滤量过大	设置合适的超滤量
血流量过低	提高血流量
漏血报警	
滤器破膜	更换滤器
废液壶光洁度不够，探测器污染，壶内废液未装满或超滤液浑浊	用乙醇擦拭壶表面及探测器，见废液壶内液体装满或更换管路
平衡报警	
置换液 / 废液袋未正确悬挂，摇摆不定或破损引起漏液	正确悬挂置换液 / 废液袋，检查是否漏液
置换液 / 废液袋体积过大触及机器周围部位	检查是否触及机器周围
插入滤液袋的枕头根部打折或扭曲	接触连接滤液袋的管路打折或扭曲状态

〔谢小华　熊小云　谭　薇　马家惠〕

§6.13 小儿、新生儿气道异物清除术

▶▶ 概述 ◀◀

由于小儿生理特点，咀嚼吞咽功能欠协调，喉的保护性反射功能不健全，咳嗽反射差，且婴幼儿牙齿尚未发育或发育不全，易发生呼吸道异物。小儿气管、支气管异物为耳鼻咽喉科常见危重急症之一，是低龄儿童意外伤亡的主要原因之一，直接威胁患儿生命，在儿童意外伤害中所占比例达 14.7%～50.0%。多发于 3 岁以下的儿童，5 岁以上的婴幼儿所占 90% 以上，主要原因是磨牙尚未萌出，咀嚼功能不完善和喉的保护作用不健全，其次是小儿进食或口内含有小物品，常因哭闹大闹或跌倒，易将口内含物误吸入气管支气管内。异物一旦堵塞呼吸道，患者多有不同程度的阵发性咳嗽、憋气、喘息、喉喘鸣、面色发绀、呼吸困难，严重性取决于异物的性质和造成呼吸道阻塞的程度，轻者可致肺部损害，重者可窒息死亡，如果不能够得到及时有效的诊治，可出现重症肺炎、肺不张、肺气肿、窒息等并发症，甚至危及生命。

1. 定义：小儿、新生儿气道异物清除术是一项急救技术。小儿、新生儿由于神经系统发育不完善，易造成会厌失灵，而呛奶就是其主要表现。吐奶时，由于会厌活塞盖运动失灵，没有把气管口盖严，奶汁误入了气管，称为"呛奶"，婴幼儿不能把呛入呼吸道的奶咯出，这便导致气道机械性阻塞而发生严重呼吸困难缺氧，即称为"呛奶窒息"。

2. 分类：

（1）根据异物的分类：分内源性异物和外源性异物。内源性异物因呼吸道炎症发生的假膜、干痂、血块、脓液、呕吐物等。外源性异物系经口吸入的各种物体，如瓜子、花生仁、黄豆、栗子、橘核、玉米粒、骨片、图钉、大头针、发卡、小球、塑料笔帽、哨等。一般指的气管、支气管异物是指外源性异物。婴幼儿容易出现吸吮或口含异物的习惯，由于婴幼儿咽喉肌发育慢，缺乏协调能力，反射功能差等特点。

（2）根据阻塞情况的分类：分为气道异物不完全性阻塞和气道异物完全性阻塞。①气道异物不完全性阻塞：有强烈的刺激性咳嗽，神志可保持清醒。咳嗽的间歇出现喘息。②气道异物完全性阻塞：不能说话、呼吸、咳嗽，并用拇指和示指抓压颈部。很快面色、口唇青紫，意识丧失。小儿不能哭出声。

▶▶ 技术流程图 ◀◀

新生儿气道异物急救流程图如图 6-26 所示。

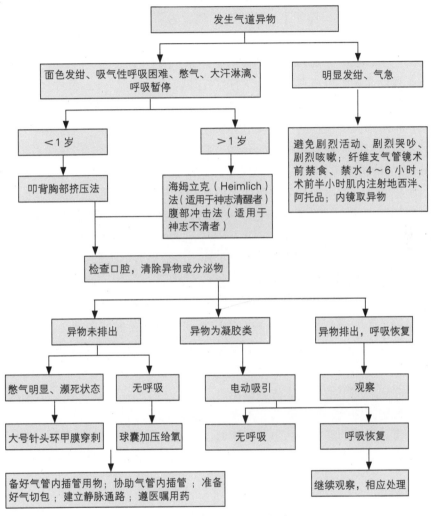

图 6-26　新生儿气道异物急救流程图

1. 现场急救的原则：由于气道异物梗阻的患儿，具有突发性、紧急性、严重性等特点，现场的急救措施要采用就地取材、简单易行、实用性强的操作方法。密切观察病情，及时解除呼吸道梗阻，是挽救患儿生命的重要保证。婴幼儿容易出现吸吮或口含异物的习惯，由于婴幼儿咽喉肌发育慢，缺乏协调能力，反射功能差等特点。本文主要介绍应用叩背胸部挤压法和海姆立克（Heimlich）法。

2. 叩背胸部挤压法的步骤（1岁以下）：

（1）打开气道，掏取异物，取出可见的异物。如无效，进行下一步。

（2）婴儿俯卧位，面朝下，骑跨在抢救者的前臂上，支持住头颈部，使之低于躯干，抢救者前臂支在大腿上，以支持婴儿。

（3）用手掌根部在婴儿双肩之间拍击背部5次。

（4）婴幼儿仰卧位或在拍背后，仔细托住婴幼儿。

（5）儿头颈部，旋转成仰卧位，放在抢救者大腿上，头部低于身体。

（6）用示指及中指在胸骨下段进行快速胸部推击5次。

（7）打开口腔，检查被排出的异物，并用手指掏取出来。

3. 腹部冲击法（1岁以上，适用于神志清醒者）：

（1）抢救者站在患者身后，用两手臂环绕患者的腰部。

（2）一手握拳，将拳头的拇指一侧对着患者的上腹部，即剑突与脐之中点的位置。

（3）用另一只手抓住拳头，快速向上冲击压迫患者的腹部。

（4）重复以上手法直到异物排出。

4. 海姆立克（Heimlich）法（1岁以上，适用于神志不清者）：Heimlich急救法方便易行，不需要以医学专业知识为依托，因此，要做好向社会公众普及这项救护技术，以使更多的患者得到及时的救护。但对于异物梗阻引起呼吸、心搏骤停的患者，要立刻进行现场CPR，并呼叫当地紧急医疗救援系统（120）。应该指出的是，此法亦适用于溺水患者的救治。

（1）使患者仰卧，抢救者面对患者，骑跨在患者的髋部。

（2）将一只手的掌根放在患者的腹部，将另一只手的掌根置于第一只手上。

（3）用身体的力量，快速冲击压迫患者的腹部，重复之直至异物排出。

▶▶ 注意事项 ◀◀

1. 用海姆立克法、叩背胸部挤压法等清除气道异物时，应密切观察患者的意识、面色、瞳孔等变化，如有好转，可继续做几次；如患者的意识清楚转为昏迷或发绀及呼吸、心搏骤停，应停止清除异物，而迅速做心肺复苏术。采用叩背胸部挤压法以上所有动作都必须在患儿的头低于胸部的情况下完成的。清理口腔异物必须评估情况，婴幼儿因其口腔较小，直接用手抠出会导致异物越抠越深，因此，不建议用手抠出口腔异物。

2. 海姆立克法虽然有一定的效果，但也可产生合并症，如肋骨骨折、腹部或胸腔内脏的破裂或撕裂，故除非必要时，一般不随便采用此法。如果患者呼吸道部分梗阻，气体交换良好，就应鼓励患者用力咳嗽，并自主呼吸；如患者呼吸微弱，咳嗽乏力或呼吸道完全梗阻，则立刻使用此手法。在使用本法成功抢救患者后应检查有无并发症的发生。

3. 因异物产生并发症期入院的患儿，伴有发热、咳嗽、心悸等心肺功能损害者，一时不能手术，应采取吸氧、吸痰，抗炎支持疗法等措施，待条件允许后再行呼吸道异物取出术，异物进入期入院的患儿，出现阵发性咳嗽、呛咳并闻及异物拍击音，表明异物在声门下及气管之间上下活动，是取出异物的最佳时机，应立即做好准备协助医生钳取异物。

4. 小儿气道有异物时，存在不同程度的缺氧，气道阻力增加，胸肺顺应性降低，在此基础上再加之气管镜检查及异物取出操作的刺激，患儿不可避免地病情加重，临床表现为发绀、脉缓，甚至反射性的呼吸、心搏骤停，所以呼吸管道尤其重要。

5. 护士应注意观察患儿面色及口唇颜色变化，如果突然出现面色发青，口周发绀，护士应立即通知医生并协助医生尽快取出异物。护理人员要有敏锐的观察能力，精湛的急救技术，为患儿的救治争取宝贵的时间。

▶▶ 评估结果（监测结果与临床意义）◀◀

患者面色无发绀，口腔异物清除，无呼吸困难、憋气、气急、大汗淋漓等，能够有进出气流的表现，有明显的胸廓起伏，呼吸恢复正常，若患者昏迷没有反应，立即进行心肺复苏。失去知觉的婴幼儿，抢救者应立即进行两次口对口或口对鼻人工呼吸，若胸廓上抬，说明呼吸道通畅，应进一步检查昏迷原因。若吹气时阻力很大胸廓不能上抬，说明有气道异物存在导致呼吸道梗阻。

▶▶ 小结 ◀◀

小儿气道异物是而耳鼻咽喉科相当危险的疾病，也是小儿致死的主要原因之一。据美国国家安全委员会 1980 报道每年大约有 500 名 5 岁以下小儿死于气道异物。在我国每年死于气道异物的可能还要多。对小儿推荐使用减小的腹部冲击法，对婴幼儿完全性气道异物阻塞推荐使用叩背胸部挤压法。

〔谢小华　熊小云　谭　薇　马家惠〕

§6.14 新生儿氧疗技术

▶▶ 概述 ◀◀

1. 定义：氧疗是通过吸入高于空中氧浓度的氧以提高动脉氧的水平，增加机体内氧的储备量。氧疗是临床常用的护理操作，氧疗简单易操作，但应用不当会导致很多不良后果，新生儿尤其超低出生体重儿，如氧疗不正确有导致晶体后视网膜病及慢性肺部疾病的可能。新生儿疾病的氧疗是新生儿抢救的重要治疗手段，是通过增加吸入氧浓度，改善肺泡内气体交换和氧运过程，提高氧分压，纠正缺氧，满足机体细胞组织对氧的需求，消除或减少缺氧对机体不利影响，防止缺氧对组织器官的损害。通常临床上出现气促、呼吸困难、三凹征、发绀等呼吸窘迫的表现；吸入空气时，动脉氧分压（PaO_2）<50 mmHg 或经皮氧饱和度（$TcSO_2$）<85％者需氧疗。氧疗的目标是维持 PaO_2 50～80 mmHg，或 $TcSO_2$ 89％～95％。

2. 目的：①纠正低氧血症，改善组织缺氧；②提高患者血氧含量及动脉血氧饱和度，纠正缺氧。

3. 用氧的几个重要概念：

（1）动脉血氧水平（动脉血氧分压 PaO_2 和经皮氧分压 $TcPO_2$）：PaO_2 是动脉血浆中物理溶解氧水平的指标，其测定一般系经动脉采血进行。PaO_2 只反映采血时的血氧水平，不能连续观察。所以在氧疗的过程中，如无动脉插管放置，则必须多次穿刺，使患者受到过多疼痛刺激；也可使失血过多。对于病情较重的新生儿至少每 4 小时 1 次，对极重的患儿测定时间视病情而定。对用辅助呼吸的新生儿，一般于调节呼吸机参数后每 15～20 分钟内测定 1 次，以判断调整是否适当。病情稳定者，可每 6 小时或更长些测定 1 次。虽然，动脉化毛细血管法血气分析方便于临床工作，便于临床工作，但其方法难以标准化，所测定的血氧值变异较大，故不能作为调整氧疗法的依据。所以，经皮氧分压测定（$TcPO_2$）是相对无创的血氧监测方法。能够解决上两种方法的缺点。正常情况下，皮肤代谢所需的氧由皮肤血流自动调节供应，皮肤表面的 PO_2 为零；$TcPO_2$ 的原理是放置于皮肤的电极将皮肤加温到 42℃～44℃，使其充血，局部灌流增加，使氧能扩散过皮肤。$TcPO_2$ 仪电极中含有与血液测氧相同的装置，在皮肤温度 42℃～44℃时，测定的 $TcPO_2$ 值近似于动脉血的 PaO_2。在 PaO_2 50～100 mmHg 时，$TcPO_2$ 与 PaO_2 相关性良好，故可用于临床动态观察。

（2）动脉血氧饱和度（SaO_2）：动脉血氧饱和度能反映血液的氧合状态及氧含量水平，可用经皮脉搏血氧饱和度仪进行测定。根据血红蛋白与氧合血红蛋白对光的吸收特性不同，用可以穿透血液的红光（660 nm）和红外光（940 nm）分别照射，并以光敏二极管对照射后的光信号（取只有搏动的毛细血管床信号）处理得出 SaO_2 的数值。将传感器置于肢体末端（指、趾）测定。当 SaO_2 在70%～100% 范围测定时，所测出每次脉搏的血氧饱和度（SaO_2）与血气分析仪测定出的 PaO_2 密切相关。但由于氧离曲线呈 S 形，在曲线平坦部，当 PaO_2 大幅度增加时 SaO_2 变化很小；脉搏血氧饱和度仪对高氧血症测定不敏感，当 SaO_2>95% 时，PaO_2 常较难预测，可以超过 100 mmHg。

（3）氧浓度（FiO_2）：氧浓度是氧气在空气和氧气总和中的比例，以 "%" 来表示。氧浓度以能保持患者的 PaO_2 在 50～80 mmHg（早产儿 50～70 mmHg）为度。要达到患儿的氧需要量而不产生诸如脑、眼、肺的有害后果，必须进行 FiO_2，及 PaO_2，或 SaO_2 的监测。如 PaO_2，高于 90～100 mmHg，则为血氧过高，对早产儿有导致新生儿视网膜病（ROP）的危险。重症 RDS 早期可能需 FiO_2 100% 才能维持 PaO_2 在 50 mmHg；而当其恢复时，如果 FiO_2 不进行调整，使其相应下降，则其产生的 PaO_2 可能 >200 mmHg 而引起氧中毒。所以根据测定的 PaO_2 随时调节 FiO_2 很重要。

4. 分类：新生儿给氧的方式有很多。通常轻度缺氧时给予鼻导管法、鼻旁管法、面罩给氧、头罩给氧、箱内吸氧；中度缺氧给予高流量鼻导管给氧、持续气道正压通气给氧；重度缺氧给予机械通气给氧、高压氧舱给氧、体外膜氧合器给氧。本节主要介绍轻度缺氧时的氧疗技术，这些都是护士可以根据情况独立操作的。高流量鼻导管给氧、持续气道正压通气给氧技术见本章第四节。

5. 轻度缺氧的给氧方法：

（1）鼻导管法：为最常见的低流量给氧法，有单鼻导管、双鼻导管、鼻前庭给氧法，有鼻塞给氧法及双鼻孔外置开孔式导管给氧法，一般氧流量为 0.3～0.6 L/min。至20 世纪 80 年代初我国大部分地区均采用橡胶管置于鼻腔或鼻前庭，后因一次性医疗用品的产生，橡胶管已完全被一次性硅胶管或硅塑管替代，传统的鼻管（单侧、不带鼻塞）氧浓度难以超过 30%，双鼻导管、双侧鼻塞给氧法（常用硅胶制成）氧浓度以明显升高。双侧鼻塞还可以连接持续气道正压（CPAP）通气装置，操作简单，其缺点为患儿张口、哭闹时，供氧量减少，流量过高可引起鼻咽部的刺激，使患儿不适。近几年来对恢复期婴儿采用鼻旁管法，此法于硅胶管旁开一长约 1 cm 的狭窄小孔，将其固定于鼻孔前，封闭一侧断端，别一侧接气源供氧，流量 0.5~1 L/min。鼻导管吸氧简单、方便、舒适，新生儿鼻导管给氧时由于潮气量小，又受呼吸变化影响，故无法正确评估吸入氧体积分数和难以充分温、湿化。

（2）鼻旁管吸氧法：新生儿取仰卧位或侧卧位，抬高床头 10 cm，氧气流经湿化瓶后，接氧导管（长约 1 m 的胶管）及鼻导管（20 cm 的硅胶管），鼻导管置入单侧鼻腔 1 cm，胶布固定，双侧鼻腔轮流置管，每 12 小时更换 1 次，氧流量 0.5~1.5 L/min，浓度 25%~40%。适用于轻度和中度缺氧的患儿。

（3）面罩给氧法：由塑料制成，大小应以能罩住口、鼻为宜，两边以带子固定于头部，可连接于湿化加温器，一般用氧流量为 1~1.5 L/min，当增大至 3~4 L/min时吸入氧体积分数（FiO_2）可达到 0.40 左右，适用于中度低氧血症者。此法无鼻导管给氧法的缺点，但要注意固定面罩，使对准患儿口鼻，以免影响效果。近 10 年来面罩的改进速度很快，从传统的简易面罩到带贮氧囊面罩至 Venturi 面罩，各有其优缺点，其中 Venturi 面罩用时调节不同的氧流量可达定量的吸入氧体积分数（FiO_2），且不易致 CO_2 滞留特点，建议使用 Venturi 面罩，但由于流量太大，冷空气不断吹入易致新生儿面部降温，故不适用于早产儿，因为高流量 FiO_2 不受患儿通气变化的影响。

（4）头罩给氧法：头罩内的温、湿度及 FiO_2 均可按要求调节，即按不同的氧气、空气比例调节所需的 FiO_2，加温湿化后使吸氧舒适，头部不需固定能自由转动，由于湿化好可稀释呼吸道分泌物以利排出，可用于各不同程度低氧血症的新生儿，但要求罩内空气、氧气混合气流量至少 6 L 以上，否则会使罩内 CO_2 重新吸入。同时必须在罩内近口、鼻处置 FiO_2 监测仪。流量 5~8 L/min，氧浓度可根据需要调节。

（5）箱内吸氧法：箱内吸氧法不需用鼻导管，将氧气管置入温箱内 10 cm，以 10 L/min 的氧流量充盈温箱 3~5 分钟，使温箱内的氧浓度迅速达到 40%，调节氧流量为 3~5 L/min，温箱内的温度根据患儿的需要保持于 30 ℃~36 ℃。吸氧时持续用脉搏氧饱和度监测仪监测，根据患儿的氧饱和度调节氧流量，使早产儿的氧饱和度维持于 85%~90%，足月患儿的氧饱和度维持于 85%~95%。

▶▶ **技术流程图** ◀◀

新生儿吸氧技术流程图如图 6-27 所示。

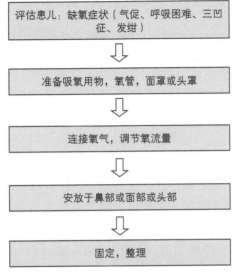

图 6-27 新生儿吸氧技术流程图

▶▶ **注意事项** ◀◀

1．保持呼吸道通畅：

（1）体位：颈肩部垫毛巾，保持头稍仰伸位。

（2）清除呼吸道分泌物：鼻腔、口咽部直至下呼吸道的分泌物均应该清除，以减少呼吸道阻塞所致的通气障碍。

（3）注意气体的湿化。

（4）对于需长期持续吸氧患儿，应保持管道通畅，必要时进行更换。

2．各氧疗技术的氧流量参考范围：如表 6-9 所示。

表 6-9　新生儿吸氧技术与氧气流量关系表

鼻导管法	鼻旁管法	面罩给氧	头罩给氧	箱内吸氧
0.3～0.6 L/min	0.5～1 L/min	1～2 L/min	5～8 L/min	5～10 L/min

3．鼻导管法、鼻旁管法具有简单、方便、价格低廉等优点。氧气吸入因患儿呼吸气流，位置的移动变异很大，不适于重症患儿。

4．箱式吸氧是新生儿特有的氧疗方式。利用新生儿暖箱相对密闭的空间，输入纯氧或空氧混合后的氧气。由于不需患儿另外连接导线和管道，此种方法方便易行。但需运用暖箱自带有的或外置的氧浓度监测仪来监测患儿吸入氧浓度。否则，不好监控患儿吸入氧浓度。由于氧流量加大可能对暖箱的温度、湿度控制造成影响，且增加箱内病原菌繁殖的可能性，世界卫生组织（WHO）不推荐将其作为常规新生儿用氧方式。

5. 严格掌握氧疗指征，对临床上无发绀、无呼吸窘迫综合征、PaO_2 或 $TcSO_2$ 正常者不必吸氧。对早产儿呼吸暂停主要针对病因治疗，必要时间断吸氧。用氧过程中应密切关注患儿的脉搏、血压、精神状态、皮肤颜色、温度与呼吸方式等有无改善来衡量氧疗效果，还可测定动脉血气分析判断氧疗效果，调节用氧浓度。

6. 吸氧过程中，若需调节氧流量，应先去下面罩，调节好流量后，再予患者连接，停氧时，同样先取下面罩，再关流量表。供氧时先调节流量，再给予患儿氧气；停氧时，应先取下面罩或鼻导管，再关流量表小开关，以免开关倒置，大量气体冲入呼吸道损伤肺组织。

7. 在氧疗过程中，应密切监测 FiO_2、PaO_2 或 $TcSO_2$。在不同的呼吸支持水平，都应以最低的氧浓度维持 PaO_2 50～80 mmHg，$TcSO_2$ 90%～95%。在机械通气时，当患儿病情好转、血气改善后，及时降低 FiO_2。调整氧浓度应逐步进行，以免波动过大。

8. 如患儿对氧浓度需求高，长时间吸氧仍无改善，应积极查找病因，重新调整治疗方案，给以相应治疗。

9. 对早产儿尤其是极低体重儿用氧时，一定要告知家长早产儿血管不成熟的特点、早产儿用氧的必要性和可能的危害性。

10. 凡是经过氧疗，符合眼科筛查标准的早产儿，应在出生后 4～6 周或矫正胎龄 32～34 周时进行眼科 ROP 筛查，早期发现、早期治疗。

11. 进行早产儿氧疗必须具备相应的监测条件，如氧浓度测定仪、血气分析仪或经皮氧饱和度测定仪等，如不具备氧疗监测条件，应转到具备条件的医院治疗。

12. 严格遵守操作规程，注意用氧安全，做好"四防"，即防火、防热、防震、防油。

▶▶ 相关链接 ◀◀

新生儿用氧安全是新生儿专科护理的重要内容之一。为防止高氧对视网膜和肺的损害，将新生儿 SaO_2 保持在 89%～95% 较为恰当；对于 <29 周的早产儿，可保持在 89%～92%。早产儿视网膜病（retinopathy of prematurity，ROP）是一种能引起新生儿视力损害的疾病，严重的情况下可能发生视网膜剥离，引起患儿终

生失明。近年来，随着早产儿抢救存活率的提高，该病的发病率也有所上升。因此，得到了学者广泛关注，目前认为，吸入高浓度的氧所致的氧化应激损害是引起 ROP 的主要原因。肺损伤包括急性肺损伤和慢性肺损伤。急性肺损伤是由于患儿短时间内吸入高体积分数的氧气，造成炎性细胞的浸润，表现出肺水肿、肺出血等。而继发于原有肺损伤的基础上，早产儿未成熟的肺，再经高浓度的氧或机械通气引起气压伤，容量伤，高氧损伤而发生慢性肺损伤（chronic lung disease，CLD）。CLD 最常见的形式是支气管肺发育不良（broncho-pulmonary dysplasia，BPD），BPD 患儿在住院期间逐渐出现对氧依赖，无法脱离呼吸机或氧气，也是新生儿科一个棘手的问题。

▶▶ **小结** ◀◀

新生儿氧疗技术因为操作简单，获得迅速，且无创有效，是新生儿科常用的抢救和治疗方式。护士可对患儿临床征象进行初步的判断，就可以给予氧疗技术。因为要顾及氧对新生儿特别是早产儿产生的损伤，故在给氧时，要兼顾维持血氧分压与减少氧浓度之间的平衡。首先，要注意吸入氧能否提升患儿的血氧分压，提供充足的机体代谢所需的氧，又要注意防止氧损伤。评估时，要重视血气分析，要重视氧气分析仪的使用。

〔谢小华　赵俊文　谭　薇　马家惠〕

§7

急危重症病情评估技术

§7.1　辛辛那提院前卒中评价技术

▶▶ 概述 ◀◀

1. 产生背景：卒中患者起病急，是一种以局灶性神经功能缺陷为主的急性脑血管疾病，有研究表明，由于该疾病发病率、致残率、死亡率以及复发率均极高，已逐渐成为近年来严重威胁人类生命安全的重大疾病之一。缺血性脑卒中是卒中最常见的类型，其治疗的时间窗非常短暂（3～6 小时），因此，卒中患者发病后能否及时送至医院进行救治，是能够达到最佳救治效果的关键。"时间救治大脑（time is brain）"的急诊脑卒中救治理念日益被强调，急救人员若能在院前和院内急救中及时识别脑卒中患者，可减少卒中救治的延误。同时需要公众与急救医疗服务系统的紧密配合与协作，对卒中进行快速正确的院前筛检，通过筛检将可疑卒中患者转运至最适合的医院，对于确保适合溶栓的患者获得治疗机会是至关重要的。

医务人员对脑血管疾病患者的院前快速准确筛查具有重要的临床意义，一方面可使卒中患者尽早接受脑保护治疗，避免不恰当处理，同时通知具有溶栓资格的医院做好接诊准备，启动快速转运程序，避免社区卫生服务机构与执业人员在急性期对患者的"过度医疗"。为减少院前延误、增加卒中患者接受溶栓、手术治疗的机会，需要公众和急救医疗服务系统的紧密配合。20 世纪 90 年代起，国外采用多种卒中院前早期识别量表用于院前早期诊断，其中以辛辛那提院前卒中量表（Cincinnati Prehospital Stroke Scale, CPSS）和洛杉矶院前卒中筛检表（Los Angeles Prehospital Stroke Screen, LAPSS）最常用，并被欧洲和美国卒中诊断治疗指南推荐为卒中院前筛查工具。

除此之外，来自纽约州立大学州南部医学中心的 Brandler 博士及其同事，系统性回顾与评估了不同院前卒中量表的准确性，除了上述两种院前卒中评估工具，还有墨尔本急救车卒中筛查量表（MASS）、医学院前卒中评估代码（Med PACS）、安大略省院前卒中筛查工具（OPSS）、急诊室卒中识别（ROSIER）、面 – 臂 – 语言测试（FAST）。

2. 临床常用院前卒中评估工具：

（1）辛辛那提院前卒中量表（CPSS）：

1）定义：是辛辛那提州立大学医学院于 1999 年在美国国立卫生研究院卒中量表（National Institutes of Health Stroke Scale，NIHSS）的基础上研制，专业急救人员根据 CPSS 仅需要 30～60 秒的时间就可以做出相关评估。通过观察患者 3 个体征：颜面是否麻木或无力（特别是单侧颜面）、手臂是否无力或麻木（特别是单侧肢体）、发音是否模糊或言语困难、难以理解，如果 3 个体征有一项突然发作，伴随视物缺失、共济失调、眩晕、不明原因剧烈头痛等症状，即考虑急性卒中可能。如果患者出现 CPSS 中的情况，则患者发生卒中的可能性高达 72%，但是 CPSS 对于一些疑似急性卒中如失语、严重醉酒、中毒等无法进行配合及其他非急性卒中原因的识别性不足，急救人员可根据 CPSS 的结果进一步进行救治或转院，以缩短就诊时间（表 7-1、图 7-1）。

表 7-1　辛辛那提院前卒中量表（CPSS）

1. 面部运动（如让患者露齿或微笑） 　正常：颜面双侧运动对称 　异常：一侧的颜面运动不如对侧，口角㖞斜
2. 上肢活动 　正常：上肢轻瘫试验阴性 　异常：上肢轻瘫试验阳性
3. 言语异常（让患者复述一句话） 　正常：能如平时一样正确表述，没有迟钝 　异常：言语模糊，迟钝或表述不正确，或者不能语

2）临床应用价值：据 Kothari 等研究表明，院前急救人员评定的各项评分和总评分具有很高的可重复性，专科医生和院前急救人员评分也有较高一致性。院前急救人员使用 CPSS 预测卒中的敏感度为 59%，特异度 89%；由专科医生使用

CPSS 预测卒中的敏感度是 66%，预测前循环卒中的敏感度是 88%，特异度 87%。研究的 171 例患者中有 13 例为假阴性，这 13 例漏诊的卒中患者中 10 例为后循环卒中，另 3 例为症状不典型的前循环梗死，分别为：第 1 例患者为左侧尾状核的亚急性梗死，表现有精神症状，无面肌无力；第 2 例患者为仅有轻度下肢无力的皮层下梗死；第 3 例患者为症状轻微的腔隙性梗死患者。若增加共济运动的筛选项目，CPSS 漏诊的后循环卒中患者中有 6 个可筛检出来，但共济失调是 NIHSS 中一致性最差的一项。Daniel 等研究显示对院前急救人员是否进行 CCPS 量表培训对于卒中鉴别的准确性和反应时间无统计学差异。

3）应用及局限性：由于 CPSS 操作简单，易掌握，且不同的医务人员评价的结果具有较高的一致性，已被美国《心脏紧急救治和心肺复苏指南》推荐在院前急救中使用。鉴于 CPSS 的以上特点，同样适合于对公众进行卒中早期识别的宣传教育。其局限性是不能很好地识别后循环卒中。

（2）洛杉矶院前卒中筛检表（LAPSS）：

1）定义：是 Kidwell 等用于院前急救人员快速识别卒中的评分方法，只需要 3 分钟就可以完成检测，于 1998 年首次发表。LAPSS 量表操作简便，检查项目较少，目的性强，增加了对脑卒中类似症的筛查环节，在识别急性卒中的同时还能够排除高血糖、低血糖、颅内感染、癫痫及偏瘫性偏头痛等疑似症状。LAPSS 需要急救人员排除非急性卒中患者并紧接着进行快速检查，这使得一些脑干或小脑病变的患者可能被漏诊。LAPSS 能对一些急性卒中非创伤性的神经功能缺失患者进行评估，其设计增加条目的目的虽然是减少漏诊的发生，但影响了其特异性和便捷性，且无法对一些陈旧性卒中患者进行评估。

量表中增加了年龄项目，将目标人群限定为 > 45 岁的卒中高发人群；发病时间限定为 < 24 小时；排除了发病前已经卧床或乘坐轮椅的患者，因为对于此类患者来讲，并不能从溶栓治疗中获得较大的收益，改善其生活质量，LAPSS 评分还排除了其他可能导致患者发病的原因（如癫痫和低血糖）；此后对颜面微笑或示齿、抓握和上肢肌力进行快速检查，判断是否存在单侧不对称体征。依据以上病史和体格检查结果，综合判定 LAPSS 筛检的结果。（表 7-2）

2）临床应用价值：Kidwell 等的研究显示 LAPSS 诊断卒中的敏感度 91%（95%/C /76%～98%），特异度为 97%（95%C/93%～99%）、阳性预测值为 97%（95%C/84%～99%），阴性预测值 98%（95%C/95%～99%）。另一项关于比较 LAPSS 和 CPSS 的研究显示，LAPSS 与 CPSS 均具有较高的敏感度，但 LAPSS 特异度高于 CPSS 提示应结合病史来排除与卒中表现类似的疾病。Kidwell 等研究中的

表 7-2　洛杉矶院前卒中筛检表（LAPSS）

筛检标准			
1. 年龄 >45 岁	□是	□不详	□否
2. 无癫痫发作史	□是	□不详	□否
3. 症状持续时间 <24 小时	□是	□不详	□否
4. 患者无卧床和轮椅限制	□是	□不详	□否
5. 血糖在 60～400 mg/dl	□是		□否
6. 查体，观察明确的不对称体征			

	正常	右侧	左侧	
面部表情（示齿）	□	□低垂	□低垂	
握拳	□	□力弱	□力弱	
	□	□不能	□不能	
	□	□摇摆	□摇摆	↓
上肢力量	□	□坠落	□坠落	

据以上检查，患者仅有（单侧）非双侧力弱	□是		□否
7. 项目 1～6 全部是（或不详），则符合 LAPSS 筛检标准	□是		□否
8. 如果符合 LAPSS 筛检标准，立即电话通知接诊医院，否则继续选择适当的治疗协议			

1 例假阳性和 4 例假阴性患者资料如下：假阳性患者为陈旧性的左侧偏瘫，新发晕厥事件，故误诊为新发急性卒中；第 1 例假阴性患者有痴呆和陈旧的左侧偏瘫，新发的右侧偏瘫，检查结果为双侧肢，未符合 LAPSS 筛检标准；第 2 例假阴性患者新发的右侧偏瘫，同时新发急性心肌梗死及急性消化道出血，血细胞比容仅为20%，检查时表现为双侧力弱，故未符合 LAPSS 筛检标准；第 3 例患者为大脑前动脉梗死，仅表现为轻度的左下肢力弱，无面部及上肢无力；第 4 例患者为小脑中线部位出血，无局灶神经功能缺损表现。LAPSS 被 2005 版的《美国心脏紧急救治和心肺复苏指南》推荐供院前急救中使用。

3）应用及局限性：LAPSS 虽然排除了癫痫和低血糖原因导致的假卒中，较FAST 和 CPSS 有所改进，但仍旧不能很好地识别后循环卒中，此点仍是其局限所在。另外由于近年卒中发病有年轻化的趋势，LAPSS 量表所限定的 ＞45 岁的年龄条件，有时会将青年卒中患者排除在外，因此，在医疗实践中急救医生也应该结合患者的实际情况以及其他筛检量表综合使用，减少漏诊情况。

（3）辛辛那提院前卒中量表（CPSS）和洛杉矶院前卒中筛检表（LAPSS）与

其他院前卒中量表的比较：如表7-3所示。

表7-3 CPSS、LAPSS与其他院前卒中量表比较

评估内容	CPSS	LAPSS	MASS	Med PACS	OPSS	ROSIER	FAST
入选标准（病史）							
年龄>45岁	—	√	√	—	—	—	—
癫痫	—	√（无癫痫史）	√（无癫痫史）	√（无癫痫史）	√（发病时无癫痫发作）	√（发病时无癫痫发作）	—
患者发病前未坐轮椅/卧床不起	—	√	√	—	—	—	—
血糖	—	√（2.8~22.2 mmol/L）	√（2.8~22.2 mmol/L）	√（2.8~22.2 mmol/L）	√（>4mmol/L）	√（>3.5 mmol/L）	—
发病时长	—	√（≤25小时）	—	√（≤25小时）	√（<2小时）	—	—
格拉斯哥昏迷评分法	—	—	—	—	√	—	—
急救医疗服务到达时症状仍未解决	—	—	—	—	√	—	—
加拿大检伤分类系统水平≥2/修正气道、呼吸、循环问题	—	—	—	—	√	—	—
不是绝症或姑息治疗的患者	—	—	—	—	√	—	—
排除患者晕厥	—	—	—	—	—	√	—
体格检查							
面部下垂	√	√	√	√	√	√	√
上肢无力	√	√	√	√	√	√	√
下肢无力	—	—	—	√	√	√	—
握力	—	√	√	—	—	—	—
语言障碍	√	—	√	√	√	√	√
视野	—	—	—	—	—	√	—

〔谢小华 邓丽萍 马家惠〕

§7.2　急诊分诊技术

▶▶ **概述** ◀◀

　　急诊是急诊医疗服务中最重要且最复杂的中心环节，承担 24 小时不间断的各类伤病员的急诊和紧急救治，其中急诊分诊是急诊医疗服务的重要环节。急诊分诊不是简单的"分科分诊"，而是根据病情的严重程度决定提供医疗服务的优先顺序，目的是为确保患者能够根据其病情的紧急程度得到及时的治疗。准确的急诊分诊可减少患者在就诊及候诊时的意外发生率，降低医疗纠纷发生率，提高患者满意度，医务人员共同维护了患者的安全。

　　1. 定义：急诊分诊（emergency department triage）是指急诊患者到达急诊科后，由分诊护士快速、准确地评估其病情严重程度，判别分诊级别，根据不同等级安排就诊先后秩序及就诊区域，科学合理地分配急诊医疗资源的过程。急诊分诊是简短的临床病情轻重缓急的评价方式，从临床狭义的角度上看，急诊分诊是急诊护士根据患者的主诉及主要症状与体征，对疾病的轻重缓急及隶属专科进行初步判断，安排救治顺序与分配专科就诊的一项技术。从广义上说，急诊分诊是在综合各种因素的基础之上，最大限度地合理利用医疗资源，使最大数量的患者获得及时有效救治的决策过程。

　　2. 急诊分诊顺序：

　　（1）安排就诊顺序：分诊可帮助护士在日益拥挤的急诊科快速识别需要立即救治的患者。简单而言，急诊分诊就是分辨"重病"和"轻病"的求诊者，优先使那些最严重的患者能够获得最及时的治疗，保证患者的安全，提高工作效率。当资源严重短缺时，如灾害急救，分诊（现场检伤分类）的原则就是根据国际标准，使用黑红黄绿统一标记快速进行检伤分类，决定是否给予优先救治和转运，以救治更多的伤员。

　　（2）患者登记：登记的内容包括患者的基本信息，如姓名、年龄、住址、联系电话、医疗保险情况，以及患者医疗信息包括到达急诊的时间和情形，如生命体征，意识状态等。

　　（3）紧急处置：处置指的是两种情况：一是指急诊分诊护士对患者初步评估后，发现病情危重、危机生命的患者而采取的必要的初步急救措施；二是指患者病情暂无生命危险但对随后的治疗有帮助的简单处置，如外伤出血部位给予无菌纱布覆盖、压迫止血等。急诊分诊护士亦可根据所在医疗机构的规定或分诊预案（triage protocol）启动实验室、X 线以及心电图描记检查，缩短患者就诊等待时间。

（4）建立公共关系：急诊分诊护士通过快速、准确、有效的分诊，使危重患者的医疗需求立即得到关注，并通过健康教育或适时的安慰，与急诊科其他人员有效沟通，迅速与患者建立和谐的医护关系，增加患者满意度。

（5）统计资料的收集与分析：应用计算机预检分诊系统对急诊患者的信息进行录入、保存，通过对信息的整理、统计和分析，为急诊科管理、科研和教学提供基础数据和决策依据。

▶▶ 急诊分诊处设置 ◀◀

为保障患者获得便捷的急诊服务，保证急诊科救治连续与畅通，并能与院前急救有效衔接，分诊处的地理位置、物品配备与人员设置对做好分诊工作是非常重要的。

1. 地理位置：分诊处需设置在明显的位置，一般设在急诊科的最外端，急诊科入口处，有可直达救护车的通道，方便接收或转送求诊者。具有明显的标志，使患者一进入急诊科就能立刻看到分诊处，急诊分诊护士也能够首先清楚地看到每一位前来就诊的患者，根据患者的需要提供服务。

2. 物品配备：一般配备下列物品。①基本评估用物，如体温计（耳温仪）、血压计（多功能监护仪）、听诊器、体重计、手电筒、压舌板等；②办公用品，如计算机、电话、病历和记录表格等；③患者转运工具，如轮椅、平车；④简单伤口处理用品，如无菌敷料、包扎用品、固定骨折用品等；⑤其他，配备一次性手套、口罩、洗手液以及纸杯、手纸、呕吐袋等简单便民物品，必要时亦可备用快速血糖监测仪、心电图机等。

3. 人员设置：

（1）急诊分诊护士：分诊区至少应设置一名急诊分诊护士，负责收集医疗护理相关信息，如患者就诊时的主诉、血压、脉搏、呼吸、体温、病情危重程度的判断等级等。急诊量大、分诊工作任务多的医院，可适当增加分诊人员的数量。

（2）其他人员：如设置职员可负责提供急诊就诊病历，收集患者的基本信息情况、保险情况或挂号收费等；配备护理辅助人员，陪同患者检查、入院等；保安人员协助维持工作秩序，保障医护人员与患者安全。

▶▶ 急诊分诊程序 ◀◀

1. 常用急诊分诊系统：

（1）国外分诊：随着社会的发展，人民生活水平的提高及就医需求的增长，使得急诊科拥挤现象越来严重，急诊患者由于病情急、重，对医疗服务的时限性和有效性要求更加迫切。急诊预检分诊在国外相对成熟，已有大量研究证明其各自分诊标准有效性与实用性，并建立相应的急诊分诊流程及路径投入临床使用，现代分诊标准的建立始于 20 世纪 90 年代，美国、澳大利亚、法国、加拿大、英国等国家相继建立了统一、规范的急诊分诊程序和标准，国际常用并得到公认的分诊标准主要有澳大利亚分诊量表（Australian Triage Scale，ATS），加拿大预检分诊敏度量表（Canadian Emergency Department Triage and Acuity Scale，CTAS），英国曼彻斯特分诊量表（Manchester Triage Scale，MTS），使用最为广泛的是美国的急诊危重指数（Emergency Severity Index，ESI），美国 72% 的急诊科患者的分诊是用 ESI 进行评估的。这些分诊标准均为 5 级分诊，按病情危急程度将患者分 5 级，其中 I 级为最危重、紧急的患者，V 级为病情最轻的非急症患者。（表 7-4、图 7-2）

表 7-4　国际分诊标准

分诊系统	国家	分诊级别	相应时间
澳大利亚分诊标尺 （Australasian trige scale，ATS）	澳大利亚、新西兰	5 级	0 min/10 min/30 min/ 60 mim/120 min
曼切斯特分诊标尺 （Manchester triage scale，MTS）	英国、苏格兰	5 级	0 min/10 min/60 min/ 120 mim/240 min
加拿大分诊和紧急程度标尺 （Canadian triage and acuity scale，CTAS）	加拿大	5 级	0 min/15 min/30 min/ 60 mim/120 min
分诊指南	法国	5 级	0 min/20 min/60 min/ 120 min/240 min
急诊严重指数 （Emergency severity index,ESI）	美国	5 级	—
新加坡分诊标尺 （Singapore triage scale）	新加坡	5 级	0 min/60 min/120 min/ ≥3～4 h

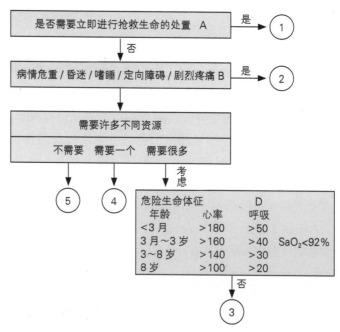

图 7-2　ESI 分诊流程

（2）国内分诊：国内近年来积极吸取国外先进的预检分级标准发展中的经验，于 2011 年发布了更符合我国国情的《急诊患者病情分级试点指导原则（征求意见稿）》（表 7-5），提出结合国际分类标准以及我国大中城市综合医院急诊医学科现状，拟根据患者病情危重程度和患者所需医疗资源的情况，将急诊患者病情分为4 级。2012 年 9 月原卫生部发布了《医院急诊科规范化流程》（WS/T390—2012）（以下简称《流程》），2013 年 2 月 1 起正式实施，《流程》根据患者病情严重程度及患者占用的医疗资源数目将患者分为 4 级。确保危重患者得到优先救治，最大程度地利用有限的急诊医疗资源，保障患者安全。2015 年参照国外预检的分诊标准具体指标，遵循国内《流程》的基本原则，经专家咨询论证后进行分诊标准的修订和制定，如《急诊预检分诊标准流程》。（图 7-3、表 7-6、表 7-7）

表 7-5　急诊患者病情分级原则

级　别	病情严重程度　　　　标　准	需要急诊医疗资源数量
1 级	A 濒危患者	—
2 级	B 危重患者	—
3 级	C 急症患者	≥2
4 级	D 非急症患者	0 ～1

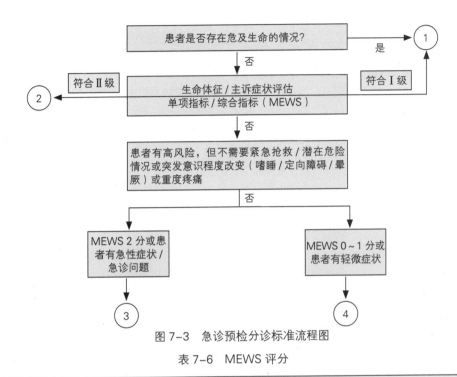

图 7-3　急诊预检分诊标准流程图

表 7-6　MEWS 评分

	3	2	1	0	1	2	3
呼吸（次 /min）	≥ 30	21～29	15～20	9 ～ 14		<9	
体温（℃）		≥ 38.5		35～38.4		<35	
收缩压（mmHg）		≥ 200		101～199	81～100	71 ～80	≤ 70
心率（次 //min）	≥ 130	111～129	101～110	51～100	41～50	≤ 40	
AVPU 反应				A	V	P	U

2. 急诊分诊流程：分诊程序应及时而简洁，当患者一步入急诊就诊，急诊分诊护士就应立即启动分诊程序，一般要求在 3～5 分钟内完成。如果是 120 或其他交通工具送来的患者，需要急诊分诊护士到门口去协助转入。在传染病或特殊疾病流行期间，还应先做必要的筛查，如患者须先测体温，再做急诊分诊，根据部门具体规定，安排疑似或传染病患者到隔离区域候诊或转诊，减少传染的机会。

（1）分诊问诊：问诊的重点应简短且有针对性，"主诉"是患者到急诊就诊的主要原因。要围绕主诉系统地询问患者相关问题，以免漏掉有意义的资料。意识模糊的患者可由患者的家属、朋友、警察、救护人员或协助转送人员提供有

表 7-7　急诊预检分诊标准流程

分诊级别	指标维度	指标条目	相应时间
Ⅰ级	危及征象情况指标	呼吸 / 心搏骤停	
		气道阻塞 / 窒息需紧急气管内插管 / 切开	
		休克征象 / 急性大出血	
		突发意识丧失 / 抽搐持续状态	
		胸痛 / 胸闷（疑急性心肌梗死 / 主动脉夹层 / 肺栓塞 / 张力性气胸 / 心脏压塞）	
		特重度烧伤 / 脑疝征象	
		急性中毒危及生命	
		脐带脱垂，可见胎先露部位 / 孕妇剧烈腹痛	即刻
		其他：凡分诊护士认为患者存在危及生命，需要紧急抢救的情况	
Ⅰ级（急危）	单项客观指标	脉搏 ≤ 40 次 /min 或 ≥ 180 次 /min	
		收缩压 < 70 mmHg 或 ≥ 220 mmHg	
		呼吸频率 ≤ 8 次 /min 或 ≥ 36 次 /min	
		SpO_2<85%	
		体温 > 41 ℃ 或 < 32 ℃	
	综合指标	MEWS ≥ 6 分	
		活动性胸痛，怀疑急性冠状动脉综合征但不需要立即进行抢救，稳定型	
		有脑梗死表现，但不符合 Ⅰ 级标准	
		腹痛	
		（疑绞窄性肠梗阻 / 消化道穿孔 / 急性腹膜炎等）	
		中毒患者（但不符合 Ⅰ 级标准）	
		突发意识程度改变（嗜睡、定向障碍、晕厥）	
		糖尿病酮症酸中毒 / 骨筋膜室综合征	
	高风险（不需即刻抢救）/ 潜在危险情况	精神障碍（有自伤或伤人倾向）	
		阴道出血，宫外孕，血流动力学稳定	
		创伤患者，有高风险创伤机制	
		其他：凡分诊护士认为患者存在高风险，但不需要紧急抢救或潜在危险情况	
Ⅱ级（急重）	单项客观指标	脉搏 41~50 次 /min 或 141~179 次 /min	<10 分钟
		收缩压 70~80 mmHg 或 200~219 mmHg	
		$SpO_2$85%~89 %	
		疼痛评分 8~10 分	
	综合指标	MEWS 4~5 分	
Ⅲ级（急症）		MEWS 2~3 分或患者有急性症状和急诊问题	<30 分钟
Ⅳ级（亚急症）	Ⅳa	MEWS 0~1 分或患者有轻微症状	<60 分钟
	Ⅳb	没有急性发病情况或特殊门诊患者	<120 分钟
高风险创伤机制者或年龄 >90 岁，在原有分级基础上上浮一级！			

注：高风险创伤机制如下。3m 以上跌倒；乘客甩出车外；同乘人员严重受伤或死亡。

关资料，以便做出正确的判断。可应用以下模式进行问诊：① OLDCART 是 7 个英文单词首字母组成的缩写，用于评估各种不适症状。其中，O（onset）：是发病时间，即"何时感到不适？"L（location）：部位，即"哪儿感到不适？"D（duration）：持续时间，即"不适多长时间了？"C（characteristic）：不适特点，即"怎样不适？"A（aggravating factor）：加重因素，即"是什么引起不适？"R（relieving factor）：缓解因素，即"有什么可舒缓不适？"T（treatment prior）：来诊前治疗，即"有没有服过药/接受过治疗？"②PQRST是5个英文单词首字母组成的缩写，主要用于疼痛评估。其中，P（provoke）：诱因，即疼痛发生的诱因及加重与缓解的因素；Q（quality）：即疼痛的性质，如绞痛、钝痛、针刺样痛、刀割样痛、烧灼样痛等；R（radiation）：放射，有无放射，放射部位；S（severity）：程度，疼痛的程度如何，可应用疼痛评估工具（如0～10数字评分法）进行评估；T（time）：时间，疼痛开始、持续、终止时间。急诊分诊护士亦可运用眼、耳、口、鼻、手等感官配合，快速收集患者的客观资料。

（2）测量生命体征：问诊时同时测量生命体征，作为就诊的基本资料，包括血压、脉搏、体温、呼吸、血氧饱和度、意识清醒程度等。

（3）体格检查：通常，体格检查是伴随着问诊或测量生命体征的过程中。包括观察患者的外表、皮肤的颜色及温度、步态行为、语言，如是否有面色苍白、坐立不安、皱眉等。接触患者身体时是否有不适发生。体格检查的原则是快速、熟练及有目的。

（4）分诊分流：根据患者的主观和客观信息，进行分诊分级和分科。按照分诊分类结果，安排患者到相关区域和专科就诊。

（5）分诊护理：通常，按照分诊级别安排就诊服序，按患者所需给予恰当的处理和帮助。病情复杂难以确定科别者，按首诊负责制处理，严重者（如Ⅰ、Ⅱ级）应由急诊分诊护士先送入抢救室进行抢救，之后再办理就诊手续。任何需要紧急处理的危重患者，急诊分诊护上都必须及时通知医生和抢救护士，必要时配合抢救护士酌情予以急救处理，如 CPR、吸氧、心电监护、建立静脉通道等。

在分诊过程中，除按常规分诊程序进行分诊之外，还应注意以下几点：①在初次评估中，全面评估患者的整体情况，如出现呼吸道、呼吸、脉搏不稳定、不清醒，须立刻送往抢救室抢救，实行先抢救后补办手续的原则。②不是每一名患者都必须经过分诊处，才可进入抢救室。如严重创伤或生命危在旦夕，即可不经过分诊处，直接送入抢救室。③提高分诊符合率，定期评价急诊分诊系统，合理利用急诊科资源。分诊过度，特别是分诊为Ⅱ、Ⅲ级时，可能增加急诊医生与护士在单位时间内的急诊工作量，而导致急诊资源的浪费；分诊不足，可能使重症患者因等待过久而延误治疗。因此，定期评价急诊分诊系统和对急诊分诊护士进行考核与培训非常重要。④在我国多数急诊科，不仅需要分级还需要分科，如有分科异议，应按首诊负责制处理，即首诊医生先看再转诊或会诊，急诊分诊护士应做好会诊、转科协调工作。⑤遇成批伤员时，应立即报告上级及有关部门，同时按所在医疗单位规定，启动应急预案，进行快速检伤、分类、分流处理。多发伤员涉及两个专科以上的，如果需要专科救治，应该安排病情最重的专科会诊。⑥遇患有或疑似传染病患者，应按规定将其安排到隔离室就诊。⑦遇身份不明的患者，应先予以分诊处理，同时按所在医疗单位规定进行登记、报告，并做好保护工作。神志不清者，应由两名以上工作人员清点其随身所带的钱物，签名后上交负责部门保存，待患者清醒或家属到来后归还。

为保证分诊工作规范化或标准化，急诊科应具有分诊相关制度，并及时进行修订，使所有医护人员都能遵循分诊制度和分诊标准，既方便外界（包括患者）查询，又有利于急诊科进行分诊工作的评价和培训。

（6）分诊记录：不同的医疗单位可能有不同的记录和格式，如应用计算机或纸质病历。急诊分诊护士应该将患者的主诉以其说出来的字句记录于护理记录中。但分诊记录的基本要求是清晰而简单。基本记录内容包括患者到达急诊的日期与时间、患者年龄与性别、主诉/症状、生命体征、病情严重程度分级、过敏史、分诊科室、入院方式、急诊分诊护士签名等。

▶▶ 急诊分诊护士的资质要求 ◀◀

急诊分诊护士通常是第一个接触患者和家属的医护人员，必须要有专业的医疗护理知识、敏锐的直觉和判断能力、丰富的工作经验、熟练的评估技巧以及良好的沟通能力，同时还需要对医院的行政体系有一定程度的了解，这样才能在最短的时间里正确分诊。急诊分诊护士要在3～5分钟内完成急诊患者的基本评估，然后根据病情严重程度分级。分诊的过程不是要收集足够的资料以确定患者的诊断，而是要确立正确的判断。如果正在评估一位患者时，又送进一位或多位患者，要有能力马上决定谁最优先处理，谁可以暂时等待。除此之外，急诊分诊护士有责任让各区域的人员工作顺畅。因此，急诊分诊工作是一项要求高，工作量大，工作节奏快，具有一定压力而又责任重大的急诊专科护理工作，并不是所有的急诊护士都能胜任。一般对急诊分诊护士基本要求如下：①接受急诊分诊系统的培训，或2～3年以上的急诊工作经验，以确保急诊分诊质量；②善于沟通，具有良好的沟通技巧，能够在短时间内迅速与来诊患者和家属建立良好的护患关系；③具有良好的心理素质，能够承受不同的外界压力和突发事件以及各种变化；④决策果断，应变能力强，具有较好的现场控制能力；⑤拥有丰富的急诊常见疾病、相关的人体解剖、病理和生理知识，疾病控制和感染预防的相关知识；⑥熟练掌握和应用护理评估技能评估患者；⑦能与急诊各相关部门维持良好的人际关系。⑧熟悉医院的行政体系和相关制度规定；⑨善于学习，能够不断提高急诊分诊水平；⑩掌握急诊相关的法律医学知识，并具有较强的急救能力，能够提供或配合基本生命支持、高级心血管生命支持、高级创伤生命支持和儿童高级生命支持等急救技术。

〔谢小华　邓丽萍　马家惠〕

§7.3　MEWS 评价技术

▶▶ **概述** ◀◀

1. 产生背景：急危重症患者病情复杂、进展迅速，医务人员应及时识别患者的病情变化并给予处理，以促进急危重症患者病情的控制及改善患者的预后。急诊科和重症监护室是医院中急危重症患者最集中、病种最多的科室，传统的患者病情初步判断的方式，如通过主诉、典型症状、医务人员经验等，易使得医务人员忽略潜在急危重症患者，增加意外事件发生的风险及医疗纠纷。因此，医务人员应借用疾病风险评估工具迅速识别急危重症患者，及早介入干预，以保护患者器官功能，提高救治成功率。

20 世纪 90 年代初，英国医疗机构为了及时识别"潜在急危重症"患者，尽早高效进行合理治疗干预，"风险患者应急小组"（outreach teams or patients at risk teams）应运而生。医务人员将此定义为：用医学全科能力评估潜在危重病患者和已经康复患者病情，以及时进行医疗干预或转移患者去更恰当的医疗单元。尽管"风险患者应急小组"在英国发展非常快，但仍然有大量患者因病情变化不能被及时发现，导致患者病情进一步严重。英国 McQuillan 等认为，缺乏临床紧急性评估是导致这种情况的重要原因。随后英国 Goldhill 等的研究显示，很多患者的许多生理指标在转入 ICU 前就出现异常。因此，需要建立一个临床观察、运算规则更方便、简洁的评分系统来提高医疗机构对疾病危险程度的识别，从而及早展开合理的医疗干预。

1997 年 Morgan 等首次提出对患者心率、收缩压、呼吸频率、体温和意识状态进行赋值，建立早期预警评分（early warning score，EWS）。英国国家医疗服务系统在 2001 年将 EWS 正式规定为医疗机构评估急危重症患者病情的一种方法。随着 EWS 的广泛应用，Subbe 等经过临床研究逐步对 EWS 的部分参数进行改良，对各项参数及相应的赋值进行调整，于 2001 年修订后提出了改良早期预警评分（Modified early warning score，MEWS），随后英国重症监护协会推荐使用 MEWS 系统来评估患者的病情。伦敦皇家医学院亦推荐应用 MEWS 评估患者病情程度及预后。随后 MEWS 广泛应用于荷兰、美国、比利时、澳大利亚等国家的大多数医院。

2. 定义：MEWS 评分由呼吸频率、心率、收缩压、意识水平、体温这 5 项生理指标组成，并对每个参数赋值，体温参数为 0～2 分，心率、收缩压、呼吸频率及意识状态各为 0～3 分，总分为 0～14 分。

3. 适用对象和范围：MEWS 适用于 14 岁以上患者，可以在院前、急诊、ICU、院内转运、各专科普通病房应用。

4. 评分方法：

（1）评分时用患者的资料先对照参数，获取患者每个 MEWS 每个单项参数所得分值，各项参数所得分值之和为总分。具体评分方法见表 7-8。

表 7-8　MEWS 评分表

参　数	分　值						
	3	2	1	0	1	2	3
呼吸频率（次/min）		<9		9～14	15～20	21～29	≥30
心率（次/min）		<40	41～50	51～100	101～111	112～129	≥130
收缩压（mmHg）	<70	71~80	81～100	101～199		≥200	
AVPU 评分				清醒	对声音有反应	对疼痛有反应	无反应
体温（℃）		<35.0		35～38.4		>38.4	

注：A，清醒；V，对声音有反应；P，对疼痛有反应；U，无反应。

▶▶ **注意事项** ◀◀

1. MEWS 的各参数取值应在相同的时间点，且需要特别注意动态评分的重要性。

2. 在临床应用需要综合考虑患者的情况。如在英国，某患者为清醒状态，面红，轻度痛苦貌，呼吸频率 22 次 /min，脉搏 108 次 /min，收缩压 90 mmHg，体温 38.2 ℃。MEWS 评分中：意识状态评分 0 分；呼吸频率评分 2 分；心率评分 1 分；血压评分 1 分；体温评分 0 分；总分 4。如果患者平时就有某些指标异常（如患病前血压就是 220/100 mmHg），那么值班护士在计算 MEWS 分值时应考虑进去。这种情况，护士立即将病情报告医生，并提高监护级别。

3. MEWS 评分应用于普通病房患者病情识别是，应与相应指标联合应用，以提高对急危重症患者病情评估的准确性。

4. 由于 MEWS 评分在不同疾病中预测患者病情严重程度及预后的截断值并不完全相同，MEWS 评分在医疗机构应用前，应根据所在区域及收治疾病的具体情况进行相关的调试、验证。

▶▶ 相关链接（MEWS 在急诊的应用举例）◀◀

1. MEWS 在急诊分级分诊的应用：郭芝廷等通过分析 MEWS 与急诊危重度指数的关系，依据 Fisher 判别原理，建立危重病判别模型，研究结果指出 MEWS 分值随急诊危重度指数分级的增加而下降，MEWS 增加 SpO_2 指标后，判断患者病情分级的误判率由 34.4% 下降至 29.3%，表明 MEWS+SpO_2 有助于优化急诊分诊分级。金静芬等在参考国内外文献及专家讨论的基础上形成由综合指标（MEWS）、单项客观指标和症状 / 体征指标 3 个维度共 43 项指标构成的初级分级分诊指标池，运用德尔菲专家咨询法对 45 名急诊专家进行两轮函询，最终建立了 5 级分级分诊标准，且在前期研究得出 MEWS 判别标准为：MEWS ≥ 5 分为Ⅰ级、MEWS 3 ~ 4 分为Ⅱ级、MEWS 2 分为Ⅲ级、MEWS 0 ~ 1 分为Ⅳ级，对Ⅰ级、Ⅱ级患者判断正确率为 93%，表明 MEWS 具有较好识别危重及潜在危重患者的能力。

MEWS 多作为辅助分诊的指标与其他指标相结合用于急诊患者的分级分诊，而不是单独用 MEWS 进行分诊，可能与 MEWS 本身的特点及患者病情表现的多样性，病情严重程度受多因素影响有关。MEWS 由体温、心率、收缩压、呼吸、意识水平 5 项生理指标构成，但疾病的复杂性及临床表现的多样性往往不仅局限于这 5 项生理指标的变化，如急性缺血性脑卒中患者，主要临床表现为神经功能变化，生命体征变化不明显，导致 MEWS 分值低，但并不代表患者病情不严重。

2. MEWS 在急诊患者转运的应用：美国 Salottolo 等学者回顾性对 587 例创伤患者转运前应用 MEWS 评，研究结果显示 MEWS 与患者临床结局相关，MEWS 4 分为判断病情严重程度的截断值，MEWS ≥ 4 分与 MEWS < 4 分相比，患者死

亡（26.2% vs 3.0%，OR=11.59，$P<0.001$），入住 ICU（73.7% vs 47.2%，OR=3.14，$P=0.003$），表明转运前进行 MEWS 可以预测患者的死亡及入住 ICU 的风险。

国内对急诊患者安全转运也在不断探索，刘华晔等运用 MEWS 建立更加细化完善的转运流程，包括在 MEWS 的基础上增加 SpO_2、GCS 评分，建立转运小组、制定转运评估标准、培训；该研究根据 MEWS、SpO_2 和 GCS 将患者病情严重程度分为轻、中、重、危急 4 个等级：轻度为 MEWS ＜ 3 分或 SpO_2 ＞ 92% 或 GCS ＞ 13 分；中度为 MEWS 3～5 分或 SpO_2 88%～92% 或 GCS 12～13 分；重度为 MEWS 6～8 分或 SpO_2 ＜ 88% 或 GCS 8～12 分；危急为 MEWS ＞ 8 分或 SpO_2 ＜ 88% 或 GCS ＜ 8 分；中度患者由护士和护工各 1 名护送，密切观察患者病情变化，维护导管通畅及固定；重度患者由护士和护工各 1 名护送，并携带监护仪、简易呼吸器、氧气筒、心肺复苏必用药物。危急患者由医生、护士及工人各 1 名共同护送，携带监护仪、便携呼吸机、自动体外除颤仪、氧气筒、心肺复苏必用药物。

虽然 MEWS 在转运中得到运用，但是不同的研究中，根据 MEWS 分值建立的病情程度分级及转运方案不完全一致，可能是由于研究对象的不同、疾病类型的不同，MEWS 对病情危重判断的截断点不一致的原因，所以临床的实际运用中需根据疾病的特点，制定不同的病情严重程度分割点。

3. MEWS 在急诊分流的应用：对患者合理的分流，是在准确评估患者病情的基础上，将患者分流到专科病房、重症监护室、留观区等科室，使患者接受与病情一致的治疗，也避免滥用或误用危重症医护资源，对有限的医疗资源合理分配。MEWS 具有简洁、快速判断患者病情严重程度的优点，在急诊患者分流也起到重要作用。孟新科等研究表明，MEWS ≥ 5 分的患者病情危重，需要入住专科病房或 ICU 进行治疗，MEWS ＜ 5 分的患者，在门诊"留观"或普通门诊治疗，多数不必住院，MEWS ≥ 9 分的患者死亡风险很高，需入住 ICU 治疗。

4. MEWS 在急诊患者预后预测的应用：MEWS 不仅可以识别潜在危重患者，也可以预测患者预后，土耳其学者 Koksal 等采用 MEWS 预测 502 例分级分诊为 1、2 级的非创伤成年急诊患者 28 日死亡，MEWS=3 分为最佳截断值，预测死亡的 ROC 曲线下面积为 0.846，灵敏度和特异度分别 77.97％、79.91％。Churpek 等学者开展一项比较多个量表对院内死亡和入住 ICU 预测的观察性研究，研究纳入急诊和病房诊断为感染的中年患者 30 677 例，其中 MEWS 预测死亡的 ROC 曲线下面积为 0.73，灵敏度和特异度分别 71％、65％，MEWS=5 分为预测死亡的最佳截断值。

▶▶ **小结** ◀◀

虽然 MEWS 不能完全替代临床医生对患者病情的综合判断，但确实是一种行之有效的临床危重症早期预警工具。MEWS 评分是根据患者的客观生理参数，使得患者病情分之化，属于简易疾病评估系统，具有参数指标方便易得、不受医院设备条件限制、不增加额外费用、提高潜在风险预测准确性等特点。急危重症患者转运时，医务人员往往忽略患者的监护，从而增加了医务人员亦可在转运急危重症患者前，进行 MEWS 评分，根据评分结果判断患者病情危重程度，以安排陪同医务人员的级别，使得患者转运工作做到有重点、分层次，以能够保障患者的安全转运。

由于具有科学、简便、快速、准确的优点，在临床得到广泛应用，但 MEWS 还存在以下不足之处：①不同研究、不同疾病对预后及去向预测的截断点不一致，可能是由于研究人群、疾病类型的原因所致。② MEWS 在急诊分级分诊的运用方面，根据 MEWS 制定的分级分诊标准不统一，使在其他地区的推广运用受到限制。③在专科疾病应用方面，MEWS 在某些专科疾病的运用需要增加一些专科指标，如糖尿病酮症酸中毒患者增加血糖、心肺功能不全患者增加 SpO_2、急性冠状动脉综合征患者增加心电图等指标。

〔谢小华　张　荣　马家惠〕

§7.4　创伤评价技术

▶▶ **概述** ◀◀

随着交通意外、自然灾害等突发事故逐年增多，创伤成为现代社会中的一个突出问题。急危重伤员如能在入院后第一时间即被识别，并给予准确及时的急救和处理措施，对于提高重症伤员的预后具有极其重要的临床价值。创伤评分是将患者的生理指标、解剖指标和诊断名称等作为参数，并予以量化和权重处理，再经数学公式计算得出分值，以显示患者全面伤情严重程度，从而为选择各种治疗方案提供依据的总称。创伤的评价技术最早是在 20 世纪 70 年代初提出来的，共同原则都是"多参数量化"来描述伤势，有研究显示，理想的危重度评估预测模型应该有如下特征：①有足够判断的准确性，便于临床过程应用；②以住院后第

1分钟的临床特征为基础；③所有资料来源于日常医疗护理；④不依赖于过去或别人所说的诊断；⑤对病情轻重程度不同时都可以判断。创伤评分是应用量化和权重处理伤员的解剖和生理指标，为对伤情的判断、提高救治质量和预测存活可能性提供了一个科学的依据。正确评定伤员的伤情对指导临床治疗有重要的意义。

目前已经有50多个广泛应用于院前、院内急救中创伤患者的评分系统。创伤评分系统可以分为解剖学评价方法、生理学评价方法和综合评价方法3类，其中解剖学评价方法主要包括简明创伤评分（Abbreviated Injury Scale，AIS），创伤严重度评分（Injury Severity Score，ISS），新创伤严重度评分（New Injury Severity Score，NISS）；生理学评价方法主要包括修正创伤评分（Revised Trauma Score，RTS），格拉斯哥昏迷评分（Glasgow Coma Score，GCS），急性生理学和慢性健康状况评价（Acute Physiology and Chronic Health Evaluation，APACHE）；综合评价方法包括创伤评估法等。按其适用范围和目的可分为院前评分和院内评分两大类，前者着重于患者的去向和现场处理；后者着重于指导治疗、估计患者的预后和评估救治质量。本节仅介绍其中常用的几种创伤评分法。

▶▶ 分类 ◀◀

1. 修正创伤评分（RTS）：可用于院前，是目前较常采用又简便的创伤严重度评分。评分具体情况如表7-9所示，由收缩压（systolic blood pressure，SBP）、呼吸频率（respiratory rate，RR）和格拉斯哥昏迷评分（GCS）3项指标构成，各赋予一定分值。RTS分为两个版本，其一是用于现场指导分类，称为T-RTS（Triage-RTS），T-RTS=GCS+SBP+RR。RTS范围为0～12分，>11分诊断为轻伤，RTS<11为重伤，RTS评分愈低伤情愈重。其二是在此基础上再将GCS分值、SBP和RR分别配以一个权重系数，其RTS=0.9368×GCS+0.732×SBP+0.2908×RR，又称MTOS-RTS，能更反映生理功能紊乱，可用于创伤结局预测。

表7-9 修正创伤评分表（RTS）

呼吸频率（次/min）	收缩压（mmHg）	GCS分值	分 值
10～29	>89	13～15	4
>29	76～89	9～12	3
6～9	50～75	6～8	2
1～5	<50	4～5	1
0	0	3	0

2. CRAMS 计分法：也是比较常见的院前创伤评分系统，评定范围包括循环（circulation，C），呼吸（respiration，R），腹部（abdomen，A），活动（motor，M）和语言（speech，S）5 个方面，CRAMS 评分法按轻、中、重度异常分别赋值 2、1、0 分，其总分值为 5 个项目相加的总和。后经 Clemmer TP 等对其进行了修正（表7-10），使其准确度得到了提高。CRAMS 分值越低，死亡率越高：分值 ≥ 7 分属轻伤，死亡率为 0.15%，≤ 6 分为重伤，死亡率为 62%。在欧美等国家，根据创伤救治水平划分为三级创伤中心，级别越高，中心救治水平越高。评分 ≤ 4 分的重伤患者需要被送往 I 级创伤中心，其生存率明显增加。

表 7-10　修正后的 CRAMS 评分

项目	记　分		
	2	1	0
循环	毛细血管充盈正常和收缩压 ≥ 100 mmHg	毛细血管充盈迟缓或收缩收缩压 ≤ 100 mmHg	无毛细血管充盈或收缩收缩压 ≤ 85 mmHg
呼吸	正常	费力、浅或 RR>35 次/min	无自主呼吸
胸腹	均无腹痛	胸或腹有压痛	连枷胸、板状腹或深的胸腹穿透伤
运动	正常（遵指令动作）	只对疼痛刺激有反应	无反应
语言	正常（对答切题）	言语错乱、语无伦次	发音听不懂或不能发音

3. 简明创伤评分（AIS）：AIS 计分形式为"××××××.×"小数点前的 6 位数为损伤的诊断编码，小数点后的 1 位数为伤情评分（有效值 1~6 分），如果还包括损伤定位和损伤原因编码的话，其完整编码是 15 位（图 7-4）。左起第 1 位数表示身体区域，用 1~9 分别代表头部（颅和脑），面部（包括眼和耳），颈部，胸部，腹部及盆腔脏器，脊柱（颈、胸、腰），上肢，下肢、骨盆和臀部，体表（皮肤）和热损伤及其他损伤。左起第 2 位数代表解剖类型，用 1~6 分别代表全区域、血管、神经、器官（包括肌肉/韧带）、骨骼及头部意识丧失。左起第 3、第 4 位数代表具体解剖结构或在体表损伤时表示具体的损伤性质，该区各个器官按照英文名词的第一个字母排序，序号为 02~99。左起第 5、第 6 位数表示某具体部位和解剖结构的损伤类型、性质或程度（按轻重顺序），从 02 开始，用 2 位数字顺序编排以表示具体的损伤，同一器官或部位，数字越大代表伤势越重。左起第 7 位数（即小数点后面一位）则 AIS1 为轻度伤；AIS2 为中度伤；AIS3 为较严重伤；AIS4 为严重伤；AIS5 为危重伤；AIS6 为极重伤。而器官/部位不明确或资

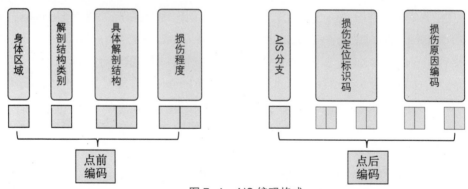

图 7-4　AIS 编码格式

料不详的损伤编码为 AIS9。

4. 创伤严重度评分（ISS）：ISS 是以解剖损伤为基础的相对客观和容易计算的方法，适用于多部位、多发伤和复合伤者的伤情评估。其评分方法把人体分为 6 个区域（表 7-11），并进行编码，选择其中损伤最严重的 3 个区域，计算出每一区域之最高 AIS 值的平方，其值相加即为 ISS 值。ISS 的有效范围为 1～75 分，1SS 分值越高，则创伤越严重，死亡率越高。一般将 ISS 为 16 分时作为重伤的解剖标准，其死亡率约 10%，ISS<16 分定为轻伤，死亡率较低。16～25 分为重伤，>25 分为严重伤。如某伤者头部有 2 处伤，伤情为 1，2。胸部有 2 处伤，伤情为 2，3。腹部有 3 处伤，伤情为 1，3，4。那么，ISS 即全身 3 处最严重创伤的 AIS 编码数的平方值相加，即 22+32+429。但 ISS 不能反映患者的生理变化年龄、伤前健康状况对损伤程度和预后的影响。

表 7-11　ISS 的区域编码

编码	ISS 身体区域	所包括的具体损伤范围
1	头部或颈部	包括脑或颈椎损伤、颅骨或颈椎骨折、窒息归入头部
2	面部	口、眼、鼻、耳和颌面骨骼
3	胸部	胸腔内脏、横膈、胸廓、胸椎以及淹溺
4	腹部或盆腔内脏器	腹腔内脏、腰椎
5	肢体或骨盆	四肢、骨盆肩胖带的损伤
6	体表	任何部位体表的裂伤、挫伤、擦伤和烧伤，体温过低或高压电击伤

注：ISS 所分区域不必与 AIS 的区域相一致。

〔谢小华　彭刚刚　马家惠〕

参考文献

［1］张波，桂莉.危重症护理学［M］.4版.北京：人民卫生出版社，2017.

［2］彭刚艺，刘雪琴.临床护理技术规范（基础篇）［M］.2版.广州：广东科技出版社，2014：398-420.

［3］钟日胜.喉罩的应用研究进展［J］.医学理论与实践，2018，31：（3）：343-345.

［4］刘娜，纪芳.经鼻气管插管和经口气管插管在急诊危重患者急救中的应用价值［J］.临床医药文献电子杂志，2019，6（61）：19-20.

［5］杨辉.新编ICU常用护理操作指南［M］.北京：人民卫生出版社，2015：46.

［6］中华医学会重症医学分会.机械通气临床应用指南（2006）［J］.中国危重病急救医学，2007，19（2）：65-72.

［7］王志红，周兰珠.危重症护理学［M］.北京：人民军医出版社，2009：237-238.

［8］吴伟东，李开军，舒建胜.床旁纤维支气管镜术对重症监护病房患者气道管理的应用价值［J］.中华危重症医学杂志（电子版），2016，9（4）：222-225.

［9］刘晓颖，明亚燃，宁昱琛，等.机械通气脱机患者两种气道湿化联合供氧方法的效果研究［J］.中国护理管理，2015，15（8）：1004-1006.

［10］李保勤.人工鼻机械通气在使用呼吸机患者中的应用［J］.当代护士（中旬刊），2016（1）：120-122.

［11］龚竹云，库洪安，李继东，等.早期序贯式氧气驱动湿化气道吸入疗法应用于老年胸腹部手术患者的效果观察［J］.护理研究，2014，（18）：2218-2219.

［12］王弦，赵大劲，齐保健.精确气道湿化对低温等离子扁桃体切除术后患者的影响［J］.海南医学，2016，27（21）：3515-3517.

［13］卢大松，冯勇军，曾春荣，等.不同气道湿化方法对老年喉癌全喉切除术后患者呼吸功能及免疫功能的影响分析［J］.河北医药，2017，39（7）：1017-1019.

［14］王保国.实用呼吸机治疗学［M］.北京：人民卫生出版社，1994：127.

［15］张翔宇.机械通气手册［M］.北京：人民卫生出版社，2013.

［16］机械通气学.生理学与临床应用［M］.5版.凯罗·卞金俊，邓小明，译.北京：人民卫生出版社，2015.

［17］迪恩.R.赫斯.机械通气精要［M］.3版.袁月华，译.北京：人民卫生出版社，2016.

［18］杜亚明，刘怀清.急诊急救知识培训教材：实用现场急救技术［M］.北京：人民卫生出版社，2014.

［19］章志伟，钟清玲，谭洁，等.经桡动脉行冠状动脉介入术后压迫止血研究进展［J］.中华护理杂志，2013，48（5）：476-478.

［20］吕新文，张鹏，宋建荣，等.监测中心静脉压在神经外科危重患者治疗中的应用效果［J］.临床医学研究与实践，2018，3（7）：91-92.

［21］Magder S. Understanding central venous pressure: not a preload index?［J］. Curr Opin Crit Care, 2015, 21（5）：369-375.

［22］Sondergaard S, Parkin G, Aneman A. Central venous pressure: we need to bring clinical use into physiological context［J］. Acta Anaesthesiol Scand, 2015, 59（5）：552-560.

［23］祝贵州，李玉红，何锐，等.中心静脉压联合每搏心输出量对全麻患者容量反应性的预测价值［J］.浙江医学，2018，40（1）：37-42.

［24］高非，何茵.不同体位对危重患者中心静脉压的影响［J］.护理学杂志，2015，30（19）：35-37.

［25］许雅雅，朱晓东.监测中心静脉压指导治疗急性循环衰竭——放弃还是坚持［J］.中国小儿急救医学，2019，26（9）：701-706.

［26］陈文森，刘娟，刘辉，等.前瞻性监测呼吸机相关事件：8个人ICU的队列研究.中华流行病学杂志.2016，37（8）：1148-1151.

［27］王宇娇，高岚，孙士艳，等.高血压及休克患者有创与无创血压差异性的Meta分析［J］.中华现代护理杂志，2015，21（33）：4014-4016.

［28］郭丽，探讨ICU患者有创血压的监测及临床护理方法的应用［J］.航空航天医学杂志，2018，29（4）：499-500.

［29］王蒙秋，高燕.有创血压监测在休克早期患者的应用.大家健康（中间版），2018，12（3）：55-56.

［30］曾永柱，张丽萍，张红岩.冠状动脉介入治疗患者行持续有创血压监测的护理体会［J］.当代护士（中间版），2018，25（2）：12-13.

［31］朱丽娟，李恩有，孙波.血压监测方法的研究现状［J］.医学综述，2017，23（13）：2647-2652.

［32］贾玉凤，费建平，陈伟官.有创血压与无创血压监测效果的分段分析［J］.护理研究，2019，33（20）：3568-3571.

［33］魏芳.动脉置管的临床应用及护理进展［J］.护理学杂志，2014，29（24）：

85–87.

［34］刘贻声，张林，洪良通，等 . 血液灌流器吸附材料研究进展［J］. 中国医疗器械信息，2014，（8）：15–20.

［35］龚桂珍 . 血液透析联合血液灌流的观察和护理［J］. 饮食保健，2018，5（3）：225.

［36］Monica E, Kleinman, Zachary D, Goldberger, et al. 2017 American Heart Association Focused Update on Adult Basic Life Support and Cardiopulmonary Resuscitation Quality：An Update to the American Heart Association Guidelines for Cardiopulmonary Resuscitation and Emergency Cardiovascular Care［J］.Circulation, 2018, 137（1）：e7–e13.

［37］范国辉，张林峰 . 心源性猝死的流行病学研究进展［J］. 中华流行病学杂志，2015，36（1）：87–89.

［38］中华医学会心电生理和起搏分会，中华医学会心血管病学分会，中国医师协会心律学专业委员会植入型心律转复除颤器治疗专家共识工作组 . 植入型心律转复除颤器治疗的中国专家共识［J］. 中华心律失常学杂志，2014，18（4）：242–253.

［39］乔秋萍，邵芳，戴付敏 . 尽早电除颤对院内心搏骤停患者抢救成功率的影响［J］. 新乡医学院学报，2019，36（7）：687–689，693.

［40］范玉秋 . 体外自动除颤仪设计与关键技术研究［D］. 秦皇岛：燕山大学，2015.

［41］张磊，王晓源，陈汉明 . 脉搏指示连续心排血量监测技术在重型颅脑损伤合并 NPE 患者救治中的应用［J］. 重庆医学，2018，47（1）：63–65，70.

［42］王德运，谢卫国，席毛毛，等 . 脉搏轮廓心排血量监测技术在大面积烧伤患者早期治疗中的应用效果［J］. 中华烧伤杂志，2018，34（1）：14–20.

［43］孙阳，张旭，叶继伦，等 . 心排量监测技术发展［J］. 中国医疗器械杂志，2018，42（4）：268–271.

［44］Hazinski M F, Nolan J P, Aickin R, et al. Part 1：Executive summary：2015 international consensns on cardiopulmonary resuscitation and emergency cardiovascular care science with treatment recommendations［J］.Circulation, 2015：132（16 Suppl 1）：S2–S39.

［45］杨旻 . 机械胸部按压装置在成人心肺复苏中的应用进展［J］. 中华急诊医学杂志，2017，26（11）：1337–1340.

［46］范志宽，柴艳芬，李晨 . 吸气阻力阀联合心肺复苏术对心脏骤停患者疗效的

Meta 分析［J］.中华危重症医学杂志（电子版），2016，9（2）：109-115.

［47］余涛，唐万春.主动、强化的复苏策略——心肺复苏新趋势［J］.中华急诊医学杂志，2017，26（1）：4-6.

［48］Perkins G D，Lall R，Q11inn T，et a1.Mechanical versus manual chest compression for out—of-hospital cardiac arrest（PARAMEDIC）：a pragmatic，cluster randomised controlled trial［J］.Lancet，2015，385（9972）：947-955.

［49］Ji C，Lall R，Quinn T，et a1.Post-admission outcomes of participants in the PARAMEDIC trial：a cluster randomised trial of mechanical or manual chest compressions［J］.Resuscitation，2017，118：82-88.

［50］Couper K，Yeung J，Nicholson T，et a1.Mechanical chest compression devices at in-hospital cardiac arrest：A systematic review and meta-analysis［J］.Resuscitation，2016，103：24-31.

［51］中华医学会急诊医学分会复苏学组，成人体外心肺复苏专家共识组.成人体外心肺复苏专家共识［J］.中华急诊医学杂志，2018，27（1）：22-29.

［52］王燕泽，周满红.心肺复苏质量控制的研究进展［J］.中国急救医学，2019，39（12）：1197-1201.

［53］谭莉，梁琦爽，邢绣荣，等.针对不同人群进行心肺复苏培训的方法分析［J］.中国临床研究，2019，32（10）：1417-1418，1422.

［54］中国研究型医院学会心肺复苏学专业委员会.《中国心肺复苏专家共识》之腹部提压心肺复苏临床操作指南［J］.中华危重病急救医学，2019，31（4）：385-389.

［55］胡盛寿，高润霖，刘力生，等.《中国心血管病报告 2018》概要［J］.中国循环杂志，2019，34（3）：209-220.

［56］刘澄玉，杨美程，邸佳楠，等.穿戴式心电：发展历程、核心技术与未来挑战［J］.中国生物医学工程学报，2019，38（6）：641-652.

［57］急性 ST 段抬高型心肌梗死诊断和治疗指南（2019）［J］.中华心血管病杂志，2019，47（10）：766-783.

［58］Cutuli S L，Osawa E A，Glassford N J，et al.Body temperature measurement methods and targets in Australian and New Zealand intensive care units［J］.Crit Care Resusc，2018，20（3）：241-244.

［59］Gunn，A J.Laptook，A R.Robertson N J，et al.Therapeutic hypothermia translates from ancient history into practice［J］.Pediatr Res，2017，81（1-2）：202-209.

［60］Terman S W, Nicholas K S, Hume B, et al. Clinical Practice Variability in Temperature Correction of Arterial Blood Gas Measurements and Outcomes in Hypothermia-Treated Patients After Cardiac Arrest［J］. Ther Hypothermia Temp Manag, 2015, 5（3）: 135-142.

［61］Andrews, P J, H, Rodriguez A, et al. Hypothermia for Intracranial hypertension after traumatic brain injury［J］.N Eng Med, 2015, 373（25）: 2403-2412.

［62］龚立, 王静予, 孔令军, 等. 亚低温联合硫辛酸对重型颅脑创伤的疗效观察［J］.中西医结合心脑血管病杂志, 2016, 14（8）: 907-909.

［63］李壮丽, 邵敏, 李跃东. 亚低温治疗对心搏骤停心肺复苏后患者脑保护作用的研究进展［J］.中国中西医结合急救杂志, 2017, 24（1）: 101-103.

［64］李敬. 亚低温治疗在中暑降温中的应用现状［J］.护理研究, 2016, 30（18）: 2191-2193.

［65］杨文典, 刘青, 刘金强, 等. 亚低温治疗心脏骤停的Meta分析［J］.中国老年学杂志, 2017, 37（17）: 4252-4254.

［66］王玉波, 李贞伟, 王红光, 等. 血管内降温治疗重型颅脑损伤的临床研究［J］.中国微侵袭神经外科杂志, 2016, 21（1）: 21-23.

［67］宋向奇, 陈通, 付爱军, 等. 亚低温治疗对重型颅脑损伤患者疗效及安全性的系统评价［J］.实用医学杂志, 2014, （7）: 1136-1141.

［68］马兰兰, 汤展宏. 亚低温治疗对急性呼吸窘迫综合征影响的新进展［J］.实用医学杂志, 2018, 34（17）: 2823-2825.

［69］张飞鹏. 亚低温治疗在重型颅脑损伤中的研究进展［J］.安徽医药, 2017, 21（05）: 807-810.

［70］付小兵. 慢性难愈合创面防治理论与实践［M］.北京: 人民卫生出版社, 2011: 325-333.

［71］蒋琪霞, 周济宏, 钱洪波, 等. 跨学科团队合作处理复杂伤口的实践与效果［J］.中国护理管理, 2018, 18（1）: 10-14.

［72］牛妞. 负压结合抗菌敷料用于伤口细菌生物膜感染的干预研究［D］.南京大学, 2019.

［73］余清文, 罗小波, 刘道宏. 负压创面疗法治疗创面铜绿假单胞菌感染的研究进展［J］.中国临床医学, 2019, 26（6）: 946-950.

［74］高瑞, 李跃军. 负压创面治疗技术在大外科领域的临床应用进展［J］.中华整形外科杂志, 2019, 35（10）: 1041-1044.

［75］中华医学会烧伤外科学分会，《中华烧伤杂志》编辑委员会．负压封闭引流技术在烧伤外科应用的全国专家共识（2017版）［J］．中华烧伤杂志，2017，33（3）：129-135.

［76］王惠珍．急危重症护理学［M］．北京：人民卫生出版社，2014：28-30.

［77］韩斌如，王欣然．压疮护理［M］．北京：科学技术文献出版社，2013.

［78］王珑，陈晓欢．伤口造口专科护士实践手册［M］．北京：化学工业出版社，2014

［79］解薇，张璐，杨青敏．成人失禁相关性皮炎预防措施的系统评价［J］．解放军护理杂志，2015，32（4）：7-11.

［80］马玉芬，成守珍，刘义兰，等．卧床患者常见并发症护理专家共识［J］．中国护理管理，2018，18（6）：740-747.

［81］黄丽，孙建明，许红艳．彩色多普勒超声仪在评估深部组织损伤期压疮中的应用［J］．浙江创伤外科，2017，22（5）：1009-1010.

［82］朱艳，陆娟，吴曙华．超声测量外周静脉直径对超声引导下置入静脉留置针的影响［J］．实用医学杂志，2016，32（11）：1876-1878.

［83］孙建华，刘大为，王小亭，等．超声技术在重症护理领域中的应用进展［J］．中华护理杂志，2016，51（6）：729-732.

［84］汤利玲，沈新，龚仕金，等．超声早期诊断深部组织损伤及预测压疮预后的应用［J］．护理与康复，2017，16（11）：1193-1196.

［85］尹万红，张中伟，康焰．重症超声核心技术与可视化诊疗核心技能［J］．四川大学学报（医学版），2019，50（6）：787-791.

［86］李小寒，尚少梅．基础护理学．6版．北京：人民卫生出版社，2017.

［87］张文武．急救内科学．2版．北京：人民卫生出版社，2014.

［88］孟婧，陆玮新．口服中毒患者胃管洗胃体位的研究进展［J］．全科护理，2014，（26）：2415-2416.

［89］温峰利，陈平波．桡骨远端骨折中西医治疗进展［J］．世界最新医学信息文摘，2019，19（97）：187，192.

［90］白永权．高龄患者股骨粗隆间骨折治疗进展［J］．广西中医药大学学报，2019，22（2）：65-68.

［91］骆林凯，毕大卫．钛缆在创伤骨科手术中的应用进展［J］．中国骨与关节损伤杂志，2019，34（5）：555-557.

［92］李乐之，路潜．外科护理学．6版．北京：人民卫生出版社，2017.

［93］周淑如，李凤娟.恶性胸腔积液行胸腔闭式引流术的综合护理［J］.陕西医学杂志，2017，6（9）：1319-1320.

［94］Catherine S C，Bouman，H M. Oudemans-van Straaten. Guidelines for timing, dose and mode of continuous renal replacement therapy for acute renal failure in the critical ill［J］. Van Straaten, 2006.

［95］Bhattarai M，Rajapakase R，Palevsky P M. Continuous renal replacement therapies（CRRT）overview［M］// Core Concepts in Dialysis and Continuous Therapies. Springer US. 2016.

［96］Premuzic V，Basic-Jukic N，Jelakovic B，et al. Continuous veno-venous hemofiltration improves survival of patients with congestive Heart Failure and Cardiorenal Syndrome Compared to Slow Continuous Ultrafiltration［J］. Therapeutic Apheresis & Dialysis, 2017, 21（3）：279-286.

［97］孙仁华，黄东胜.重症血液净化学［M］.杭州：浙江大学出版社，2015.

［98］Crosswell A，Brain M J，Roodenburg O. Vascular access site influences circuit life in continuous renal replacement therapy［J］. Critical Care Resusc, 2014, 16（2）：127-130.

［99］Maccariello E，Rocha E，Dalboni M A，et al. Customized bicarbonate buffered dialysate and replacement solutions for continuous renal replacement therapies：effect of crystallization on the measured levels of electrolytes and buffer［J］. Artificial Organs, 2015, 25（11）：870-875.

［100］Schilder L，Nurmohamed S A，Bosch F H，et al. Citrate anticoagulation versus systemic heparinisation in continuous venovenous hemofiltration in critically ill patients with acute kidney injury：a multi-center randomized clinical trial［J］. Critical Care, 2014, 18（4）：472.

［101］马帅，丁峰.连续性肾脏替代治疗的过去、现在与未来［J］.上海医药，2018，39（9）：3-5，11.

［102］鲁萍，陈赢赢，王逸扬，等.两种吸痰方法对新生儿呼吸机相关性肺炎的影响［J］.中国消毒学杂志，2015，32（1）：78-80.

［103］胡晓静，章晓军，许军，等.新生儿密闭式吸痰系统应用的系统评价［J］，中华护理杂志，2010，45（2）：156-159.

［104］李岸英，梁武华，庞瑜，等.密闭式吸痰对新生儿呼吸机相关性肺炎发生率的影响研究［J］.护士进修杂志，2014，（5）：401-403.

［105］李新宇.新生儿气管插管术的操作体会［J］.中国社区医师（医学专业），2011，13（23）：138.

［106］王洪娟，刘传军，杨震英.无创通气在早产儿呼吸窘迫综合征治疗中的应用进展［J］.中国实用医药，2017，12（24）：190-191.

［107］中国新生儿复苏项目专家组.新生儿窒息诊断的专家共识［J］.中华围产医学杂志.2016，（1）：3-6.

［108］杨洁，朱建幸.Apgar 评分对新生儿窒息诊断价值的再评价［J］.中华围产医学杂志，2014，17（11）：721-723.

［109］叶鸿瑁.中华医学会围产医学分会新生儿复苏学组第二次全体会议纪要［J］.中华围产医学杂志，2015，18（2）：157.

［110］White C R, Doherty D A, Newnham J P, et al. The impact of introducing universal umbilical cord blood gas analysis and lactate measurement at delivery［J］. Aust N Z J Obstet Gynaecol, 2014, 54（1）：71-78.

［111］Solevag A L, Cheung P Y, Schmolzer G M. Chest compressions and ventilation in delivery room resuscitation［J］. Neoreviews, 2014, 15：e396-400.

［112］刘平，樊尚荣.《Apgar 评分共识（2015）》解读［J］.中华产科急救电子杂志，2015，4（4）：214-218.

［113］刘文娟，顾婕，余洁.新生儿外周动脉置管在临床上的应用及护理［J］.当代护士（中旬刊），2018，25（3）：139-141.

［114］黄梅，闫侠，王爱荣.危重新生儿动脉留置针不同部位留置效果比较［J］.当代护士（中旬刊），2016，（5）：118-120.

［115］崔焱，张玉侠，尹志勤，等.儿科护理学［M］.4 版，北京：人民卫生出版社，2006.

［116］吴欣娟.儿科护理工作标准流程图表［M］.长沙：湖南科学技术出版社，2015.

［117］邵肖梅，叶鸿瑁，丘小汕.实用新生儿学［M］.4 版，北京：人民卫生出版社，2011.

［118］Arnts I J, Bullens L M, Groenewoud J M, et al. Comparison of complication rates between umbilical and peripherally inserted central venous catheters in newborns. J Obstet Gynecol Neonatal Nurs, 2014. 43（2）：205-215.

［119］Hoellering A B, Koorts P J, Cartwright D W, et al. Determination of umbilical venous catheter tip position with radiograph. Pediatr Crit Care Med, 2014, 15（1）：56-61.

［120］Grizelj R，Vukovic J，Bojanic K，et al. Severe liver injury while using umbilical venous catheter：case series and literature review. Am J Perinatol，2014，31（11）：965-974.

［121］Shahid S，Dutta S，Symington A，et al.Standardizing umbilical catheter usage in preterm infants. Pediatrics，2014. 133（6）：e1742-e1752.

［122］钟艳青，刘欣，王建洪，等.脐静脉置管联合脐动脉置管在早产儿中的临床应用［J］.潍坊医学院学报，2017，39（1）：69-70.

［123］廖卫华.新生儿脐动静脉置管的集束化护理［J］.护理实践与研究，2017，14（1）：82-84.

［124］赵利秋.脐动静脉联合置管术在危重早产儿抢救中的应用［J］.现代临床医学，2019，45（1）：23-24，50.

［125］Cisternas A F，Martin-Flores M，Gleed，R D. Continuous minimally invasive cardiac output monitoring with the COstatus in a neonatal swine model：recalibration is necessary during vasoconstriction and vasodilation［J］. Paediatr Anaesth，2015，25（8）：852-859.

［126］Panagiotounakou P，Antonogeorgos G，Gounari E，et al. Peripherally inserted central venous catheters：frequency of complications in premature newborn depends on the insertionsite［J］. J Perinatol，2014，34（6）：461-463.

［127］贺望花.基于外周中心静脉置管在新生儿输液中的应用研究［J］.中国现代医生，2018，56（20）：76-78.

［128］张永骧.新生儿急救学［M］，北京：人民卫生出版社，2000.

［129］龙薇.舒适护理在新生儿换血疗法中的应用［J］.中外医疗，2012，31（34）：142-143.

［130］张玉侠.实用新生儿护理学.北京：人民卫生出版社，2015：409-412.

［131］徐承琴，白婧，魏广友.换血疗法治疗新生儿高胆红素血症的临床疗效［J］.医学综述，2019，25（16）：3313-3316.

［132］唐熙.新生儿高胆红素血症换血疗法的研究进展［J］.全科护理，2017，15（18）：2211-2213.

［133］冯钰淑，阴怀清.亚低温治疗新生儿缺氧缺血性脑病新进展［J］.中国新生儿科杂志，2014，29（3）：212-214.

［134］赵林海.自发性气胸患者行胸腔闭式引流术后护理体会［J］.基层医学论坛，2016，20（18）：2601-2602.

［135］钟剑，杨栋，王颖 . 胸腔闭式引流术治疗新生儿气胸临床疗效探讨［J］. 当代医学，2015，21（19）：81-82.

［136］聂泽坤，范媛，高坤，等 . 胸腔闭式引流在新生儿气胸治疗及护理中的研究进展［J］. 全科护理，2019，17（32）：4040-4042.

［137］周波 . 新生儿气胸 50 例诊治体会［J］. 中国全科医学，2007，10（9）：747-748.

［138］Demirkol D, Sik G, Topal / V, et al. Continuous Venovenous Hemodiafiltration in the Treatment of Maple Syrup Urine Disease［J］. Blood Purif, 2016, 42（1）：27-32.

［139］武荣，封志纯，刘石 . 新生儿诊疗技术进展 . 北京：人民卫生出版社 .2016：347-349.

［140］王建中，等 . 新生儿和婴幼儿患者的连续性肾脏替代治疗：微型机器在人类的首次应用［J］. 中华肾病研究电子杂志，2014，3（4）：223.

［141］蔡成，裴刚，龚小慧，等 . 连续性肾脏替代治疗在新生儿急性肾损伤救治中的应用［J］. 中华实用儿科临床杂志，2019，34（1）：30-33.

［142］蔡成，裴刚，龚小慧，等 . 新生儿连续肾脏替代治疗的应用现状和精准化方向［J］. 临床儿科杂志，2018，36（7）：553-556.

［143］付金芳，李宏伟，张秋莹 . 气道异物梗阻的现场急救［J］. 黑龙江科技信息，2011（28）：107.

［144］潘利珍 . 小儿气管支气管异物 225 例围术期护理体会［J］. 中国药物与临床，2018，18（7）：1264-1265.

［145］邵肖梅，叶鸿瑁 . 实用新生儿学 .4 版，北京：人民卫生出版社，2017，430-439.

［146］孙眉月 . 新生儿氧疗方法及存在问题［J］. 中国实用儿科杂志，2004，19（1）：4-6.

［147］李海峰 . 卒中定义的更新：理解并指导临床实践［J］. 国际脑血管病杂志，2015，23（4）：245-248.

［148］Rudd M P., Price C I., Ford G A.P rehospital stroke scales in urban environments：a systematic review［J］.Neurology：Official Journal of the American Academy of Neurology, 2015, 84（9）：962.

［149］姜丽娟，张学梅，周水鑫，等 . 辛辛那提院前卒中量表在急性脑卒中急诊分诊中的应用［J］. 解放军护理杂志，2017，34（24）：55-58.

［150］Zohrevandi B, Kasmaie V M, Asadi P, et al. Diagnostic Accuracy of Cincinnati Pre-

Hospital Stroke Scale［J］.Emerg（Tehran）.2015 3（3）：95-98.

［151］Hung S K, Ng C J, Kuo C F, et al. Comparison of the mortality in emergency department sepsis score, modified early warning score, rapid emergency medicine score and rapid acute physiology score for predicting the outcomes of adult splenic abscess patients in the emergency department［J］. Plos One, 2017, 12（11）：e0187495.

［152］郭芝廷, 金静芬. 急诊危重度指数与早期预警评分系统的判别模型研究［J］.中华护理杂志, 2016, 51（5）：594-598.

［153］金静芬, 陈水红, 张茂, 等. 急诊预检分级分诊标准的构建研究［J］.中华急诊医学杂志, 2016, 25（4）：527-531.

［154］Salottolo K, Carrick M, Johnson J, et al. A retrospective cohort study of the utility of the modified early warning score for interfacility transfer of patients with traumatic injury［J］. BMJ Open, 2017, 7（5）：e016143.

［155］刘华晔, 曹艳佩, 杨晓莉, 等. 急诊患者院内转运流程的持续改进［J］.护理学杂志, 2017, 32（12）：5-7.

［156］Koksal O, Torun G, Ahun E, et al. The comparison of modified early warning score and Glasgow coma scale-age-systolic blood pressure scores in the assessment of nontraumatic critical patients in Emergency Department［J］. Niger J Clin Pract, 2016, 19（6）：761-765.

［157］Churpek M M, Snyder A, Han X, et al. Quick sepsis-related organ failure assessment, systemic inflammatory response syndrome, and early warning scores for detecting clinical deterioration in infected patients outside the Intensive Care Unit［J］.（Am J Respir Crit Care Med, ）, 2017, 195（7）：906-911）.

［158］张月华. 改良早期预警评分系统（MEWS）对急诊科危重症患者分诊准确率的影响［J］.疾病监测与控制, 2019, 13（3）：241-243.

［159］李晓燕, 都玉娜, 陈民, 等. 改良早期预警评分临床应用的SWOT分析［J］.中华危重病急救医学, 2019, 31（4）：509-512.

［160］付逸超, 黄萍. 五种院前创伤评分方法在急危重症创伤患者识别中的应用效果［J］.解放军护理杂志, 2015, 32（22）：57-58, 64.

图书在版编目（ＣＩＰ）数据

急诊急救护理技术 全彩图文版 / 谢小华主编. —长沙 ： 湖南科学技术
出版社，2020.10
ISBN 978-7-5710-0797-3

Ⅰ．①急… Ⅱ．①谢… Ⅲ．①急诊－护理②急救－护理 Ⅳ．①R472.2

中国版本图书馆 CIP 数据核字 (2020) 第 199527 号

JIZHEN JIJIU HULI JISHU QUANCAI TUWENBAN
急诊急救护理技术 全彩图文版

主　　审：聂国辉
主　　编：谢小华
责任编辑：李　忠
出版发行：湖南科学技术出版社
社　　址：长沙市湘雅路 276 号
　　　　　http://www.hnstp.com
湖南科学技术出版社天猫旗舰店网址：
　　　　　http://hnkjcbs.tmall.com
印　　刷：衡阳市顺昌印务有限公司
　　　　　（印装质量问题请直接与本厂联系）
厂　　址：湖南省衡阳市雁峰区光明路 20 号
邮　　编：421001
版　　次：2020 年 10 月第 1 版
印　　次：2020 年 10 月第 1 次印刷
开　　本：740mm×1000mm　1/16
印　　张：20.5
字　　数：360 千字
书　　号：ISBN 978-7-5710-0797-3
定　　价：68.00 元